E-Book inside

Mit dem Kauf dieses Buchs erhalten Sie das zugehörige E-Book gratis. Sie können dabei aus zwei Dateiformaten wählen: EPUB (gängiges Format für E-Reader und Tablets) und PDF (für PC und Laptop). So kommen Sie an Ihr kostenloses E-Book:

Rufen Sie im Internet diese Website auf:
↗ http://www.junfermann.de/ebook-inside

Geben Sie den unten stehenden Code in das dafür vorgesehene Feld ein und klicken Sie → Code einlösen. Nach Eingabe Ihrer E-Mail-Adresse und Auswahl des E-Book-Formats erhalten Sie sofort einen Download-Link für das gewünschte E-Book an Ihre E-Mail-Adresse.

Bitte beachten Sie, dass der Code für Sie personalisiert wird und nur einmal gültig ist. Die Datei müssen Sie zunächst auf Ihrem Computer speichern, bevor Sie sie auf ein mobiles Endgerät überspielen können.

SBPY57T7

AF638849

Karolina Friese & Daniela Botz

Wie der Körper die Seele heilt

Mit Körperübungen intensive Gefühle regulieren

www.junfermann.de

planetpsy.de

blogweise.junfermann.de

www.facebook.com/junfermann

www.youtube.com/user/junfermann

www.instagram.com/junfermannverlag

KAROLINA FRIESE & DANIELA BOTZ

WIE DER KÖRPER DIE SEELE HEILT

MIT KÖRPERÜBUNGEN INTENSIVE GEFÜHLE REGULIEREN

Junfermann

Copyright © Junfermann Verlag, Paderborn 2024

Coverfoto © cienpies (https://www.istockphoto.com)

Covergestaltung / Reihenentwurf JUNFERMANN Druck & Service GmbH & Co. KG, Paderborn

Satz & Layout JUNFERMANN Druck & Service GmbH & Co. KG, Paderborn

Junfermann Verlag GmbH, Driburger Straße 24d, D-33100 Paderborn, Tel.: +49 5251 1344-0, E-Mail: infoteam@junfermann.de

Bibliografische Information der Deutschen Nationalbibliothek Die Deutsche Nationalbibliothek verzeichnet diese Publikation in der Deutschen Nationalbibliografie; detaillierte bibliografische Daten sind im Internet über http://dnb.d-nb.de abrufbar.

ISBN 978-3-7495-0552-4
Dieses Buch erscheint parallel als E-Book.
ISBN 978-3-7495-0553-1 (EPUB), 978-3-7495-0554-8 (PDF).

PEFC Förderung nachhaltiger Waldbewirtschaftung
PEFC/04-31-0810 www.pefc.co.uk

Die Umsetzung der Trancen, Körper- und Yogaübungen im Rahmen dieses Ratgebers erfolgt auf eigene Verantwortung. Die Autorinnen und der Verlag übernehmen keine Haftung. Das Buch dient der Selbsthilfe und psychoedukativen Zwecken. Es kann keine psychotherapeutische oder fachärztliche Behandlung ersetzen.

Sollten Sie den Verdacht haben, dass Sie fachärztliche Hilfe benötigen, wenden Sie sich an Ihren Hausarzt oder Ihre Hausärztin als Ihre erste Ansprechperson in gesundheitlichen Fragen.

Inhalt

Einführung: Wie der Körper die Seele heilt

„Alle reden über Gefühle, aber durch das Reden über die Gefühle werden sie meist auch nicht verändert, denn das Eigentliche geht noch viel tiefer."

Eugene T. Gendlin

Wenn Sie dieses Buch zur Hand nehmen, haben Sie vermutlich entweder ein privates oder berufliches Interesse an Körperübungen zur Vitalisierung und Entspannung oder es steckt ein gewisser Leidensdruck dahinter, weil psychosomatische Symptome Ihnen Lebensqualität rauben. Egal, wie sehr Sie das Leben bisher mit stärkenden Erfahrungen gesegnet hat oder wie sehr Sie das Gefühl hatten, immer kämpfen zu müssen, dauerhaft bedroht zu sein oder allein dazustehen – die Fähigkeit, in sich selbst Stärke zu finden und die Herausforderungen des Alltags auf eine gesunde und konstruktive Art zu meistern, schlummert in uns allen. Der Schlüssel heißt: Selbstregulation. Diese kann noch um ein Vielfaches intensiver wirken, wenn wir sie täglich üben, sie zu einem inneren Leitfaden in unserem Leben werden lassen und um eine liebevolle Beziehung (zu uns selbst und unseren Mitmenschen) ergänzen.

Ein gesunder Geist wohnt in einem gesunden Körper und ein gesunder Körper wird durch einen gesunden Geist genährt. Längst ist uns Menschen bewusst geworden, dass Körper und Geist miteinander verbunden sind, schon bevor wir unseren ersten Atemzug auf dieser Welt nehmen. Der Mensch kann nur als Einheit aus Körper und Geist existieren und es ist diese enge Verbindung aus Psyche und Soma, die uns ein Leben lang auf unsere individuelle Weise durch die bewegten Gewässer des Lebens navigiert. Wir sind es uns selbst schuldig, die Navigation unseres Lebensschiffes mit großer Achtsamkeit vorzunehmen. Viele alte Hochkulturen wissen seit jeher um die Untrennbarkeit von Geist und Körper und doch verlieren wir im hektischen und überfüllten Alltag oft den Blick für den körperlichen Ausdruck unserer seelischen Bedürfnisse.

Milton Erickson, der Vater der modernen Klinischen Hypnose und Hypnotherapie, hat – auch anhand seiner eignen persönlichen Erfahrungen – erkannt, wie eng Körper und Geist zusammenarbeiten. Er bezeichnete den Körper als ein Gefäß für unsere unterdrückten Emotionen. Das Bild ist tatsächlich passend: Alle unsere Gefühle, auch die unangenehmen, haben eine wichtige Funktion zu erfüllen. Sie dienen uns wie ein Kompass: Sie helfen uns, das Verständnis für unsere Bedürfnisse und Grenzen zu schärfen, und sorgen dafür, dass der Körper entsprechend handeln kann.

Damit dieser natürliche Vorrang funktioniert, müssen die Emotionen auf der körperlichen Ebene wahrgenommen und *ausgedrückt* werden – erst dann haben sie ihre Signalfunktion erfüllt und geistern nicht mehr im Körper herum wie nicht willkommene Gespenster. Wenn wir – vor allem bei besonders intensiver Belastung – nicht dafür sorgen, dass unsere Emotionen einen passenden Ausdruck finden, sondern sie verdrängen und im körperlichen Erleben *einfrieren,* dann erschaffen wir womöglich eine Grundlage für die Entwicklung psychischer und somatischer Symptome.

In diesem Ratgeber möchten wir, zwei niedergelassene Psychotherapeutinnen mit Schwerpunkten in der Verhaltenstherapie, körperorientierten Psychotherapie, Hypnotherapie und Yogatherapie, eine Brücke zwischen den Auf- und Abregungen des Lebens, den intensiven und flüchtigen Gefühlen und der Weisheit Ihres Körpers bauen. Wir hoffen, dass wir Sie dabei unterstützen können, Ihren Werkzeugkoffer mit neuen Inhalten zu füllen, damit Sie ein selbstwirksames und selbstreguliertes Leben führen können.

Dieses Buch verspricht keine Wunderheilung und kann definitiv kein Ersatz für eine Psychotherapie oder ärztliche Behandlung sein. Wir möchten Sie auch nicht zur Erleuchtung oder zu vollkommenem Glück führen. Unser Wunsch beim Zusammenstellen dieser vielen verschiedenen Übungen war es, eine Erinnerungshilfe dafür zu sein, sich täglich mit dem Körpererleben, dem sogenannten Felt Sense, sowie dem inneren Reichtum und der gedanklichen Freiheit zu verbinden. Durch achtsame Selbstwahrnehmung und die Integration von Körper und Geist zu einer wertvollen Kraftquelle entwickeln Sie innere Gelassenheit und tun Ihrer Gesundheit ganzheitlich etwas Gutes.

Vermutlich wird nicht jede Übung den durchschlagenden Erfolg haben, den Sie sich wünschen, doch allein die Beobachtung, „was sich verändern könnte“, kann die Tür zu tieferem Verständnis des eigenen Körpers bereits einen Spalt weit öffnen. Wenn wir verstanden haben, wie die emotionale und gedankliche Wahrnehmung der Welt mit unserem körperlichen Erleben zusammenhängt, wird es uns leichter fallen, souverän durch die Stürme des Lebens zu navigieren.

Wir haben Ihnen in den folgenden Kapiteln hilfreiche Informationen und eine ganze Reihe von Übungen zusammengetragen, damit Sie sich Schritt für Schritt an Ihr körperliches Erleben annähern und Ihr Nervensystem besser kennenlernen können. Das bedeutet auch, durch konsequente Stärkung der Körperachtsamkeit einen zunehmend lebendigeren und im Körper verankerten Alltag zu führen. Mithilfe der vorgestellten Übungen werden Sie immer besser erkennen können, ob sich Ihr Körper und Geist gerade in einem regulierten Zustand der Ruhe, Sicherheit und Verbundenheit befinden, gestresst und übererregt sind oder sich bereits erschöpft und ausgebrannt in einem Zustand der Energielosigkeit und Untererregung befinden.

Mit dem Ziel, sich möglichst oft selbstwirksam wieder in den Bereich der Ruhe und Sicherheit zu navigieren, erhalten Sie eine Reihe von Körperachtsamkeitsübungen und körpertherapeutischen Interventionen, imaginativen Anleitungen, Atem- und Körperpraxis aus dem Yoga sowie viele kleine Anregungen für einen bewussteren und körperfreundlichen Lebensstil.

Wir hoffen, dass Sie sich mit der einen oder anderen Übung besonders wohl fühlen werden und sich einen Koffer an Ressourcen zusammenstellen, der für Sie genau die richtigen Werkzeuge beinhaltet, um sich selbst wiederzufinden in einer Welt, in der wir uns manchmal zu wenig spüren.

Generelle Durchführungs- und Sicherheitshinweise

Am Anfang jeder Übung können Sie …

- sich im Raum orientieren: sich z. B. bewusst im Raum umschauen, dabei den Kopf in alle Richtungen drehen, die Augen spontan durch den Raum wandern lassen, Geräusche wahrnehmen, die zu hören sind, spüren, wo der Körper Kontakt mit den Gegenständen und mit dem Raum hat, z. B. über die Lufttemperatur;
- Ihre Konzentration auf die Atmung bringen, für einige Atemzüge einfach nur die Atembewegung auf der körperlichen Ebene beobachten;
- die Aufmerksamkeit auf das innere Körpererleben fokussieren: sich erden, z. B. indem Sie wahrnehmen, wie sich der Boden unter den Füßen oder die Sitzfläche unter dem Gesäß anfühlt, die Muskulatur im ganzen Körper kurz anspannen und wieder entspannen, um die körperlichen Empfindungen wieder präsenter zu machen, den Körper kurz abklopfen und so mehr sensorische Reize erschaffen oder eine Hand aufs Herz legen, um symbolisch zu betonen, dass der Blick jetzt nach innen wandert und innere Achtsamkeit im Vordergrund steht.

Richten Sie Ihre Aufmerksamkeit für die Zeit der Übung nach innen. Das wird vielleicht nicht durchgehend funktionieren, es ist aber die Intention, auf die es ankommt. Ablenkungen wie störende Gedanken oder äußere Reize werden Ihre Aufmerksamkeit auf sich ziehen: Registrieren Sie dann freundlich und gelassen, dass Sie abgelenkt waren, lassen Sie die Ablenkung sanft wieder los und bringen Sie Ihre Aufmerksamkeit zurück zu den körperlichen Empfindungen. Es ist normal, dass der Verstand abgelenkt wird, und kein Grund, sich zu ärgern oder an den eigenen Fähigkeiten oder der Eignung der Übungen zu zweifeln. Das Gegenteil ist der Fall: Durch das Registrieren und Loslassen der Ablenkungen lernen Sie, Ihre Aufmerksamkeit immer wieder dorthin zu lenken, wo Sie sie halten möchten, trainieren Sie Ihre Selbstwirksamkeit und Selbstkontrolle.

Einige Übungen umfassen auch hypnotherapeutische Techniken, da wir uns die Tatsache zunutze machen möchten, dass während einer hypnotherapeutischen Trance körperliche und sinnliche Empfindungen zugänglicher und präsenter gemacht werden können. Die Anleitungen zu diesen Übungen können Sie sich als Audiodateien anhören und sich so sanft in eine Trance ein- und ausleiten lassen.

Beachten Sie bitte, dass Trancen den Bewusstseinszustand verändern. Sie dürfen deswegen nicht während Tätigkeiten, die Aufmerksamkeit erfordern (z. B. Autofahren), gehört werden. Falls eine Trance mit unangenehmen Phänomenen einhergeht, können Sie sie jederzeit eigenständig unterbrechen. In diesem Fall wird die Entspannung zurückgenommen, indem Sie die Regel der drei A verfolgen:

- **A**rme anspannen
- tief ein**a**tmen
- **A**ugen wieder öffnen

Im Anschluss orientieren Sie sich wieder in der Außenwelt und beobachten Sie bewusst die Außenreize, bis Sie merken, dass Sie wieder ganz im Alltag angekommen sind.

Üben Sie die eigenständige Tranceunterbrechung am besten im Voraus, damit Sie mehr Sicherheit im Umgang mit der Technik entwickeln.

Neben den Audioanleitungen umfasst dieses Buch auch Videos, um Ihnen diverse Übungen näherzubringen.

Berücksichtigen Sie bitte immer: Falsche oder unachtsam ausgeführte Körperübungen können ggf. zu Verletzungen oder anderen gesundheitlichen Beeinträchtigungen führen. *Achten Sie deswegen bewusst auf Ihre Körpersignale, nehmen Sie Ihre körperlichen Grenzen wahr und beachten Sie sie liebevoll.* Auch das ist eine wichtige Übung: das bewusste Loslassen unrealistischer Leistungserwartungen und die Stärkung eines mitfühlenden Umgangs mit den eigenen Grenzen – eine Fertigkeit, die auch im Alltag bedeutsam ist, aber häufig viel zu kurz kommt. Bei Zweifeln, ob Sie die Übungen korrekt ausführen, ist es sinnvoll, auf zusätzliche professionelle Unterstützung eines Yoga- oder Gymnastiklehrers vor Ort zurückzugreifen.

1. | Körper und Geist in Stress-Zeiten

Ohne unseren Körper könnten wir keine Erfahrungen auf dieser Welt machen. Durch unseren Körper wird die Seele erfahrbar und durch unsere Seele oder unseren Geist wird der Körper bewusst. In vielen alten Kulturen und spirituellen Traditionen verbindet man das Verständnis der Seele mit unserer Atmung. Die untrennbare Einheit von bewusstem Geist und fühlendem Körper beginnt mit unserem ersten Atemzug und endet mit dem letzten Atemzug.

Evolutionär betrachtet war die Anpassung an die sich verändernde Umwelt auch auf körperlicher Ebene von maßgeblicher Bedeutung für das Überleben des Menschen. Die Technologisierung, die einst bei der Entwicklung intelligenter Hilfswerkzeuge durch die Neandertaler und die ersten Vertreter des Homo sapiens begann, schreitet heute rasant voran und verändert unser aller Leben in erheblichem Ausmaß. Einerseits bedeutet sie eine Alltagserleichterung, andererseits entfremdet sie uns von dem natürlichen „Lebensfluss der Natur“. Es scheint, als verlagere sich der kollektive Lebensfokus auf eine unendlich weiterzuentwickelnde geistige Ebene. Wir verlieren den authentischen Zugang zu unserem körperlichen Erleben und verbringen unser Leben immer mehr in einer gedanklichen (digitalen) Scheinwelt. Fortschreitende Digitalisierung und die Macht sozialer Medien sorgen jedoch nicht für innere Zufriedenheit, sondern sind Quell physischer wie psychischer Erkrankungen.

In Zeiten zunehmender Lebensgeschwindigkeit und fortschreitender Verunsicherung benötigen wir umso mehr die Fähigkeit, den Halt in uns selbst zu finden. Erarbeiten wir uns die Kompetenz, selbstwirksam und eigenständig in den Zustand innerer Ruhe zu kommen, werden wir auch für andere offen und können dazu beitragen, uns alle als eine Gemeinschaft zu erleben, die den menschlichen Lebensweg auf dem Planeten Erde gemeinsam beschreitet. Je mehr wir uns im gestressten Daueralarmmodus befinden, desto weniger sind Körper und Geist in der Lage, liebevoll und einfühlsam, kommunikativ und verbunden zu sein. Dabei ist das Gefühl der Verbundenheit einer der wichtigsten Schlüssel zu Ausgeglichenheit und tiefer Zufriedenheit: Verbundenheit mit anderen Menschen, sowohl mit den engsten Bindungspersonen als auch mit der Gemeinschaft, Verbundenheit mit den eigenen Lebenswerten, vielleicht sogar Verbundenheit mit dem Spirituellen oder dem großen Ganzen, mit dem, was größer ist als das eigene Ich – was auch immer es für jeden und jede von uns genau bedeuten mag.

Das Phänomen der Verbindung im Innen wie im Außen wird schon seit vielen tausend Jahren in verschiedenen spirituellen Traditionen aufgegriffen, auch in der yogischen Philosophie: „Yoga“ bedeutet nicht zufällig „Einheit“, eine Einheit in uns und mit allem um uns herum.

1.1 Stress und das vegetative Nervensystem

Der Stress ist in unserer schnelllebigen, intensiven Welt zu unserem treuen Begleiter geworden und trotzdem wissen wir häufig nicht, was er auf der körperlichen und psychischen Ebene auslöst und wie untrennbar diese Prozesse miteinander verbunden sind.

Wenn wir *Stress* sagen, meinen wir eine psychovegetative Stressreaktion: eine psychosomatische Antwort auf eine wahrgenommene Gefahr. Das bedeutet, dass sowohl der Körper als auch der Geist, gesteuert durch das vegetative Nervensystem, auf eine äußere oder innere – oft auch nur vermeintliche – Gefahrenquelle mit einer Abwehrreaktion reagieren. Die Wahrnehmung einer potenziellen Gefahr kann sich auf äußere Situationen beziehen, wie beispielsweise eine unerwartete Begegnung mit einem freilaufenden Hund, oder auf innere Ereignisse, wie die *Sorge* vor einer unerwarteten Begegnung mit einem freilaufenden Hund (etwa bei genereller Angst vor Hunden). Mehr noch – es reicht schon aus, dass wir auf eine *vermeintliche* Gefahr stoßen, z. B. wenn wir auf dunkler Straße einen Schatten vorbeihuschen meinen und ein freilaufendes Tier dahinter vermuten, dass unser ganzer Organismus, Körper und Geist, mit einer vegetativen Stressreaktion antwortet.

Jede Stressreaktion, die wir erleben, wird vom vegetativen Nervensystem initiiert und beendet.

Das vegetative Nervensystem wird auch als das autonome Nervensystem bezeichnet, da es nicht unserer willentlichen, bewussten Kontrolle unterliegt. Es steuert alle großen Organsysteme, wie das Herz-Kreislauf-System, das Verdauungssystem, die Atmung, und reguliert das innere Milieu des Körpers. Es ist im stetigen Austausch mit dem zentralen Nervensystem, und zwar in beide Richtungen. Über sogenannte afferente Nervenfasern werden sensorische Signale aus dem Inneren des Körpers und von den inneren Organen zum Gehirn weitergeleitet, wo anhand der Informationen aus dem Körperinneren Emotionen ausgelöst werden. Über efferente sympathische und parasympathische Nervenfasern werden die emotionalen Informationen an die Erfolgsorgane weitergeleitet, damit eine entsprechende körperliche Reaktion erfolgen kann. Erfolgsorgane nennt man die Organe (oder Gewebe), die den Endpunkt eines zielgerichteten biochemischen oder physiologischen Prozesses darstellen.

Das vegetative Nervensystem teilt sich in sympathische und parasympathische Nervenbahnen auf, die grundsätzlich wie Gegenspieler agieren und eine entgegengesetzte Wirkung auf die Körperorgane erzielen (vgl. auch Tabelle 1.1).

1.1.1 *Sympathikus/sympathisches Nervensystem (Aktivität und Stress)*

Das sympathische Nervensystem ist dafür zuständig, körperliche Energieressourcen zu mobilisieren und die Leistungsfähigkeit zu steigern mit dem Ziel, wahrgenommene Gefahren abzuwenden. Der Erregungszustand wird gesteigert, damit wir auf eine potenzielle Gefahrenquelle so reagieren können, wie es in der Menschheitsgeschichte bis jetzt am sinnvollsten war: mit Flucht, angeregt durch die Emotion Angst, oder mit Kampf, angeregt durch die Emotionen Ärger und Wut. Ist der Sympathikus aktiviert, befinden wir uns auch emotional und psychologisch im erregten Stressmodus: Angst oder Wut bestimmen unser Erleben, unser Fokus verengt sich auf Gefahren und die Fähigkeit, sich mit der Umwelt konstruktiv zu verbinden, nimmt mit zunehmendem Erregungsmodus ab. In überwältigenden Gefahrensituationen wird die Aktivität des Präfrontalcortex, der evolutionär gesehen letzten Hirnregion, die sich entwickelt hat und (kurzgefasst) für vernünftiges Planen und Handeln zuständig ist, durch schlechtere Durchblutung gedrosselt. Jene Areale, die für die Emotionsverarbeitung, die impulsive Reaktion auf wahrgenommene Gefahr und das Triebverhalten zuständig sind, werden dominanter. Im „Normalmodus" ist es umgekehrt: Das sogenannte limbische System wird in der Regel durch unseren bewusst planenden Präfrontalcortex mehr oder weniger kontrolliert, damit wir im Alltag „kluge" Entscheidungen treffen, statt unseren Emotionen freie Bahn zu lassen. Unter Stress wird das emotionale Zentrum des limbischen Systems, die Amygdala, jedoch nicht mehr gehemmt und bestimmt das Verhalten. In intensiven Stresssituationen übernehmen demnach die (entwicklungsgeschichtlich) alten limbischen Strukturen die Handlungssteuerung. Wir greifen auf unsere Instinkte und emotionalen Reaktionsmuster zurück, um uns schnellstmöglich vor Gefahren zu schützen, ungeachtet der Angemessenheit der Abwehrreaktion.

Die beschriebene Stressreaktion ist im Kern eine Aktivierungsreaktion, also nichts, was wir prinzipiell aus unserem Leben verbannen sollten. Zustande kommt sie über bestimmte Neurotransmitter wie Noradrenalin und Adrenalin, die wir umgangssprachlich Stresshormone nennen, aber treffender als Aktivierungshormone bezeichnen sollten, da sie dafür sorgen, dass ausreichend Energie für unsere Zwecke bereitgestellt wird. Bei einer geringen bis mittleren sympathischen Aktivierung werden so viele Aktivierungshormone ausgeschüttet, dass wir genug Energie haben, um im Alltag unsere normalen Anforderungen und Herausforderungen zu bewältigen. Bei einer intensiven sympathischen Aktivierung wird sehr viel Energie bereitgestellt für eine Kampf- oder Fluchtreaktion, durch die „Bedrohungen“ abgewendet werden und unser Überleben gesichert werden soll. Bei chronischer Aktivierung des Sympathikus kommt zusätzlich das Dauerstresshormon Cortisol zum Einsatz, um die aktivierende Wirkung des Sympathikus zumindest etwas auszubremsen und beispielsweise den Stoffwechsel wieder zu verlangsamen. Bei intensiver und chronischer sympathischer Überaktivierung entsteht aversives Stresserleben bis hin zur Erschöpfung und Überforderung, die in depressiver Antriebs- und Motivationslosigkeit münden kann.

Folgende Organfunktionen werden unter anderem durch den Sympathikus gesteuert:

- Hypertonie (hoher Blutdruck)
- Tachykardie (schneller Puls)
- Mydriasis (Pupillenerweiterung)
- Verringerung der Darm-Peristaltik
- Bronchodilatation (Bronchienerweiterung)
- Hyposalivation (weniger Speichelfluss)
- Steigerung der Schweißdrüsenaktivität
- bessere Durchblutung der Skelettmuskulatur
- Glykolyse (Energiebereitstellung)
- Harnkontinenz
- kurzfristig: Aktivierung des Immunsystems, langfristig: durch Cortisolausschüttung Hemmung des Immunsystems.

Damit der Organismus, sowohl der Körper als auch der Geist, lebensfähig bleibt, kann er nicht dauerhaft aktiviert sein. Der Sympathikus hat daher einen Gegenspieler: den Parasympathikus, der einen psychosomatischen Raum für Entspannung, Beruhigung, Regeneration und Heilung schafft.

1.1.2 *Parasympathikus / parasympathisches Nervensystem (Ruhe und Heilung)*

Das parasympathische Nervensystem sorgt für Ressourcenerhaltung und Regeneration des Organismus. Dabei werden viele verschiedene gesundheitsfördernde Prozesse aktiviert, die für ein ganzheitliches Wohlbefinden sorgen können. Auf der psychischen Ebene erweitert sich der mentale Fokus, die Fähigkeit, sich mit der Umwelt konstruktiv zu verbinden und Freude zu erleben, nimmt mit abnehmenden Erregungsmodus zu, es gibt wieder Raum für kreatives und rationales Denken, was damit einhergeht, dass der Neocortex wieder besser durchblutet wird. Beim Aufbau einer Entspannungsreaktion spielen Neurotransmitter, insbesondere das anregende oder auch entspannende Acetylcholin, das beruhigende Serotonin und die angstlösende und auch müde machende GABA (Gamma-Aminobuttersäure), eine zentrale Rolle für die regenerativen Effekte.

Der längste und wichtigste Nerv im parasympathischen System ist der Vagusnerv *(Nervus vagus),* der die aktivierende sympathische Stressreaktion ausbremst. Er wird auch der „umherschweifende Nerv“ genannt, weil er sich durch den gesamten Körper zieht und verschiedene Funktionen im autonomen Nervensystem, dem Herz-Kreislauf-System, dem Atemsystem, dem Magen-Darm-Trakt, dem Immunsystem und dem endokrinologischen Hormonsystem übernimmt. Zwischen den inneren Organen wie Magen, Darm, Leber, Nieren, Lunge und Herz und dem vegetativen Nervensystem herrscht ein reger Austausch an sensorischen und motorischen Informationen: Das Nervensystem bekommt Informationen aus dem Körper und schickt Informationen zum Körper. Diese wechselseitige Verbindung kann man unter anderem über die Herzratenvariabilität, dem natürlichen Veränderungsmuster der Abstände zwischen den Herzschlägen, und die *respiratorische Sinusarrhythmie,* der Änderung der Herzfrequenz in Verbindung mit Änderungen der Atemmuster, beobachten.

Der Vagusnerv bekommt zu Recht immer mehr Anerkennung als „Selbstheilungsnerv“, da er für das Gefühl von Sicherheit und Geborgenheit zuständig ist. Körperliche Selbstheilung ist jedoch nur in einem überwiegend parasympathisch gesteuerten Zustand möglich. Der Vagusnerv kann seine wichtige Funktion nur dann erfüllen, wenn der Sympathikus nicht das Überleben sichern muss, also bei ausreichender Sicherheit und dem Ausbleiben einer sympathischen Erregung. Wir tun gut daran, die Aktivität des Vagusnervs bewusst zu fördern, was, wie man inzwischen weiß, tatsächlich möglich ist.

Unter anderem folgende Funktionen werden durch den Parasympathikus stimuliert:

- Hypotonie (niedriger Blutdruck)
- Bradykardie (langsamer Puls)
- Miosis (enge Pupillen)
- Anregung der Darm-Peristaltik
- Bronchospasmus (Bronchienverengung)
- Hypersalivation (mehr Speichelfluss)
- periphere Durchblutungshemmung
- Miktion (Harnlassen)

Parasympathischer Zustand (Ruhe)	Sympathischer Zustand (Stress)
Angenehmes Wärmeempfinden (vor allem im Rumpf)	Kälte oder starke Hitze
Tiefe und langsamere Atmung, Gefühl von „mehr innerem Raum“	Schnelle und flache Atmung, Brustkorb verengt sich, aber Bronchien erweitern sich
Entspannung der Muskulatur	Anspannung der Muskulatur
Gefühl von Schwere oder Leichtigkeit	Unangenehmes Zittern
Verlangsamung des Herzschlags	Erhöhter Herzschlag und Puls
Blutdruck sinkt	Blutdruck steigt
Anregung der Verdauung	Verdauung gehemmt
Anregung der Speichelproduktion	Trockene Schleimhäute
Anregung der Sexualfunktion	Hemmung der Sexualfunktion
Anregung des Stoffwechsels	Hemmung des Stoffwechsels, Energiereserven schonen
Verringerung der Schweißproduktion	Erhöhung der Schweißproduktion

Tabelle 1.1: Parasympathischer und sympathischer Zustand

Sie können sich die vegetative Reaktion wie einen Schieberegler zwischen zwei Polen vorstellen: Auf der einen Seite haben wir den Sympathikus mit seiner Aktivierungs- und Energiebereitstellungsreaktion, auf der anderen Seite den Parasympathikus mit der regenerativen Entspannungsreaktion, die Heilungsprozesse ermöglicht. Das vegetative Nervensystem bewegt sich die ganze Zeit zwischen den beiden Polen, was eine vollkommen gesunde und normale Reaktion ist. Es ist nichts Schlechtes, die sympathische Erregung zu erleben. Im Gegenteil: Es ist ein wichtiger Bestandteil unseres inneren Reaktionsspektrums. Langfristig schädlich ist allerdings, wenn wir die innere Beweglichkeit zwischen den beiden Polen verlieren und dauerhaft auf der Stressseite verharren.

1.2 Der psychosoziale Stress

Wenn wir Stress erleben, bekommen wir Angst und wollen fliehen oder werden wütend und wollen kämpfen. Im schlimmsten Fall, wenn der Stress überwältigend ist und weder Flucht noch Kampf möglich sind, steht uns noch die dritte und letzte Möglichkeit zur Verfügung: das Erstarren. Der Körper stellt sich tot, was für unsere Vorfahren wahrscheinlich lebensrettend sein konnte, etwa weil sie vom Angreifer übersehen wurden, oder zumindest den Schmerz der Niederlage erträglicher machte: Früher bedeutete der verlorene Kampf oder die misslungene Flucht den sicheren Tod. Die damaligen Stressoren waren wilde Tiere oder andere feindliche Menschengruppen.

Heute sieht es etwas anders aus. Natürlich gibt es immer noch die brandgefährlichen Situationen, in denen der Sympathikus unser bester Berater ist: Sollten wir auf dunkler Straße von einem Angreifer überfallen werden, ist es mehr als sinnvoll, so schnell rennen zu können, wie es nur geht, ohne groß nachzudenken. Allerdings ist der meiste Stress, den wir in der modernen Welt erleben und der uns unausgeglichen oder sogar krank macht, der psychosoziale Stress.

Unter psychosozialem Stress verstehen wir die Belastung, die durch das Zusammenleben und den Austausch mit unseren Mitmenschen verursacht wird. Er zeigt an, dass wir uns in Bezug auf unsere psychologischen und sozialen Bedürfnisse nicht im Gleichgewicht befinden: Unsere Bedürfnisse nach Sicherheitserleben, Verbundenheit, Selbstwerterhalt, Selbstwirksamkeit, Kontrolle und Freude sind nicht ausreichend erfüllt (siehe Kasten). Auf der Arbeit und im privaten Kontext müssen wir uns mit zahlreichen unterschiedlichen Anforderungen auseinandersetzen, zugleich werden wir ständig mit neuen Informationen aus unserer Umgebung und den (sozialen) Medien konfrontiert. Wir müssen unseren Fokus über einen langen Zeitraum hinweg auf zahlreiche Aufgaben und verschiedene gleichzeitig auftretende Reize richten. Es ist nicht nur viel, was wir Tag für Tag regeln und bewältigen müssen, auch das Tempo nimmt zu, die Zeitfenster für das „Bewältigen“ werden kleiner. Dadurch erleben wir Überforderung, Erschöpfung, Stimmungslabilität und Gereiztheit. Da unser Körper keine andere Reaktionsmöglichkeit hat, als darauf mit einer vegetativen Stressreaktion zu antworten, befinden wir uns fast dauerhaft in einem Alarm- und Überlebensmodus, ohne es bewusst zu merken, und versuchen, unsere verbliebenen Ressourcen zu schützen.

Psychologische Grundbedürfnisse

Genau wie unser Körper Luft, Wasser, Nahrung, Wärme und Schutz benötigt, braucht auch unsere Seele psychologische Wärme, Schutz und Nahrung. Unsere Psyche wird im Wesentlichen von vier fundamentalen emotionalen Grundbedürfnissen genährt, die der bereits verstorbene Psychotherapieforscher Klaus Grawe als psychologische Grundbedürfnisse zusammengefasst hat. Diese vier psychologischen Grundbedürfnisse sind allesamt für die psychische und körperliche Gesundheit des Menschen und für die menschliche Entwicklung essenziell und teilweise sogar überlebenswichtig:

- Bindung: Erleben von Verbundenheit, Geborgenheit und Sicherheit durch gute Beziehungen zu unseren Mitmenschen.
- Selbstwerterhöhung: Ein positives Gefühl, das wir bei Betrachtung der eigenen Person erleben. Um unseren Selbstwert zu sichern, streben wir nach positiven Gefühlen oder vermeiden das Erleben unangenehmer Emotionen in Bezug auf das eigene Selbstbild. Wir brauchen eine wohlwollende Bewertung der eigenen Person, möchten uns als „gute Menschen" sehen, die mit dem Leben zurechtkommen, erfolgreich ihre Herausforderungen meistern und bei den anderen Menschen positiv ankommen.
- Kontrolle: Wunsch nach Orientierung, Selbstwirksamkeitserfahrung und Entscheidungsfreiheit.
- Lustgewinn und Unlustvermeidung: Das Bestreben, angenehme und energiesparende Erfahrungen zu machen, die unser Belohnungssystem aktivieren, und unangenehme und energiekostenintensive Erfahrungen zu vermeiden (z. B. wollen wir eher Freude erleben und Angst möglichst vermeiden).

Erst im Verlauf unserer Entwicklung lernen wir mehr oder weniger gut, unsere Bedürfnisse selbst zu erfüllen. Im Säuglings- und Kleinkindalter sind wir beim Erhalt unserer körperlichen und emotionalen Gesundheit von unseren Bezugspersonen abhängig: Wir sind darauf angewiesen, dass uns unsere Umwelt nährt, wir selbst sind dazu noch nicht in der Lage. Im Verlauf unserer psychosozialen Entwicklung reifen die neuronalen und körperlichen Bewältigungsmöglichkeiten dann bestenfalls zu einer eigenständigen und selbstwirksamen Regulationskompetenz heran. So lernen wir, unsere Beziehungen und Handlungen aktiv zu gestalten und somit einen wesentlichen Einfluss auf unser Leben und unser Wohlbefinden zu nehmen.

Wenn unsere psychologischen Grundbedürfnisse nicht erfüllt werden, bedeutet das für uns immer Stress. Stress betrifft immer den gesamten Organismus, sowohl den Geist als auch den Körper, da das Stresserleben durch die vegetative Übererregung zustande kommt: Den Geist können wir vom Körper nicht trennen, sie sind dafür viel zu eng miteinander verbunden. Wenn Sie also wegen der Belastung auf der Arbeit gestresst sind, empfinden auch Ihr Herz und Ihr Darm Stress.

Wann genau der psychosoziale Stress einsetzt bzw. steigt, ist sehr individuell und variiert stark von Mensch zu Mensch. Generell gilt: Zu einer wahrgenommenen Belastung werden psychosoziale Faktoren dann, wenn man das Gefühl bekommt, den Umständen ausgeliefert zu sein und sie nicht mehr selbst gestalten zu können. Der Eindruck entsteht, nur noch re-agieren zu müssen, statt selbst zu bestimmen, in welche Richtung das Leben sich entwickeln soll, oder selbst dazu nicht mehr imstande zu sein. Die Folgen dieser Dauer- oder Überbelastung sind seelisch wie körperlich zu spüren: Migräne, Spannungskopfschmerzen, Magen-Darm-Beschwerden, Depressionen, Ängste, Schulter-, Nacken- oder Rückenschmerzen sowie zahlreiche andere Symptome können auftreten.

Im Folgenden sehen Sie in einer verkürzten Übersicht, was im Gehirn und im Körper passiert, wenn wir psychosozialen Stress erleben (und diesen erfolgreich überwinden).

Vereinfachter Ablauf der psychosozialen Stressreaktion im Gehirn:

1. Wahrnehmung von Inkongruenz (fehlende Übereinstimmung von eigenen Bedürfnissen und Gegebenheiten der Umwelt sowie eine negative Einschätzung der möglichen Handlungsoptionen). Beispiel: Auf der Arbeit muss ein Projekt zu Ende geführt werden, die Deadline rückt näher, doch der oder die Mitarbeitende kommt wegen zusätzlich anfallender Aufgaben nicht schnell genug voran.
2. Ausschüttung von Adrenalin. Die Sauerstoffversorgung des Körpers wird erhöht, die Bronchien weiten sich, die Herzfrequenz steigt ebenso wie der Blutzuckerspiegel. Die Leistungsfähigkeit der oder des Mitarbeitenden wird (kurzzeitig) erhöht.
3. Erregung des assoziativen Cortex (u. a. Neocortex und Präfrontalcortex), in dem wahrgenommenen Reizen (von außen und innen) Sinn verliehen wird, und des limbischen Systems (u. a. Amygdala und Hippocampus), das für die Verarbeitung von Emotionen zuständig ist. Der oder die Mitarbeitende ist fokussiert auf die zu erledigenden Arbeiten und reagiert ggf. gereizt auf Ablenkungen von außen.
4. Erregung des Behavioral Activation System (BAS): Aktivierung von Kampf- oder Fluchtverhalten durch Energiebereitstellung im vegetativen Nervensystem (initiiert durch die Steuerzentrale im Gehirn Hypothalamus). Der oder die Mitarbeitende „stürzt“ sich in die Arbeit.
5. Bei erfolgreicher Bewältigung sorgt das Belohnungserleben (Dopamin) für eine Abspeicherung der Bewältigungsstrategie. Es entsteht ein Hochgefühl, der oder die Mitarbeitende speichert für sich ab, die Aufgabe erfolgreich und selbstwirksam gemeistert zu haben.

6. Bei erneuter Konfrontation mit dem gleichen oder einem ähnlichen Stressor ist die erfolgreiche Bewältigungsstrategie immer besser abrufbar. Der oder die Mitarbeitende weiß: „Wenn ich mich anstrenge, schaffe ich das."
7. Nach einigen Wiederholungen wird nur noch eine geringe oder keine Stressreaktion mehr ausgelöst: Wir *habituieren,* also gewöhnen uns an den Stressor, weil wir die Erfahrung machen, dass er für uns keine richtige Gefahr darstellt und wir die potenzielle Bedrohung bewältigen können.

Was passiert aber, wenn wir nicht die positive Erfahrung machen, dass wir das psychosoziale Stresserleben überwinden können, und unsere vegetative Stressreaktion gar nicht beendet wird?

Ein langanhaltender Stress wird zu einer echten Belastung für den Körper und den Geist. Ab einer gewissen Erregungsschwelle, d. h. bei einem sehr starken oder dauerhaften Stress, produziert die Hypothalamus-Hypophysen-Nebennierenrinden-Achse (HHNA) Cortisol, welches zu einer Destabilisierung der bisherigen Bewältigungsstrategien führt. Unter starkem Stress haben wir beispielsweise Schwierigkeiten, auf Lerninhalte und auf die Fähigkeit des rationalen Denkens zuzugreifen. Das resultiert daraus, dass bei einer starken sympathischen Aktivierung die Gehirnareale (v. a. der Präfrontalcortex) schlechter durchblutet werden, die für rationales und analytisches Denken zuständig sind. Auch der berüchtigte Blackout in einer Prüfungssituation, wenn sich der Kopf auf einmal wie leergefegt anfühlt, obwohl man so viel gelernt hat und den Lernstoff beherrscht, kommt dadurch zustande. Bisher erfolgreiche Bewältigungsstrategien werden durch den starken und dauerhaften Stress gehemmt, wodurch das Erleben von Kontrollverlust entsteht. Durch den Einfluss von Cortisol wird der Energiestoffwechsel im Gehirn gedrosselt und die Energiebereitstellungsreaktion sinkt, was durch Implementierung des Behavioral Inhibition System (BIS) umgesetzt wird – dem Gegenteil des BAS, das uns zu produktiven Handlungen antreibt.

Durch das Erleben von Kontrollverlust steigt die Angstreaktion, die Umwelt wird antizipatorisch als unkontrollierbarer erlebt, wodurch Angststörungen, Schlafstörungen und nach einer Weile aufgrund der erlebten Hilflosigkeit Rückzug, Vermeidung und Depressionen entstehen können.

1.3 Dynamisches Gleichgewicht: Pendeln zwischen den Polen

Körper und Geist sind permanent bemüht, ein physisches und emotionales Gleichgewicht (Homöostase) herzustellen. Es ist ein dynamischer Prozess, der so gut wie nie ein Endziel erreichen kann, weil auch die äußeren Umstände nie dauerhaft konstant bleiben: Auf der vegetativen Ebene wird ständig verglichen und angepasst. Wir pendeln innerlich die ganze Zeit zwischen der sympathischen Aktivierung und der parasympathischen Entspannung. Selbst jeder Atemzug ist ein dynamischer Balanceakt zwischen der sympathisch aktivierenden Einatmung und der parasympathisch beruhigenden Ausatmung. Diese lebendige Pendelbewegung von einem Pol zum anderen, um sich in der Mitte einzupendeln, ist ganz natürlich. Wir können sie in der Natur ständig beobachten: nach Wärme (Sommer) folgt Kälte (Winter), nach Sonne folgt Regen, nach dem Tag die Nacht. Genauso reguliert unser Körper das innere Gleichgewicht über das vegetative Nervensystem. Wenn äußere und innere Veränderungen wie Temperatur, Atmung, Herzschlag, Hormone und Immunsystem sich zu stark verändern, initiiert der Körper ausgleichende Gegenmaßnahmen. So werden z. B. die Körpertemperatur oder der Blutzuckerspiegel unabhängig von äußeren und inneren Bedingungen möglichst konstant gehalten, was auch über Bedürfnisse wie Hunger, Durst, Schlaf usw. erfolgt. Diese Regulationsmechanismen haben Grenzen, aber wenn wir achtsam mit unserem Körper umgehen, können wir seine Signale wahrnehmen und einen unausgeglichenen Zustand wieder ausgleichen, beispielsweise durch Ruhe- oder Trinkpausen.

Genauso kann emotionaler oder psychosozialer Stress eine komplexe psychophysiologische Stressreaktionen hervorrufen. Sind unsere Bedürfnisse nach Bindung, Selbstwerterhalt, Lusterleben und Orientierung nicht ausreichend erfüllt, sorgen wir dafür, die äußeren Umstände bedürfnisorientiert anzupassen. So suchen wir beispielsweise die Gesellschaft anderer Menschen, wenn wir uns einsam fühlen. Oder wir ziehen uns zurück, wenn wir überreizt sind. Dabei wird zunächst im Sinne des grundlegenden Kontrollbedürfnisses versucht, die Umwelt an die eigenen Bedürfnisse anzupassen (Assimilation). Gelingt dies, nennen wir das Selbstwirksamkeit. Wenn das nicht möglich ist, wird eine Anpassung an die Umwelt angestrebt (Akkommodation). Das wohl fundamentalste Beispiel für die Anpassungsfähigkeit unserer Gefühle und Gedanken an (unveränderbare) äußere Situationen ist die Trauer. Das schmerzlichste aller psychosozialen Stressgefühle veranlasst uns nach einem nicht mehr abwendbaren Verlust, zur Ruhe zu kommen, sich der Tatsache „zu ergeben", dass wir jemanden oder etwas verloren haben, uns für eine Weile von anderen halten zu lassen und uns dann das Leben wieder neu zu erschließen.

Diese neu erworbenen Bewältigungsstrategien und die damit einhergehenden neuronalen Erregungsmuster passen sich der Komplexität der Herausforderung an. Je mehr Konfrontation mit und Bewältigung von komplexen Herausforderungen, desto größer die psychische Anpassungs- und Widerstandsfähigkeit (Resilienz). Resilienz bedeutet, dass wir es auch unter schwierigen Bedingungen schaffen, psychisches Gleichgewicht zu bewahren: dadurch, dass wir innerlich flexibel bleiben und uns wieder in unserer inneren Mitte einpendeln können. Krisen zu durchleben, Lösungswege zu suchen und zu finden, Fehler zu machen und wieder neue Wege zu gehen – all das bietet uns die Möglichkeit, emotional und psychisch zu wachsen. In Phasen der Leichtigkeit sind wir kaum dazu angehalten, neue Schritte zu wagen, unsere Kompetenzen an Schwierigkeiten anzupassen oder über uns selbst hinauszuwachsen. Ohne Herausforderungen können wir keine Resilienz gegen Widrigkeiten des Lebens entwickeln.

ÜBUNG 1.1

Krisen als Chance sehen

Haben Sie den Mut, jede Krise als wertvoll für Ihre psychische Widerstandskraft anzuerkennen, egal, wie viele Anläufe es zur Bewältigung braucht.

Überlegen Sie, was Ihnen bisher geholfen hat, Krisen zu meistern, und was Sie aus Krisen gelernt haben.

Was hat Ihnen in einer schwierigen Zeit schon einmal sehr geholfen?

Welche wertvollen Erkenntnisse (über sich selbst, andere oder die Welt) haben Sie aus der Krise mitgenommen?

Halten Sie Ihre Erkenntnisse schriftlich fest.

1.3.1 *Die autonome Ampel: den inneren Stress bewusst machen*

Für unsere psychische Widerstandskraft und Selbstregulationsfähigkeit ist nur der subjektiv erlebte innere Stress von Bedeutung: wie intensiv oder wie stark das vegetative Nervensystem auf äußere Belastungen und innere Auslöser, wie Gedanken, Bewertungen oder Emotionen, reagiert. Jeder reagiert auf Umstände, die potenziell stressauslösend sein könnten, anders. Wir bewerten die Situationen unterschiedlich, schreiben unseren Erlebnissen verschiedene Bedeutungen zu, gehen unterschiedlich mit herausfordernden Emotionen um und bringen verschiedene Charaktereigenschaften mit. Jemand, der hochneurotisch ist, reagiert ängstlicher und kann sich selbst schlechter wieder beruhigen. Für die Intensität der Stressreaktion auf ein Ereignis spielt auch unsere Grundanspannung eine erhebliche Rolle: Wer morgens schon mit starker Anspannung in den Tag startet, reagiert mit einer intensiveren Erregungsreaktion auf Stressoren des Alltags. Diese vegetative Reaktion auf potenzielle Gefahrenquellen passiert von allein (autonom), ohne dass wir sie selbst bewusst steuern, und meistens fehlt uns das Bewusstsein dafür, wo sich unser Nervensystem gerade auf dem Spektrum zwischen der parasympathischen Ruhe und der sympathischen Erregung befindet. Der innere Stress ist uns häufig gar nicht bewusst, obwohl er unser Verhalten und unsere Sicht auf die Welt stark mitbestimmt. Wenn wir unsere Aufmerksamkeit auf das vegetative Erleben lenken und lernen, zwischen den autonomen Antworten des Körpers zu differenzieren, werden wir besser einordnen können, was mit uns passiert, und können darauf willentlich Einfluss nehmen. Aus diesem Grund ist es hilfreich, das eigene vegetative Erleben einschätzen zu lernen und mehr innere Orientierung zu schaffen. Eine gute Möglichkeit dafür besteht darin, sich das innere Stresserleben auf einer Skala von 0 bis 10 vorzustellen: 0 entspricht der tiefsten Entspannung, die man sich vorstellen kann, 10 steht für den stärksten Stress.

Die einzelnen Werte können nun in ein Ampelsystem eingeordnet werden (vgl. Abbildung 1.1).

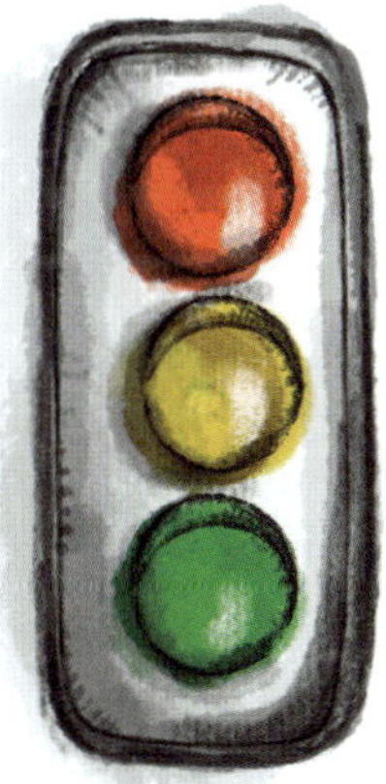

Abbildung 1.1: Die vegetative Ampel

Grünes Licht: parasympathische Entspannung, Sicherheit und Ruhe

Das grüne Licht bezieht sich auf die unteren Stresslevel von 0 bis 2: Der Parasympathikus steuert das körperliche und psychische Erleben. Das vegetative Nervensystem erkennt, dass aktuell keine Gefahrensituation herrscht, und evoziert eine Entspannungsreaktion.

In diesem Zustand empfinden wir körperliche Stabilität bei gleichzeitiger Entspannung: Die Körperhaltung ist aufgerichtet, die Muskulatur locker oder sanft aktiviert und beweglich, die Körpertemperatur ist angenehm, die Atmung ist sanft, langsam und fließt ungehindert tief in den Bauch, die Mimik wird weich, der Blick ist unangestrengt und weit gestellt, die Stimme ist tiefer, das Sprechtempo beruhigt. Alle inneren Körperprozesse verlaufen ungestört, der Körper kann sich regenerieren und eventuelle Verletzungen oder Störungen heilen. Die Verdauung findet statt und wir werden körperlich und psychisch genährt.

Emotional fühlen wir Freude, inneren Frieden, Sicherheit und Verbundenheit. Wir fühlen uns sicher, ruhig und entspannt, ausgeglichen und zufrieden. Wir sind mitfühlend, können uns mit anderen verbinden, uns in deren Erleben hineinversetzen und sind aufmerksam für unsere Mitmenschen.

Die kognitive Perspektive ist ganzheitlich, kreativ und lösungsorientiert, die Gedanken fließen entspannt.

Motivational steht uns Energie für Annäherungsverhalten zur Verfügung.

Stresslevel 0: vollkommene Tiefenentspannung
Stresslevel 1–2: Alltagsentspannung

Gelbes Licht: sympathische Aktivierung (Fight or Flight)

Das gelbe Licht bezieht sich auf die mittleren Stresslevel von 3 bis 6: Der Organismus braucht Aktivität, der Sympathikus übernimmt zunehmend das vegetative Kommando und aktiviert das körperliche und psychische Erleben. Es ist nicht vollkommen sicher: Eine potenzielle Gefahr wird wahrgenommen. Damit diese beseitigt werden kann, braucht der Organismus mehr Energie und Aktivierung.

Auf der körperlichen Ebene bedeutet die sympathische Erregung deswegen eine zunehmende Energiebereitstellung: Die muskuläre Anspannung nimmt zu, es wird mehr Energie zu den Muskeln weitergeleitet, damit sie auf intensive Bewegung vorbereitet sind, wenn geflüchtet oder gekämpft werden muss. Die Körperhaltung wird verspannt oder raumeinnehmend, die Körpertemperatur erhöht sich oder sinkt ab, es wird mehr Schweiß produziert, um den Körper bei der Aktivierung zu kühlen.

Die Atmung wird schneller und flacher, damit die angespannten Muskeln mit ausreichend viel Sauerstoff versorgt werden können. Die Mimik verspannt sich, der Blick fokussiert sich auf die wahrgenommene Gefahrenquelle. Auch die Stimme wird höher und angestrengter und das Sprechtempo schneller.

Emotional stehen Ärger oder Angst im Vordergrund, aber auch Ekel, intensive Traurigkeit oder Überraschung können auftreten. Wir werden gereizt oder unsicher und diffus ängstlich. Die emotionale Verarbeitung des Erlebten ist noch zugänglich, die Emotionen können noch bewusst kontrolliert und reguliert werden. Die Verbindung mit Mitmenschen ist erschwert, vor allem mit zunehmendem Stresslevel, da es nicht ausgeschlossen werden kann, dass von ihnen eine Bedrohung ausgeht.

Die Gedanken sind problemorientiert und pessimistisch, sie fangen an, um das Belastungserleben zu kreisen oder zu rasen und werden zunehmend schwer steuerbar und immer weniger rational. Wir empfinden die Welt und unsere Mitmenschen als gefährlich oder feindselig. Eine aktive Problembewältigung und eine klare gedankliche Perspektive sind erschwert, aber noch möglich.

Motivational ist das Vermeidungsverhalten im Fokus und wechselt sich teilweise mit Annäherungstendenzen ab. Wir sind noch handlungsfähig, aber merken zunehmend, dass Vorsicht geboten ist.

Stresslevel 3–4: Alltagsaktivierung
Stresslevel 5–6: zunehmend angespannte Aktivierung

Rotes Licht: Erstarrung

Das rote Licht bezieht sich auf die hohen und sehr hohen Stresslevel von 7 bis 10: Das vegetative Nervensystem schlägt Alarm. Der innere Stress wird intensiver, aus gelbem Licht wird orange. Die Gefahrenwahrnehmung aktiviert immer mehr sympathische Übererregung, was die Energiebereitstellungsreaktion (Kampf und Verteidigung durch Wut oder Flucht durch Angst) weiter steigert. Wir werden unkontrolliert wütend oder panisch, bis schließlich das orangene Licht ins rote Licht wechselt, und die dauerhafte oder extreme Übererregung lässt den Organismus erstarren. Das Vegetativum entscheidet, dass die aktivierende Reaktion uns nicht mehr aus der Gefahrensituation retten kann, wir stellen uns tot in der Hoffnung, vom „Angreifer" übersehen zu werden oder weniger zu leiden. Die Energie wird zurückgezogen und „eingefroren" bei einem gleichzeitig extrem hohen inneren Stresslevel, um uns vor einem vollständigen Kollaps zu schützen.

Auf der körperlichen Ebene kommt es zur extremen muskulären Verspannung und Schockstarre. Bei einer dauerhaften Übererregung folgt muskuläre Erschlaffung, die

Körperhaltung wirkt eingesunken, die Körpertemperatur sinkt ab, die Atmung ist flacher und langsamer, die Mimik erschlafft, der Blick defokussiert, die Stimme ist leiser, das Sprechtempo verlangsamt.

Emotional empfinden wir tendenziell Leere, haben keinen Zugang zum emotionalen Erleben. Auch Hoffnungslosigkeit, Freudlosigkeit und innere Starre sind typisch. Es kann zu einer kompletten Abkopplung von unseren Gefühlen kommen: Wir spüren gar nichts mehr, selbst bei Themen, die uns immer wichtig waren. Die Verbindung mit Mitmenschen ist fast vollständig unterbunden, das Interesse an der Umwelt erlischt, wir nehmen die Welt als bedrückend, überwältigend und hoffnungslos wahr. Die Gedanken sind problemfixiert und starr, eine aktive Problembewältigung ist nicht mehr möglich. Wir sind nicht mehr in der Lage, andere gedankliche Perspektiven einzunehmen.

Motivational ist Vermeidungsverhalten im Fokus: Wir ziehen uns zurück und vermeiden die Auseinandersetzung mit Alltagsproblemen und unseren Emotionen. Wir sind nicht mehr handlungsfähig und können keine rationalen Entscheidungen mehr treffen.

Stresslevel 7–8: Gefahr
Stresslevel 9: Lebensgefahr und Schockstarre
Stresslevel 10: Erstarrung und Kollaps

ÜBUNG 1.2

Explorieren Sie Ihren Stresslevel

Bestandsaufnahme:
Wie hoch ist Ihr innerer Stresslevel auf einer Skala von 0 (vollkommene Entspannung) bis 10 (allerstärkste Anspannung) jetzt gerade?

Baseline:
Wie hoch ist Ihre innere allgemeine Grundanspannung auf einer Skala von 0 bis 10 normalerweise?

Ruheinseln:
Wie und wann haben Sie in der letzten Zeit Ihren niedrigsten Stresslevel erlebt – selbst während einer belastenden Phase?

Überlegen Sie, wie Sie auf den unterschiedlichen Stressleveln der autonomen Ampel reagieren.

Meine autonome Ampel:
Welche körperlichen Empfindungen können Sie bei verschiedenen vegetativen Modi auf der autonomen Ampel wahrnehmen? Woran merken Sie, dass Sie von einem Modus in einen anderen kommen? Gibt es bestimmte Situationen, die Sie in bestimmte autonome Modi bringen?

Einfluss auf das Denken: Wie verändern sich Ihre Art des Denkens, die Qualität der Gedanken und Ihre Perspektive in den verschiedenen autonomen Modi?

Einfluss auf das Fühlen: Wie verändern sich Ihre Emotionen in den verschiedenen autonomen Modi?

Einfluss auf die Handlungsfähigkeit: Wie verändert sich Ihre Handlungsfähigkeit in den verschiedenen autonomen Modi?

1.3.2 *Die vegetative Selbstregulation*

Unter vegetativer Selbstregulation verstehen wir die Fähigkeit, eigensinnig und selbstwirksam zwischen den verschiedenen vegetativen Modi auf der autonomen Ampel zu wechseln. Das heißt, dass wir lernen zu erkennen, wenn wir in den roten oder orangenen Bereich kommen, dann in der Lage sind, die psychovegetative Alarmreaktion zu beenden, indem wir dem autonomen Nervensystem eine Entwarnung geben und innerlich ins wahrgenommene Sicherheitserleben zurückkehren.

Uns stehen zwei Wege der Selbstregulation zur Verfügung: Wir können uns „von unten", durch körperorientierte und somatische Strategien, und „von oben", durch mentale Strategien selbst wieder in einen Zustand der Ruhe und Gelassenheit zurückbringen.

Der Weg der körperorientierten Interventionen wird auch die **Bottom-up-Strategie** der Selbstregulation genannt, weil sie „von unten nach oben" ihre Wirkung entfaltet: Der Körper, der eine vegetative Entwarnung erfährt und wieder in den parasympathischen Sicherheitsmodus umschaltet, vermittelt dem zentralen Nervensystem, vor allem dem Gehirn, dass es keinen Grund (mehr) gibt, gestresst zu sein, weil die bedrohliche Gefahrenquelle nicht (mehr) da ist. Das autonome Nervensystem kommt zurück in das parasympathische grüne Licht.

Dazu gehören einfach zugängliche Körperwahrnehmungsübungen, die den beruhigenden Einfluss der Vagusnervstimulation zur Erhöhung des Vagotonus nutzt, der die parasympathische Stressaktivierung wie eine Bremse anhält. Ebenso fällt darunter Übung in der bewussten Interozeption, der Wahrnehmung der Reize aus dem Körperinneren, und der Propriozeption, der Wahrnehmung der körperbezogenen räumlichen Orientierungsreize. Der Körper muss viszerale Sicherheit erleben. Das Wort „viszeral" bezieht sich auf die inneren Organe des menschlichen Körpers, d. h., das innere Loslassen der Stressreaktion muss körperlich wahrgenommen und lange genug gespürt werden, damit das vegetative Nervensystem erkennt, dass die aktivierende sympathische Stressreaktion nicht mehr notwendig ist, und den vegetativen Fokus Richtung parasympathische Entspannung verschiebt.

Was vermittelt uns viszerale Sicherheit?

- Loslassen der muskulären Anspannung und Entspannung der Muskulatur: meistens wahrnehmbar als Schweregefühl im Körper, manchmal auch Leichtigkeitswahrnehmung
- Äußere Orientierung der Sinne im Raum: Fokussierung der Objekte, die in diesem Moment gesehen, gehört und gespürt werden
- Erdung: verstanden als bewusste Wahrnehmung der Schwerkraft
- Fokussierung propriozeptiver Reize, z. B. Wahrnehmung der Füße auf dem Boden, der Sitzfläche unter dem Gesäß oder der Rückenlehne im Rücken
- Selbstsichere Körperhaltung mit einer aufgerichteten Wirbelsäule, offenem Brustkorb, tief abgelegten Schultern und entspannten Händen
- Beweglichkeit der Muskulatur: keine Verspannungen, keine Verhärtungen, flexibles myofasziales Gewebe
- Entspannte mimische Gesichtsmuskulatur
- Körperachtsamkeit: geduldige und nicht wertende Beobachtung interozeptiver Reize

Was beruhigt uns auf der rein physiologischen Ebene?

- sehr langsame und tiefe Atmung, die bis in den Unterbauch geht
- Zwerchfellatmung, bei der sich auch die Bauchdecke bewegt
- verlängertes Ausatmen, z. B. doppelt so langes Ausatmen wie Einatmen
- Gähnen: auch als die *doppelte Einatmung,* bei der das Gähnen simuliert wird
- Seufzen
- Summen
- Lächeln und herzliches Lachen
- Sanfte Ohr- und seitliche Halsmassage
- breiter und peripherer visueller Fokus, z. B. Blick auf den Horizont gerichtet, Blick wandert frei von rechts nach links durch den Raum
- Kältereize

- Wärmereize
- (Selbst-)Berührung
- Bewegung, vor allem im Freien
- Naturkontakt

Die Strategien der viszeralen Sicherheit sind aber nicht wirklich ausreichend, wenn sich das Nervensystem bereits im roten Bereich befindet und das innere Stresserleben einen hohen Level erreicht hat. In diesem Fall ist die stressinduzierte Energiebereitstellungsreaktion bereits im vollen Gange: Es wurden sehr viele Stresshormone ausgeschüttet und sehr viel Energie bereitgestellt, damit wir genug Kraft haben, um vor der Gefahr zu fliehen oder gegen sie zu kämpfen. Wenn wir der psychophysiologischen Reaktion des Körpers folgen möchten, was deutlich einfacher ist, als sich dagegenzustellen, dann wäre es sinnvoller, zuerst den Energieüberschuss abzubauen, um anschließend auf die Strategien der viszeralen Sicherheitswiederherstellung zurückzugreifen. Dafür ist Bewegung am besten geeignet und kann sowohl als gezielte Gegenmaßnahme in einer akuten Stressbelastungssituation als auch vorbeugend hilfreich sein.

Wie kann der sympathische Energieüberschuss konstruktiv abgebaut werden?

- Bei *extrem hohem* inneren Stresserleben: intensive Bewegung, z. B. schnell auf der Stelle rennen, Hampelmänner machen, schnelle Kniebeugen ausführen usw.
- Bei *hohem* inneren Stresserleben dürfen es auch etwas weniger fordernde Bewegungsformen sein, z. B. gehen, recken und strecken, tanzen
- Bei *mittlerem* inneren Stresserleben: Körper ausschütteln, abklopfen oder von Seite zu Seite wippen / schaukeln

Grundsätzlich gilt: Je intensiver die vegetative Stressreaktion, d. h., je höher wir uns auf der autonomen Ampel befinden, desto mehr Energie müssen wir abbauen, bis der Körper in die Lage kommt, eine Entwarnung zu geben und das innere Sicherheitserleben wiederherzustellen. Wir arbeiten uns durch: fangen mit intensiver Bewegung an, bleiben dabei, bis wir merken, dass der Körper die bereitgestellte Energie durch die Bewegung verbraucht hat, gehen zur langsameren Bewegung über, schütteln den Körper aus, wippen und schaukeln, klopfen uns ab und kommen schließlich bei immer ruhigeren Interventionen an. Wie stellen das Körpergefühl der viszeralen Sicherheit wieder her, erden uns, verlangsamen die Atemfrequenz und dehnen das Ausatmen aus. Bei intensivem Stresserleben, vor allem wenn die autonome Ampel rotes und oranges, aber auch gelbes vegetatives Licht anzeigt, ist die körperorientierte Bottom-up-Selbstregulation deutlich zugänglicher als gedankliche Techniken.

Wichtig ist, nicht voreilig zu agieren: Wir bleiben so lange bei den körperlichen Techniken, bis wir wirklich eine körperliche Veränderung im psychovegetativen Erleben verspüren.

Die **Top-down-Strategie** nutzt die andere Richtung der vegetativen Regulation: von „oben" über mentale Prozesse wie stärkende innere Vorstellungsbilder, beruhigende imaginative Verfahren, Achtsamkeits- und Meditationspraxis sowie hilfreiche Gedanken werden Sicherheits- und Entspannungsimpulse nach „unten" in das körperliche Erleben geschickt und sorgen für eine parasympathische Entspannung. Eine besonders wichtige Rolle spielen hier Erfahrungen der Verbundenheit mit anderen Menschen: Eine vertrauensvolle Bindung vermittelt uns viel innere Sicherheit und Zuversicht. Manchmal reicht schon der Gedanke an eine wichtige Person in unserem Leben, um den inneren Stresslevel selbstwirksam zu regulieren. Die mentalen Top-down-Selbstregulationstechniken sind besonders wirksam, wenn die vegetative Ampel gerade erst in den gelben Bereich gewechselt hat und der innere Stresslevel im niedrigen mittleren Bereich bleibt. Ist der Stresslevel höher, sind die komplexen kognitiven Prozesse nicht gut zugänglich. Das hat damit zu tun, dass beim intensiven vegetativen Stresserleben die höheren kortikalen Gehirnareale, u. a. der Präfrontalcortex, der für analytisches, rationales und komplexes Denken zuständig ist, schlechter durchblutet werden. In diesen Phasen fokussiert sich die Aktivierung im Gehirn in der Amygdala und im limbischen System, die sofort Alarm schlagen, wenn eine potenzielle Gefahrenquelle identifiziert wird, aber nicht besonders differenziert „denken" können.

Im folgenden Übungsteil des Buchs konzentrieren wir uns hauptsächlich auf die Bottom-up-Strategien, damit wir lernen, uns über einfache körperorientierte Strategien zu regulieren. Aber auch einige Top-down-Übungen dürfen nicht fehlen, denn sie sind ebenfalls sinnvoll und hilfreich. Damit die mentalen Selbstberuhigungswerkzeuge wirken können, müssen wir immer darauf achten, dass sich das körperlich wahrgenommene vegetative Erleben tatsächlich durch die inneren Bilder verändert. Wenn das nicht passiert, haben die mentalen Vorstellungen und Gedanken nicht genug emotionale Kraft.

Resilienz: innere Flexibilität

Wenn wir es schaffen, unabhängig von der äußeren Belastung emotional und vegetativ flexibel zu bleiben und immer wieder das vegetative Nervensystem ins grüne Licht zu bringen, dann sind wir emotional belastbar und widerstandsfähig. Man könnte auch sagen: resilient. Resilienz, also die psychische Widerstandskraft angesichts der Turbulenzen und Belastungen des Lebens, können wir auch als das Immunsystem der Seele verstehen und im Rahmen der vegetativen Selbstregulation stärken und trainieren.

Ein reguliertes Nervensystem ist vor allem eins: resilient. Resilienz bedeutet nicht, dass wir von uns erwarten können, keine emotionale Belastung zu erleben und uns in jeder Situation gelassen und sicher zu fühlen. Das ist nicht möglich. Was wir anstreben, ist, aus dem inneren Stresserleben immer wieder zurück in einen sicheren, kraftvollen Zustand zu kommen. Wenn wir resilient sind, dann bleiben wir emotional beweglich.

Sie können sich das Konzept so vorstellen: Es gibt im Leben immer Sonnen- und Schattenseiten. Auf die dunkle Seite kommen wir, wenn wir eine Situation als gefährlich erleben und unser Nervensystem eine Stressreaktion initiiert. Auf der hellen Seite fühlen wir uns kraftvoll, präsent und mit unseren Ressourcen und Stärken verbunden. Wenn wir lernen, im ständigen Fluss zwischen den beiden Polen zu bleiben, gelingt es uns, im emotionalen Gleichgewicht zu bleiben, egal, welchen Belastungen wir begegnen. Durch das innere Pendeln werden für uns aus unlösbar scheinenden Problemen bewältigbare Herausforderungen. Begegnen wir den Belastungen mit der inneren Kraft und Stärke der Sonnenseite, treten wir also an Probleme mit einer parasympathischen Ruhe heran, können wir sie besser lösen (schon allein, weil wir dann klarer und rationaler denken können) und fühlen uns nicht überfordert. Auf der parasympathischen Sonnenseite haben wir mehr Möglichkeiten, den Belastungen des heutigen Alltags angemessen zu begegnen. Das autonome Nervensystem pendelt sich zurück ins Gleichgewicht.

Das innere Toleranzfenster

Unter dem Begriff Toleranzfenster wird der Bereich des emotionalen Erlebens verstanden, in dem wir unsere Emotionen gelassen und mit ausreichend innerer Distanz beobachten, selbstwirksam kontrollieren und angemessen regulieren können. Innerhalb des Toleranzfensters werden wir von unseren Gefühlen weder überfordert noch überwältigt. Wir lassen sie nicht ungefiltert raus, sondern behalten unsere emotionale Handlungsfähigkeit und entscheiden bewusst, wie wir mit der aktuellen Emotion umgehen möchten.

Stellen Sie sich den Körper als ein Gefäß vor, in dem unsere Gefühle enthalten sind: Wenn das Gefäß ausreichend Platz auch für die „großen“ und intensiven Gefühle bietet, sind unsere Emotionen gut und sicher aufbewahrt. Werden die Emotionen jedoch zu groß für das Gefäß, werden wir also durch unser emotionales Erleben überfordert, suchen sich unsere Gefühle einen Weg, sich zu entladen. Dies kann in zwei Richtungen erfolgen: Wir können nach außen „explodieren“ und unsere Emotionen unkontrolliert ausagieren (z. B. bei überwältigender Wut verbal aggressiv und ausfallend werden) oder nach innen „implodieren", indem wir die Emotionen unterdrücken oder internalisieren (z. B., wenn wir Panikattacken erleben bei lang verdrängter Angst).

Wenn der grundlegende innere Stresslevel zunimmt, verkleinert sich auch unser Toleranzfenster. Sind wir dauerhaft gereizt oder diffus ängstlich, fällt es uns schwerer, unsere Emotionen zu regulieren, vor allem, je stärker sie werden. Nimmt hingegen der innere Stresslevel ab, wird das Toleranzfenster größer und wir können mehr und auch intensivere Emotionen „halten".

Das Ausmaß unseres Toleranzfensters können wir bewusst beeinflussen: Immer, wenn wir uns mit unserer Selbstregulationsfertigkeit beschäftigen und lernen, auf den inneren Stresslevel selbstwirksam einzuwirken, vergrößern wir unser „Toleranzgefäß". Schon allein die gedankliche Auseinandersetzung mit den Grenzen der emotionalen Resilienz kann uns helfen, mehr innere Sicherheit im Umgang mit unangenehmen Emotionen aufzubauen, und somit auch das Toleranzfenster vergrößern.

Die folgende Übung kann Ihnen helfen, in Kontakt mit Ihrem Toleranzfenster zu kommen. Wenn wir die Achtsamkeit für die Intensität des emotionalen Erlebens trainieren, stärken wir auch unsere emotionale Kompetenz. Berücksichtigen Sie hierbei, dass eine Emotion erst mal intensiver werden kann, wenn mehr Aufmerksamkeit auf sie gelenkt wird.

ÜBUNG 1.3

Das eigene Toleranzfenster erleben

Richten Sie Ihre Aufmerksamkeit auf eine aktuelle (belastende) Emotion. Benennen Sie die Emotion und beschreiben Sie das körperliche Erleben, das Sie im Zusammenhang mit der Emotion verspüren.

Um herauszufinden, ob Sie noch in Ihrem Toleranzfenster sind, können Sie sich selbst fragen: „Ist in mir genug Freiraum, um diese Emotion und diese innere Anspannung zu halten? Wer hat jetzt die Kontrolle über meine Reaktion: ich oder die Emotion?"

Falls Sie es sind, richten Sie Ihre Aufmerksamkeit weiter nach innen und beobachten Sie das körperliche Empfinden weiter. Atmen Sie mit der Emotion bis zum Widerstand, bis Sie merken: tiefer kann ich nicht einatmen, weiter geht es nicht. Manchmal gibt es eine muskuläre Verspannung wie eine Blockade. Sie spüren, dass der Atemzug noch nicht vollständig ist und dass Ihre Lungen noch nicht ihre vollständige Atemkapazität erreicht haben. Das ist nicht schlimm. Versuchen Sie nicht, diese Grenze mit Nachdruck zu durchbrechen, sondern bleiben Sie dort, beobachten Sie den Widerstand, halten Sie aus, dass es hier eine körperliche Grenze gibt, und atmen Sie wieder aus. Es kann durchaus sein, dass sich der körperliche Widerstand wie von alleine auflöst, indem Sie den Kampf aufgeben.

Falls die Intensität der Emotion zu überwältigend ist, richten Sie Ihre Aufmerksamkeit nach außen und orientieren Sie sich im Raum, bis die Intensität nachlässt. Dann kehren Sie zurück zum Erspüren der Emotion.

Wiederholen Sie diesen Vorgang so lange, bis Sie eine Abschwächung der emotionalen Intensität erleben. Beim nächsten Durchgang bleiben Sie einen Moment länger bei dem unangenehmen Erleben, bevor Sie Ihre Aufmerksamkeit nach außen lenken, um die Anspannung abzuschwächen. Lassen Sie das unangenehme Erleben langsam und schonend zu. Überfordern Sie sich nicht und wollen Sie nicht zu viel auf einmal.

2. | Persönlichkeit und Selbstwert

2.1 Die Big Five der Persönlichkeit

Wie wir auf die potenziellen psychosozialen Stressfaktoren reagieren, hat viel mit unserem Temperament und unserer Persönlichkeit zu tun. Zum Teil werden wir mit unserer Persönlichkeit bereits geboren, zum Teil prägen uns unsere Erfahrungen. Während wir vor allem durch unsere Erlebnisse in den ersten Lebensjahren nachhaltig lernen, wie unsere Umwelt und die zwischenmenschlichen Beziehungen in unserem Umfeld funktionieren, beeinflussen wir unsere Umgebung auch selbst, denn die Umwelt reagiert auf verschiedene Charakterzüge unterschiedlich. Beispielsweise fällt es extravertierten Kindern häufig leichter, in Kontakt mit anderen Kindern zu kommen, weil es ihnen keine besonderen Probleme bereitet, offen auf andere zuzugehen. Durch die wahrscheinlich eher zugewandte Reaktion der anderen machen extravertierte Kinder wiederum die Erfahrung, dass sie „in Ordnung" sind und die Welt eher freundlich ist. Die Interaktion zwischen den Persönlichkeitsmerkmalen und der Umwelt ist also wechselseitig.

Eine Möglichkeit, die Persönlichkeitsmerkmale zu kategorisieren, sind die international anerkannten „Big-Five"-Persönlichkeitsfaktoren. Diese Faktoren zu kennen und sie erleben zu können, kann Ihre Selbstwahrnehmungsfähigkeit stärken und somit helfen, nicht nur das Kontrollgefühl zu stärken, sondern auch den Selbstwert angemessen zu stabilisieren.

Die Big Five beschreiben fünf Dimensionen der Persönlichkeit. Diese Persönlichkeitsfaktoren sind relativ stabil und kulturunabhängig und beeinflussen intensiv unser Erleben und unser Verhalten, wodurch sie indirekt auch unsere Interaktionen mit der Umwelt prägen. So erlebt beispielsweise eine Person mit hoher Ängstlichkeit (Neurotizismus) die Welt als gefährlicher und wird möglicherweise deswegen eher zu einem Vermeidungsverhalten tendieren, was Erfolgserlebnisse und positive Interaktionen unwahrscheinlicher macht.

Die Big Five (im Englischen auch OCEAN-Modell genannt nach den englischsprachigen Anfangsbuchstaben der fünf Persönlichkeitsdimensionen) beziehen sich auf folgende Persönlichkeitseigenschaften:

- **Offenheit für Erfahrungen / Aufgeschlossenheit** (Openness to experience): Interesse und Neugier sowie positive Gefühle bei neuen Erfahrungen, Interesse an unkonventionellem Verhalten und Veränderungsfreude, Hinterfragen von bestehenden Normen.

- **Gewissenhaftigkeit / Perfektionismus** (Conscientiousness): (Selbst-)Kontrolle, Genauigkeit, Vorliebe für Ordnung, Struktur und Planbarkeit.
- **Extraversion / Geselligkeit** (extraversion): Begeisterungsfähigkeit, Herzlichkeit, Wohlbefinden bei sozialer Stimulation, Orientierung an externer Stimulation; bei geringer Ausprägung spricht man von Introversion.
- **Soziale Verträglichkeit** (Agreeableness): Harmonieorientierte Anpassungsfähigkeit vs. Abgrenzungsfähigkeit, Tendenz, die eigenen Bedürfnisse zugunsten der Mitmenschen zurückzustellen, Kooperationsbereitschaft vs. Wettbewerbsorientierung.
- **Neurotizismus / Ängstlichkeit** (Neuroticism): Veranlagung, gestresst, ängstlich und unsicher auf Herausforderungen und Probleme zu reagieren, Anpassungsfähigkeit in Stresssituationen.

ÜBUNG 2.1

Ihre Big Five

Explorieren Sie selbst die subjektive Wahrnehmung der Big-Five-Persönlichkeitsdimensionen. Wie würden Sie Ihre jeweiligen Charakterzüge beschreiben?

Offenheit

Wie fühlt es sich für Sie an, neue Erfahrungen zu machen?

Erleben Sie Freude, Neugierde und eine innere Zugewandtheit oder bereiten neue Situationen Ihnen Unbehagen?

Wie stark ausgeprägt ist Ihre Empfindsamkeit für negative und positive Gefühle? Wie rege ist Ihre Fantasie?

Gewissenhaftigkeit / Perfektionismus

Wie geht es Ihnen in gut planbaren Situationen?

Wie fühlt es sich an, wenn das Leben von Ihnen Spontaneität fordert? Wie viel Energie wenden Sie auf, um Ordnung und Struktur zu schaffen?

Extraversion vs. Introversion

Wie fühlen und verhalten Sie sich intuitiv in geselligen Runden?

Fühlen Sie sich wohl mit viel Stimulation und „Trubel“ oder genießen Sie eher Ruhe?

Verträglichkeit

Wie fühlen Sie sich in Konflikten?

Wie stark ist Ihr Bedürfnis nach Harmonie?

Wie leicht können Sie sich anpassen und wie leicht können Sie sich abgrenzen?

Neurotizismus

Erleben Sie sich als schnell gestresst oder überwiegend entspannt und sicher?

Wie gut können Sie sich in Stresssituationen „fangen" und selbst regulieren?

Für eine ausführliche und professionelle Erfassung der Persönlichkeitsfacetten ist eine Diagnostik mithilfe standardisierter Persönlichkeitsfragebögen und deren Auswertung durch eine psychologische Fachkraft sinnvoll. Mithilfe einer professionellen Erfassung der Big Five können Sie auch konkrete Veränderungsziele ableiten, etwa, wie Sie selbst dazu beitragen können, potenziell herausfordernde Persönlichkeitszüge, wie zum Beispiel eine hohe Ausprägung des Neurotizismus, konstruktiv zu beeinflussen.

Innere Navigation – Standortbestimmung und Routenplanung

Werden Sie sich bewusst, dass jeder Mensch mit einer gewissen Grundausstattung psychischer Widerstandsfähigkeit auf die Welt kommt. Genetische Veranlagung, frühe Prägungen (bereits im Mutterleib und in der vorbewussten frühen Kindheit) und soziokulturelle Einflüsse unserer persönlichen Lebensräume liegen außerhalb unseres Einflussbereiches. Wenn Sie sich selbst als ängstlicheren oder weniger ängstlichen Menschen einschätzen (oder darüber eine offizielle Testdiagnostik vorliegen haben), kann Ihnen das dabei behilflich sein, eine selbstakzeptierende „Standortbestimmung" vorzunehmen. Nehmen Sie zunächst einmal innerlich an, dass Sie eben mehr oder weniger schnell unruhig werden. Von hier aus können Sie nun neue Wege gehen: Ein ängstlicherer Mensch muss sich womöglich häufiger und mit mehr „Skills" aus dem Stress wieder in die Ruhe navigieren als jemand, der schon von allein entspannt bleibt. Wie beim Navigationssystem ist es von größter Bedeutung, zunächst einmal zu wissen, wo wir uns befinden, um dann eine neue Route zu planen.

Anhand der Ergebnisse dieses „Persönlichkeitstests" können Sie besser entscheiden, ob Sie Ihre Persönlichkeit so anerkennen, wie sie ist. Oder ob Sie eher Unzufriedenheit verspüren. Wie eingangs berichtet, fußt die Persönlichkeit eines Menschen auch auf den Erfahrungen, die er im Laufe seines Lebens macht. Wurden Sie von Ihren Eltern stets gefördert und in Ihrer Einzigartigkeit akzeptiert, schätzen Sie sich selbst wahrscheinlich positiver ein, als wenn Sie ständig kritisiert wurden und Sie mit häufiger Ablehnung umgehen mussten.

Wie ist es also um Ihren Selbstwert bestellt? Gestaltet sich Ihre Persönlichkeit wirklich so, wie Sie es einschätzen, oder mischen sich viele Meinungen anderer in Ihre Selbstbewertung?

2.2 Die drei Säulen des Selbstwerts

Ein positives Selbstwertgefühl ist eines unserer psychologischen Grundbedürfnisse. Das Selbstwertgefühl bezeichnet den psychophysiologischen Erregungszustand (emotional erregt oder entspannt), der bei der Betrachtung der eigenen Person aktiviert wird. Das bedeutet, dass wir uns entweder mit einem entspannten oder einem angespannten inneren Gefühl „sehen" können. Ein negatives Selbstwertgefühl beinhaltet, Angst, Ärger, Trauer oder Ekel bei der Betrachtung der eigenen Person zu empfinden, ein gutes Selbstwertgefühl hingegen beschreibt ein Gefühl der inneren Sicherheit und Ruhe bei Betrachtung der eigenen Person. Der Selbstwert setzt sich zusammen aus kognitiven und emotionalen Bewertungen der eigenen Person sowie der Erwartung und der Erfahrung, wie man von anderen Personen bewertet wird. Dieses grundlegende Gefühl wird in der Regel schon in der (frühen) Kindheit geprägt und lässt sich willentlich nur begrenzt beeinflussen.

Das negative Selbstwertgefühl führt über eine sogenannte verhaltensgesteuerte Rückkopplungsschleife über die Lebensspanne hinweg sehr wahrscheinlich zu einer Aufrechterhaltung oder gar weiteren Verschlechterung: Menschen mit einem negativen Selbstwerterleben bestätigen dieses durch ihre eigenen Verhaltensweisen und schaffen somit eine sich selbst erfüllende Prophezeiung. So neigen sie häufig zu Vermeidung von Situationen oder Herausforderungen, die mögliche Abwertung und Ablehnung beinhalten, und sind ihrem Gefühl entsprechend misserfolgsorientiert. Bei Fehlern oder Kritik sind Gedanken wie „Ich bin eine Niete!" oder „War klar, dass ich das nicht kann!" typisch. Sie sind meist gehemmt und vermeiden potenzielles (Selbstwert-)Risiko. Vermeidung kann als Strategie sogar funktionieren: Wenn wir kaum Kontakt zu anderen Menschen haben und uns keinen Herausforderungen stellen, ist die Wahrscheinlichkeit, verletzt zu werden oder zu scheitern, geringer. Das bedeutet aber nicht, dass wir ein erfülltes Leben führen. Wir verletzen uns selbst, wenn wir aus Angst vor Enttäuschung und Abweisung gar nicht erst versuchen, unsere inneren Bedürfnisse nach Verbindung und Entfaltung zu erfüllen. Wir verringern die Wahrscheinlichkeit, Erfolge zu erzielen und positive Rückmeldungen aus Beziehungen zu erhalten.

Es gibt verschiedene Modelle, die zu erklären versuchen, auf welchen Säulen das Selbstwertgefühl fußt. Ein bekanntes stammt von Friederike Potreck-Rose und Gitta Jacob (2007) und nennt die Säulen:

- Selbstakzeptanz (Achtung, Selbstliebe und Wertschätzung der eigenen Person, und zwar unabhängig von jedweden Leistungen, Fähigkeiten und Erfolgen, also auch die Akzeptanz von negativen Aspekten der eigenen Person)
- Selbstvertrauen (positive Einstellung zu den eigenen Fähigkeiten und Leistungen)
- Soziale Kompetenz (Kontaktfähigkeit und das Meistern auch schwieriger sozialer Situationen)
- Soziales Netz (Eingebundensein in befriedigende soziale Beziehungen)

Unserer Erfahrung nach formt sich unsere Persönlichkeit durch die folgenden Aspekte, die die oben erwähnten Säulen des Selbstwertgefühls mitberücksichtigen:

2.2.1 *Selbstbewusstsein und Selbstakzeptanz*

„Sich selbst zu kennen ist die erste aller Wissenschaften."

(Platon)

Das Selbstbewusstsein steht für ein kognitives und möglichst objektives Bewusstsein über die eigene Person. Das beinhaltet, dass wir rational und realistisch einschätzen können, welche Eigenschaften und Persönlichkeitszüge, physischen Merkmale, Kompetenzen und Entwicklungspotenziale, welche Herkunft und Biografie wir „mitbringen".

Das Fundament des Selbstbewusstseins ist das Selbstgefühl, verstanden als Ausdruck eines körperlichen Erlebens des Selbst. In der Sprache der Neurophysiologie spricht man von der Propriozeption oder Tiefensensibilität: Die Rezeptoren in den Muskeln und Gelenken vermitteln bewusste und unbewusste Informationen an unser Gehirn (zum sensorischen Cortex und an das Kleinhirn), um unseren Körper im Zusammenhang mit dem umgebenden Raum wahrzunehmen und Bewegungen und Positionen an den Raum anpassen zu können. Unser Körper ist auch in unserem Gehirn im sogenannten Homunkulus abgebildet. Dabei sind Körperareale mit einer höheren Sensordichte (z. B. die Fingerspitzen) durch größere Areale repräsentiert.

Die Fähigkeit, den Körper bewusst wahrzunehmen, lässt sich durch Achtsamkeit und bewusste Bewegung steigern. Die Körperhaltung liefert zudem wichtige Informationen über die emotionale Stimmung und kann diese beeinflussen. So macht sich der Embodiment-Ansatz eine aufrechte und entspannte Körperhaltung für ein positives Selbstgefühl zunutze.

Auch die Wahrnehmung und Einordnung des inneren Erregungsniveaus und der Intensität der emotionalen Aktivierung gehören zum Selbstgefühl. Die Fähigkeit, eine emotionale Färbung des inneren Erregungsniveaus auszumachen, ist ein wichtiger Grundstein zur Ausrichtung des zwischenmenschlichen Verhaltens, um sich selbst auf konstruktive Art in Beziehung zur Umwelt zu setzen.

Aber auch unsere Persönlichkeitsanteile und Persönlichkeitsmerkmale spielen eine wichtige Rolle für ein umfassendes Ich-Gefühl. In einem regulierten Zustand (also einem Zustand des inneren Gleichgewichts, in dem wir nach einer angemessenen sympathischen Aktivierung immer wieder zurück in das parasympathische Sicherheits- und Ruheerleben zurückkommen) sind wir in der Lage, die ganz individuelle Struktur unserer Persönlichkeitseigenschaften konstruktiv für uns selbst und unsere Mitmenschen einzusetzen. Im dysregulierten Zustand, wenn wir aus der sympathischen Übererregung gar nicht mehr rauskommen, geraten wir in wenig hilfreiche rigide oder chaotische Bewältigungsstrategien, wie zum Beispiel übermäßiges Kontrollieren oder „Meckern und Motzen", die unsere Lebensqualität und Beziehungen deutlich verschlechtern können. Ausschlaggebend für die Fähigkeit, sich selbst zu regulieren, ist dabei die Disposition zu Ängstlichkeit und Erregung, also ein hoher Grad an Neurotizismus. Neurotizismus beschreibt die Tendenz eines Menschen, Emotionen eher äußerst kontrolliert zu zeigen oder aber den Emotionen öfter mal freien Lauf zu lassen. Es wird angenommen, dass Neurotizismus zum großen Teil vererbt ist und über das Leben hinweg recht konstant bleibt.

Wenn wir über den angeborenen Teil unserer Persönlichkeit sprechen, der durch unser Erbgut bestimmt wird, nennt man das Temperament. Unser Temperament zeigt sich schon sehr früh im Leben, zum Beispiel durch die Dimensionen Introversion und Extraversion. Viele Menschen gehen davon aus, dass stark nach außen orientierte Personen ein positiveres Selbstwertgefühl haben. Tatsächlich bedeutet Extraversion nicht zwingend auch eine gefühlte Sicherheit in sozialen Situationen. Extravertierte Menschen erleben ein grundlegend geringer aktiviertes Erregungsniveau und suchen deutlich mehr Stimulation und Kommunikation in ihrer Umwelt. Introvertierte Menschen hingegen sind bereits ohne äußere Stimulation stärker erregt und bevorzugen daher eine Reduktion externer Reize. Durch die nach außen gerichtete Aufmerksamkeit extravertierter Menschen wirken diese für andere leichter zugänglich. Es ist für das Umfeld einfacher, sie einzuordnen, während der Umgang mit Introvertierten mehr Geduld und Beziehungsarbeit bedeutet, da Introvertierte sich zunächst oftmals im Hintergrund halten. Darum erleben Extravertierte schneller positive Interaktionen, welche sich positiv auf ihren Selbstwert auswirken. Losgelöst von diesem Rückkopplungsprozess hat das Temperament aber rein gar nichts mit dem Selbstwert zu tun: Eine introvertierte Person in gut strukturierten sozialen Beziehungen kann ein ebenso gutes Selbstwertgefühl erleben. Genauso kann eine extravertierte Person trotz stärkerem Annäherungsverhalten ein (vielleicht biografisch bedingtes) negativ geprägtes Selbstwertgefühl haben.

Durch den tendenziell erschwerten Beziehungsaufbau kommt es bei Introvertierten, insbesondere in Phasen der Identitätsentwicklung, in denen Kontakt mit Gleichaltrigen entscheidend ist (z. B. Pubertät), häufiger zu einer negativen Rückkopplungsschleife, die bei einem bereits negativ geprägten Selbstwertgefühl zu sozialen Ängsten führen kann. Besonders hoch ist die Wahrscheinlichkeit, soziale Ängste zu entwickeln, wenn zu der Introversion und einem bereits schlechten Selbstwertgefühl eine höhere Ausprägung des Neurotizismus hinzukommt. Auch bei Extravertierten kann eine hohe Ausprägung der Ängstlichkeit (mit einem negativen Selbstwertgefühl) letztlich zu sozialen Ängsten führen und die soziale Ansprechbarkeit und Offenheit stark hemmen. Eine hohe Ausprägung der Ängstlichkeit kann also sowohl aufgrund der negativen Rückkopplungsschleife als auch aufgrund des ständig erhöhten Erregungsniveaus zu einem schlechten Selbstwertgefühl und zu sozialen Ängsten führen.

Jeder Mensch ist in seiner ganz persönlichen Struktur richtig. Ob man im Leben und in Beziehungen gut zurechtkommt, hängt maßgeblich von der Fähigkeit ab, sich in einen inneren Zustand der Gelassenheit zu versetzen und seine Persönlichkeitsstruktur bewusst mit der eigenen Lebensweise in Einklang zu bringen.

Es ist nicht wichtig, wie oder wer du bist, sondern wie du damit umgehst: Wie du dich positionierst und wie du deine Anteile auf dieser Welt für dich und für deine Beziehungen einsetzt.

2.2.2 *Werte und intrinsische Motivation*

Der Vergleich mit anderen Menschen führt bei Personen mit einem negativen Selbstwertgefühl oftmals zu einer negativen Bewertung der eigenen Realität („Ich bin dicker / erfolgloser / inkompetenter / uninteressanter … als andere!“). Das hängt auch damit zusammen, dass Gefahren und Misserfolge stärker fokussiert werden. Verstärkt wird dies durch unrealistische Darstellungen in sozialen Medien. Dabei ist das Ziel, einen Idealzustand zu erreichen, in den meisten Fällen mit Stress und ängstlicher Anspannung verbunden, wodurch die Gefahr von Misserfolgen noch wahrscheinlicher erscheint.

Um diese Abwärtsspirale der Unzufriedenheit zu unterbrechen, benötigt es oft nur einen kleinen Perspektivwechsel in zwei Schritten:

1. Fragen Sie sich: Was sind meine Werte? Welche inneren und äußeren Eigenschaften sind mir tatsächlich wichtig?
2. Der Weg ist das Ziel: Anstatt einem nicht zu erreichenden Ideal hinterherzurennen, investieren Sie Zeit und Aufmerksamkeit, um Ihren übergeordneten Werten entsprechend zu leben und zu handeln.

Beispiel: Statt sich vorzunehmen, in drei Monaten etliche Kilos abzunehmen (um dem gängigen Schönheitsideal zu entsprechen), könnte Ihr Ziel sein, sich täglich ausgewogen zu ernähren und sich täglich 20 Minuten lang (mit Freude) zu bewegen, weil Gesundheit zu Ihren primären Werten zählt.

Durch diesen Perspektivwechsel gelangt der Organismus aus dem Stress in einen Zustand der von innen hervorgerufenen Motivation (intrinsische Motivation), in dem Anstrengungen und Zwang zur Disziplin deutlich reduziert werden. Das Gehirn kann Erfolge vermerken.

2.2.3 *Positive Beziehungen und Interaktionen*

„Ich kenne keinen sicheren Weg zum Erfolg, nur einen zum sicheren Misserfolg: es jedem recht machen zu wollen."

(Platon)

Personen mit einem negativen Selbstwertgefühl halten durch ihr Vermeidungs- und Rückversicherungsverhalten das negative Selbstbild oftmals selbst aufrecht. So meiden sie zum Beispiel Gruppen, was zu einer Verringerung des Zugehörigkeitsgefühls führt, tun sich schwer mit Small Talk oder scheuen Blickkontakt, was das Knüpfen neuer Kontakte erschwert. Selbstdarstellung und Leistungssituationen sind ihnen zuwider, was gleichzeitig bedeutet, dass sie weniger Möglichkeiten haben, sich zu beweisen und positive Erfahrungen zu sammeln. Oftmals greifen Personen mit einem schwachen Selbstwertgefühl auf eine unreife Co-Regulation zurück, indem sie sich bei Bezugspersonen rückversichern oder ein möglichst „glattes" Bild nach außen präsentieren möchten, welches letztendlich authentische Beziehungen auf Augenhöhe verhindert.

Die Anwesenheit vertrauter Bezugspersonen kann erst dann zu einer reifen Co-Regulation werden, wenn Unsicherheiten bezüglich der eigenen Person durch Selbstakzeptanz und Fokussierung auf die eigenen Werte (erste und zweite Säule) selbstständig bewältigt werden und die Anwesenheit der Bezugspersonen schlichtweg zusätzlich entspannend wirkt, aber kein absolutes Muss darstellt. Wenn Sie sich also einer Herausforderung stellen, sich trauen, Ihre Gefühle zu spüren und zu akzeptieren, und trotz der Unsicherheit handeln (z. B. einen Vortrag halten), dann kann die Anwesenheit einer vertrauten Person die innere Kraft deutlich verstärken, ohne dass diese Person Ihnen etwas von der Bewältigung der Herausforderung „abnimmt".

Auch hier ist ein aus zwei Schritten bestehender Prozess möglich, um die Abwärtsspirale zu unterbrechen. Dabei ist der regulierte innere Zustand die optimale Voraussetzung, um emotionale und kognitive Kapazitäten für die Selbst- und Fremdwahrnehmung freizuräumen.

1. **Ich bin ich.** Um die Chance zu haben, aufrichtig gemocht zu werden, sollten Sie anfangen, authentisch zu sein, und dem anderen die Möglichkeit geben, Sie einordnen zu können. Das bedeutet auch, sich ehrlich zu fragen, mit wem Sie tatsächlich Zeit verbringen möchten.
2. **Ich sehe dich.** Beziehungen sind wechselseitig. Um den anderen wahrzunehmen und zu spüren, ob eine Verbindung entstehen kann, müssen Sie den Fokus auf Ihr Gegenüber verschieben. Viele selbstunsichere Menschen glauben, viel zu sehr auf andere zu schauen. In Wahrheit schauen sie aber durch die Augen der anderen auf sich selbst, um die Gefahr der Ablehnung schnellst- und bestmöglich zu reduzieren. Sie befinden sich permanent in einem Self-Monitoring-Prozess (dauerhafte Selbstbeobachtung), was die sozialen Situationen zusätzlich anstrengend macht, statt mit aufrichtigem Interesse beim Gegenüber zu sein. Gute Beziehungen entstehen aber nur, wenn wir uns auf den anderen einlassen und die andere Person wirklich wahrnehmen.

„[Der Mensch] muß das Gute, das seiner Natur als Möglichkeit innewohnt, ausschöpfen."

(Erich Fromm, *Haben oder Sein*)

ÜBUNG 2.2

Fake it until you make it!

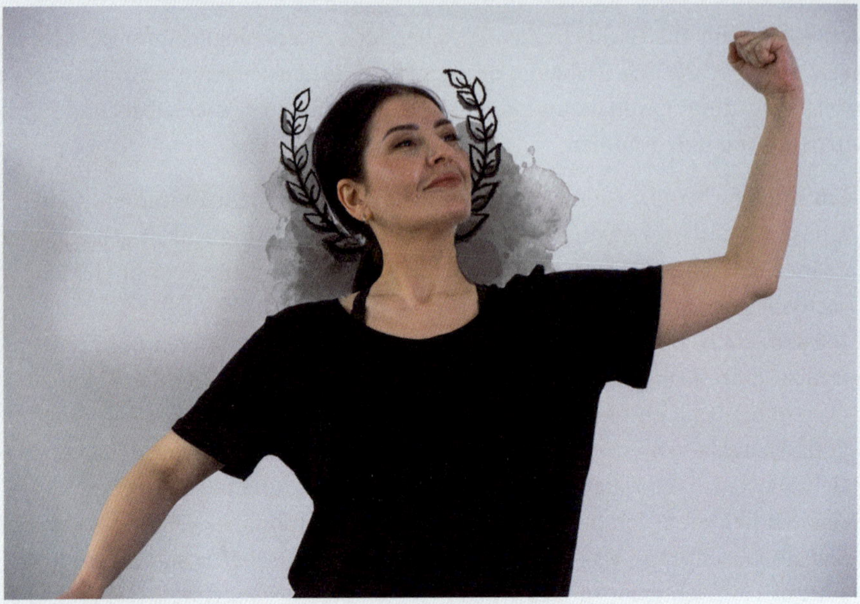

Diese Aufforderung geben wir gerne als Antwort auf die oftmals schwierig zu beantwortende Frage nach Veränderungsmöglichkeiten eines geringen Selbstwertes. Gemeint ist damit, sich auf verschiedenen Ebenen so zu verhalten wie der Mensch, der man gern sein möchte, bis die erwünschten Anteile zu einem authentischen Teil des Selbst werden. Die große Chance der sogenannten neuronalen Plastizität (Eigenschaft des Gehirns, durch Training veränderbar zu sein) ist, dass wir das verinnerlichen und zu einem Teil unserer Persönlichkeit machen können, was wir lange und regelmäßig wiederholen. Also ...

- Gehen Sie mit einer offenen, aufrechten und entspannten Körperhaltung in Kontakte.
- Halten Sie angemessenen Blickkontakt, lächeln Sie dabei auch mit Ihren Augen.
- Lächeln Sie entspannt und authentisch (wenn Sie es fühlen!).
- Lassen Sie Ihre Mimik spielen, gern sanft und freundlich.
- Signalisieren Sie, dass Sie aufmerksam zuhören.
- Stellen Sie kleine Nachfragen.
- Sparen Sie nicht an Lob und Nettigkeiten (wenn Sie es ernst meinen!).

- Zeigen Sie Ihre sanfte und liebevolle Seite.
- Zeigen Sie Ihre Grenzen und Stärken, ohne dabei zu verletzen.
- Fragen Sie sich, was das Ja hinter Ihrem Nein ist. Was möchten Sie stattdessen?
- Scheuen Sie sich nicht, (angemessene) sanfte Berührungen zu verteilen, zum Beispiel am Arm, an der Schulter oder am Rücken.

3. Wie unser Lebensstil das Nervensystem (de)stabilisiert

3.1 Nährendes für Körper und Geist

Häufig führen wir einen Lebensstil, der unserem Körper nicht guttut: Wir ernähren uns schlecht und unbedacht, schlafen zu wenig, konsumieren zu viel Zucker, Kaffee und Alkohol, sitzen überwiegend, bewegen uns wenig, sind kaum draußen in der Natur. Häufig werden wir auch noch ununterbrochen von (digitalen) Reizen berieselt, weil uns das Handy fast an der Hand klebt, wir ständig nachschauen, was es auf den sozialen Medien Neues gibt oder was Freunde und Bekannte in Messengergruppen geteilt haben. Oder der Fernseher läuft im Hintergrund in Dauerschleife. Wir wachen erschöpft auf, sind auf Koffein angewiesen, um irgendwie durch den Tag zu kommen, arbeiten lange, verbringen den Feierabend auf dem Sofa (am Handy oder vor dem Fernseher) und gehen hoch erregt schlafen. Selbst im Bett schauen wir dann vielleicht noch mal ein paar Videos, die uns gar nicht besonders interessieren, surfen planlos durchs Internet und konsumieren, was Influencer:innen ins Netz stellen. Überreizt und oft frustriert versuchen wir zu schlafen, werden aber von Gedanken überflutet und kommen nicht zur Ruhe. Am nächsten Morgen fällt uns das Aufstehen schwer.

Wir wissen häufig nicht, was uns im Leben wichtig ist und warum, suchen eher nach dem Weg des geringsten Widerstands, um gut durch die Woche zu kommen. Theoretisch haben wir viele Kontakte über Messengerdienste und in den sozialen Medien, aber eine authentische, echte menschliche Verbindung fehlt, und wir fühlen uns im Kern allein und einsam.

Wenn Ihnen das teilweise oder sogar in Gänze vertraut vorkommt, ist die Wahrscheinlichkeit groß, dass es Ihnen psychisch nicht besonders gut geht. Wir haben uns selbst der wichtigen Kraftquellen der menschlichen Natur beraubt: Zeit und Raum für persönliche Beziehung, „Leerlauf" im Kopf und damit wieder Platz für Kreativität, Kontakt zur Natur, eine nährende und nicht lustbetonte Ernährung, eine sinnstiftende Tätigkeit und der Freude an den kleinen Wundern des Lebens.

In diesem Kapitel möchten wir Ihnen daher einige Impulse geben, wie Sie Ihren Alltag körperfreundlicher gestalten können, damit Ihr Nervensystem eine gute somatische Basis hat und sich zunehmend stabilisieren kann. Von dem Darmmikrobiom und den Mikronährstoffen über Kälteanwendungen bis zum Dopaminfasten: Es gibt einiges, was Körper und Geist zugleich guttut.

Die grundsätzlichen Tipps und Tricks, um gesund zu bleiben, klingen banal, machen aber einen großen Unterschied. Wir kennen sie letztendlich alle (in der Theorie):

Was nicht fehlen darf, ist **regelmäßige Bewegung**! Am besten bewegen Sie sich jeden Tag mindestens 30 Minuten lang und am besten in der Natur. Es muss kein Leistungssport sein. Spazieren oder sanfte Yogapraxis ist ebenfalls wunderbar. Nichtsdestotrotz wäre es toll, wenn Ihre Bewegungseinheit ein paarmal die Woche so intensiv ausfällt, dass Sie ein wenig ins Schwitzen kommen: So trainieren Sie nicht nur Ihr Herz-Kreislauf-System, sondern bauen auch Ihre Stresshormone ab. Das ist unerlässlich, damit Ihr Nervensystem mehr Ruhe und Sicherheit erfährt. Achten Sie darauf, dass Sie Ihre Stresshormone regelmäßig abbauen.

Für eine nachhaltige Selbstregulation sollten Sie auch dafür sorgen, dass Ihr **Geist regelmäßig zur Ruhe** kommt. Fegen Sie täglich Ihren Kopf leer: Sie können zum Abschluss des Tages, bevor Sie ins Bett gehen, kurz den Tag Revue passieren lassen. Sie können es handschriftlich in einem Tagebuch festhalten, Sie können ins Selbstgespräch gehen oder mit jemand anderem reden. Überlegen Sie, was heute passiert ist, welche Emotionen Sie erlebt haben, wie hoch Ihr Stresslevel tagsüber war und welche Gefühle vielleicht noch nicht verarbeitet wurden. Überlegen Sie, was Sie brauchen, um das noch offene emotionale Erleben abzuschließen. Im besten Fall sorgen Sie dafür, dass Sie jeden Abend, bevor Sie schlafen gehen, in das parasympathische vegetative grüne Licht kommen (vgl. Kapitel 5).

Beobachten Sie Ihre Gedanken regelmäßig. Bleiben Sie so lange dabei, bis sie sich verlangsamen und die Pausen zwischen den kognitiven Inhalten länger werden. Üben Sie, sich von den Inhalten Ihrer Gedanken nicht zur Geisel machen zu lassen: Sie haben Gedanken, Sie *sind* aber nicht Ihre Gedanken! Lassen Sie sie also weiterziehen. Beobachten Sie Ihren Atem oder seien Sie vollkommen präsent im Hier und Jetzt. Gehen Sie auch regelmäßig raus in die Natur, in den Park oder in den Wald und verbringen Sie dort Zeit, ohne Musik in den Ohren und ohne andere Ablenkung, bis Sie merken, dass Ihre Gedanken langsamer werden.

Ernähren Sie sich gut: Sagen Sie ***Nein* zum Zucker** und trinken Sie genug **Wasser**.

Gehen Sie in die Sauna und duschen Sie kalt. Sorgen Sie für ausreichend **Berührung** und genug Struktur und Routine. Beginnen Sie den Tag mit viel Tageslicht und frischer Luft, machen Sie ein Paar bewusste Atemzüge und dehnen Sie sich, damit Ihr Körper wach und beweglich wird. Legen Sie Ihr Handy zur Seite und vergessen Sie, wo es liegt, und machen Sie den Fernseher aus. Lesen Sie lieber ein Buch, lernen Sie, zu malen oder sich auf eine andere Art **kreativ auszuprobieren**. Streichen Sie Multitasking endgültig und üben Sie stattdessen, gedanklich nur an einem Ort gleichzeitig zu sein. Lernen Sie, Ihre Aufmerksamkeit zu kontrollieren.

Überlegen Sie, was Ihnen **im Leben wirklich wichtig** ist, wofür Sie stehen wollen und was für ein Mensch Sie sein möchten – und leben Sie genau so.

Das Gebot der Stunde heißt: Regelmäßigkeit! Die besten Veränderungsansätze können uns nur wenig helfen, wenn wir aus ihnen keine festen Routinen entwickeln. Das bedeutet auch Disziplin und Belohnungsaufschub und dass wir nicht immer das tun, was sich *jetzt* gut *anfühlt,* sondern viel mehr das, was *langfristig* gut für uns *ist.* Um Ihnen den Einstieg in gesunde Alltagsroutinen zu erleichtern, finden Sie im Folgenden erste Impulse, die die Bereiche „Körper und Bewegung", „Zur Ruhe kommen" und „Berührung und Beziehung" umfassen. Die entsprechenden Übungen sind nicht schwer, können aber einen positiven Unterschied in Ihrer Selbstwahrnehmung und Ihrem Körpergefühl sowie Ihrem Seelenleben bewirken.

Im letzten Abschnitt dieses Kapitels haben wir Ihnen eine Übersicht über wichtige Mikronährstoffe für Körper und Seele aufgelistet, die Sie dafür sensibilisieren soll, auf die Bedürfnisse Ihres Körpers zu achten und sich bewusst zu ernähren. Dies hat nichts mit Verboten und rigiden Diäten zu tun, sondern damit, mit Sinn(en) und Verstand auszuwählen, was dem Körper und somit auch der Seele zugeführt wird.

Wir wünschen Ihnen viel Durchhaltevermögen und viel Selbstmitgefühl, auch und vor allem, wenn es Ihnen einmal eine Zeit lang nicht gelingt. Das ist normal und kaum anders zu erwarten. Nehmen Sie es an, lassen Sie den Ärger über sich selbst los und beginnen Sie von Neuem.

3.2 Erste Übungen für die Sinne

	Titel der Übung	Inhalt	Wann geeignet?
3.2.1 Körper und Bewegung			
3.1	Stand my ground – Barfußlaufen	Reflexzonen stimulieren, gesunde Körperhaltung schulen	Um sich zu erden
3.2	Kryotherapie	Immunsystem stärken durch Kälteanwendungen	Zur Regeneration und Entspannung der Muskeln
3.3	Lichttherapie – die Kraft des (Sonnen-) Lichts nutzen	Vitamin-D-Mangel vorbeugen	Gegen Müdigkeit und Antriebslosigkeit

	Titel der Übung	Inhalt	Wann geeignet?
3.4	Darmglück	Förderung eines gesunden Mikrobioms	Zur Förderung der Darmgesundheit
3.5	Schilddrüse	Stimulation und Förderung der Schilddrüsenfunktion	Wenn Über- oder Unterfunktion der Schilddrüse bekannt sind oder der Verdacht besteht
3.2.2	**Zur Ruhe kommen**		
3.6	Selbstdisziplin!	Verhaltensänderungen für angemessenes Belohnungsempfinden	Gegen die alltäglichen Suchttendenzen
3.7	Ohrenschmaus	Stimulation der Ohren	Zur Entspannung und für mehr Wohlbefinden
3.8	Alarmglocke Tinnitus	Tinnitus erträglicher machen	Bei störenden Ohrgeräuschen
3.9	Anregung oder Aufregung? – Der Medienfilter	Den eigenen Medienkonsum kritisch betrachten	Bei Reizüberlastung
3.10	Einsinkender Atem	Regeneration und Förderung des Schlafs	Zum besseren Umgang mit nächtlichen Wachphasen und zur Erholung (mit und ohne Schlaf)
3.11	Entspannungswelle	Regeneration und Förderung des Schlafs	Zum besseren Umgang mit nächtlichen Wachphasen und zur Erholung (mit und ohne Schlaf)
3.2.3	**Berührung und Beziehung**		
3.12	Happy Face	Mimische Muskelaktivität nutzen	Zur mimischen Entspannung und Entspannung im Oberkörper, die auch Einfluss auf die Umwelt hat
3.13	Selbstumarmung	Gezielte Selbstberuhigung	Um das stressreduzierende Kuschelhormon Oxytocin auszuschütten und das Sicherheitserleben zu fördern

Tabelle 3.1: Schnellübersicht aller Übungen in Kapitel 3

3.2.1 *Körper und Bewegung*

Stand my ground – Barfußlaufen

An den Fußsohlen befinden sich viele Reflexzonen, die laut Traditioneller Chinesischer Medizin (TCM) und Ayurveda sämtliche Körperteile und Organe abbilden. Über die Stimulation der Reflexpunkte können diese positiv beeinflusst werden. Der bewusste, sensorische Kontakt unserer stark innervierten Fußsohlen mit dem Boden und dessen unterschiedlichen Beschaffenheiten ermöglicht es uns buchstäblich, uns zu erden, die Reflexzonen zu stimulieren und zusätzlich eine intuitivere (natürlichere) Körperhaltung einzunehmen, als wenn dicke Schuhsohlen den Kontakt zum Untergrund „abfedern".

Professionelle Fußreflexzonenmassagen können das Wohlbefinden deutlich steigern, aber auch Fußreflexmassageroller oder selbst durchgeführte Massagen können eine Wohltat sein.

Barfußschuhe (Schuhe mit sehr flacher und flexibler Sohle) sind eine wunderbare Alternative, um im Alltag mehr Kontakt zum Boden zu spüren. Es gibt zudem Hinweise darauf, dass das Tragen von Barfußschuhen Haltungsschäden vorbeugt und insgesamt die Laufbewegung natürlicher werden lässt.

Der Titel der folgenden Übung ist übrigens von dem kraftvollen Song „Stand my ground" von *Within Temptation* inspiriert.

ÜBUNG 3.1

Gehen Sie (bei angenehmen Temperaturen) barfuß spazieren. Laufen Sie vorzugsweise über Wiesen, aber auch steinigere Wege oder Sand können den Kontakt zur Erde auf eine natürliche Art verstärken. Verzichten Sie während des Spazierganges auf Gespräche oder Ablenkung durch Musik, Podcasts oder Hörbücher und beobachten Sie nur die verschiedenen Empfindungen beim Laufen auf unterschiedlichen Untergründen (z. B. „Wie frisch fühlt sich das Gras an?", „Was fühlen Sie im Rest Ihres Körpers, wenn ein Steinchen bestimmte Punkte besonders stimuliert?").

Auch eine kleine Fußmassage mit den Fingern und Händen, einem Fußmassageroller oder einer Faszienrolle können zwischendurch für eine Wohltat sorgen, die uns daran erinnert, wie oft wir unseren Körper für selbstverständlich nehmen, obwohl er tagtäglich für uns große Leistungen erbringt.

Kryotherapie

Das Wort „Kryo“ kommt aus dem Griechischen und bedeutet „kalt“. Im Spitzensport wird die Kryo-, also die Kältetherapie, schon seit Jahrzehnten zur Regeneration angewendet. Bei einigen (chronischen) Krankheiten ist die positive Wirkung der Kälte ebenfalls erwiesen, so etwa bei entzündlichen rheumatischen Erkrankungen. Die Haut enthält viele Kälterezeptoren. Das Schmerzerleben sinkt bei einer Hauttemperatur von zehn Grad oder kälter, die Gefäße ziehen sich zusammen (Blutdruck steigt) und erweitern sich danach (Blutdruck sinkt), das Immunsystem wird gefördert, der Stoffwechsel läuft auf Hochtouren, die Muskulatur wird zunächst schlechter und anschließend besser durchblutet. Durch die akute sympathische Alarmreaktion reduziert sich der Herzschlag und löst eine Entspannungsreaktion aus.

Die gesundheitlichen Voraussetzungen für die Kryobehandlungen sollten vorab ärztlich abgeklärt werden. Zudem müssen die weniger gut durchbluteten Extremitäten (Hände, Füße, Ohren) immer gut geschützt werden, um Unterkühlungen und Erfrierungen zu verhindern.

Für eine schnellen Normalisierung einer erhöhten Herzfrequenz kann auch das schnelle Trinken eines eiskalten kohlensäurehaltigen Wassers hilfreich sein (Aufstoßen nicht unterdrücken!).

ÜBUNG 3.2

Machen Sie sich die besondere Funktion von Kälteanwendungen für eine parasympathische Entspannungsreaktion bewusst, da der Organismus im Sinne der Homöostase nach ca. zwei bis vier Minuten für einen thermischen Ausgleich sorgt. Das kann die Überwindung, sich starker Kälte auszusetzen, möglicherweise unterstützen.

Möglichkeiten für die Kälteanwendung:

- Eintauchen des Gesichts in kaltes (Eis-)Wasser
- Eintauchen des gesamten Körpers bis zur Brust oder kurzzeitig ganz in kaltes (Eis-)Wasser (Gewässer im Winter, Tauchbecken, Badewanne)
- regelmäßig kalt duschen
- Kältereize durch Coolpacks oder Eiswürfel, eingewickelt in ein Tuch, z. B. seitlich am Hals zur gezielten Stimulation des Vagusnervs
- elektrische oder stickstoffbetriebene Kältekammern (Kryotherapie)

Lichttherapie – Die Kraft des (Sonnen-)Lichts nutzen

In den lichtarmen Monaten sind in Deutschland viele Menschen unterversorgt mit dem hormonähnlichen Vitamin D. Es ist wichtig für unser Immunsystem, für das hormonelle Gleichgewicht und auch für unser emotionales Wohlbefinden.

Das fettlösliche Vitamin D beschreibt Verbindungen im menschlichen Organismus, die die Aufnahme von Calcium im Darm regeln, die Bildung und Reifung von Knochenstammzellen und die Mineralisierung der Knochen und Zähne (Calcium, Phosphat) anregen. Zudem erfüllt es u.a. wichtige Funktionen für das Immunsystem, schützt die Nervenzellen, beugt Krebs vor und hat positive Auswirkungen auf die Psyche (Regulation von Serotonin, Verwertung von Dopamin, Synthese von Noradrenalin).

Unter ausreichender Sonnenbestrahlung (UV-B) kann der Körper Vitamin D in der Haut selbst produzieren. Eine Überprüfung des Vitamin-D-Spiegels in der hausärztlichen Praxis gibt Aufschluss über die aktuelle Konzentration des Vitamins im Blut. Bei Bedarf kann ein Ergänzungsmittel (idealerweise in Kombination mit Vitamin K2) eingenommen werden. Zusätzlich ist es empfehlenswert, sich möglichst oft (auch im Winter) im Freien aufzuhalten und viel Sonnenlicht (mit Sonnenschutz) auf die Haut zu lassen.

Solarien sind für die Produktion von Vitamin D jedoch nicht geeignet, da der Anteil an UV-B-Strahlung teils geringer ist, dafür aber die intensive UV-A-Bestrahlung sowohl die Vitamin-D-Produktion hemmt als auch das Risiko für Hautkrebs fördert.

Auch unser Biorhythmus wird maßgeblich von der Wirkung des (Sonnen-)Lichts beeinflusst. Der (natürliche) Lichteinfall auf der Netzhaut beeinflusst über den Sehnerv den Schlaf-wach-Rhythmus, indem die innere „Master Clock" Nucleus suprachiasmaticus teilweise über äußere Lichtreize stimuliert wird und die Produktion des Wachhormons Cortisol in der Nebennierenrinde sowie die Produktion des Zufriedenheitshormons / Neurotransmitters Serotonin in der Hypophyse anregt (zirkadianer Rhythmus). Fällt der Lichteinfall ab, so produziert die Zirbeldrüse Melatonin, um den Organismus zu entschleunigen und den nächtlichen Erholungsschlaf zu aktivieren.

ÜBUNG 3.3

In sonnenlichtärmeren Jahreszeiten erleben wir aufgrund vermehrter Melatoninproduktion und verringerter Vitamin-D-Aufnahme Müdigkeit, Antriebslosigkeit und Serotoninmangel. Eine Lichttherapie kann Stimmung und Wachheit beeinflussen. Dabei wirkt:

- **Blaues Licht** entspannend und konzentrationsfördernd (mehr Cortisol und Serotonin)
- **Rotes Licht** beruhigend (Herzfrequenz wird verlangsamt und der Stresslevel reduziert; in hoher Dosis kann es aber dazu führen, dass sich Menschen energiegeladener fühlen)
- **Gelbes Licht** anregend (kann den Schlaf stören)
- **Grünes Licht** aufheiternd

Empfehlenswert ist ein Aufenthalt im natürlichen Tageslicht oder die Verwendung von Tageslichtlampen, da das Tageslicht das Vollspektrum der Farben liefert.

Die Studienlage zu der Wirkung von Tageslicht und blauem Licht ist vielversprechend. Auf die Wirkungen der anderen Lichtfarben liegen erste Hinweise vor, die Wirkung ist aber nicht bewiesen.

Darmglück

Die sogenannte Darm-Hirn-Achse ist ein wichtiger Bestandteil psychobiologischer Prozesse, wird aber in den meisten therapeutischen und ärztlichen Behandlungsansätzen stark vernachlässigt.

Der Darm enthält ca. 100 Millionen Neuronen (das sogenannte enterische Nervensystem, ENS) und kommuniziert über den Vagusnerv und die Darm-Hirn-Achse mit dem Gehirn. Man nennt den Darm auch oft zweites Gehirn oder „Darmhirn“. Im Darm wird über das komplexe intestinale Mikrobiom („gute“ und „schlechte“ Darmbakterien) Nahrung verwertet, aber auch wichtige Neurotransmitter (wie z. B. Serotonin) werden zu einem großen Teil im Darm produziert und beeinflussen das Wohlbefinden, die Motivation, Aktivität und die Regulierung von Erregungszuständen.

ÜBUNG 3.4

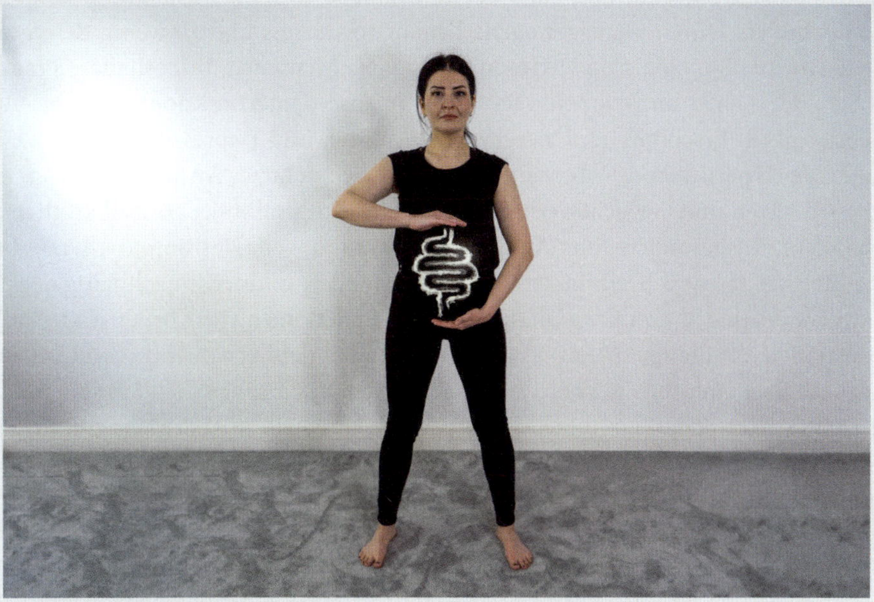

Hinweise zur Förderung eines gesunden Mikrobioms:

- Aufbau einer gesunden Darmflora: Präbiotika (Ballaststoffe), Omega-3-Fettsäuren und Serotonin nähren förderliche Bakterien, Probiotika führen förderliche Bakterien hinzu (Einnahme nach ärztlicher Absprache).
- Heil- und Intervallfasten können eine positive Wirkung auf das Mikrobiom haben (Durchführung nach ärztlicher Absprache).
- Ballaststoffreiche und fermentierte Vollwerternährung (mit wenig Zucker und verarbeiteten industriellen Lebensmitteln) „füttert" gesunde Bakterien.
- Viel Wasser trinken erleichtert den Stuhlgang.
- Entspannung fördert über Serotonin gesunde Bakterien.
- Sport regt die Darmperistaltik an.

Eine ärztliche Untersuchung ist in jedem Fall sinnvoll, um entsprechende Indikationen und Maßnahmen der Darmgesundheitsförderung zu ergreifen. Dazu bieten sich die hausärztliche Praxis, Gastroenterolog:innen und Ernährungsmediziner:innen an.

Schilddrüse

Auch die Schilddrüse ist ein sehr wichtiges Organ für den gesamten Stoffwechsel, den Energiehaushalt und auch das hormonelle Gleichgewicht und psychische Wohlbefinden. Durch unausgewogene Ernährung, Stress und zu wenig Bewegung sowie andere physiologische Faktoren leiden viele Menschen, insbesondere Frauen, an Schilddrüsenfehlfunktionen. Die Hypothyreose (Unterfunktion) spielt bei Antriebslosigkeit, Erschöpfung, Übergewicht, Ängsten und Depressionen häufig eine Rolle. Die Hyperthyreose (Überfunktion) führt u. a. zu hoher Anspannung, Gereiztheit, Schwitzen und Gewichtsverlust. Fehlfunktionen sind in jedem Fall ärztlich zu behandeln. Insbesondere die Autoimmunerkrankungen Hashimoto-Thyreoiditis und Morbus Basedow beeinflussen die Funktion der Schilddrüse nachhaltig negativ und können eine Vielzahl an unangenehmen Symptomen für Körper und Psyche hervorrufen. Bei diesen Erkrankungen können besondere Ernährungs- und Lebensgewohnheiten einerseits hilfreich und andererseits auch sehr schädlich sein, daher ist eine fachärztliche Betreuung von großer Wichtigkeit. Mittlerweile gibt es eine große Auswahl an Selbsthilfeliteratur. Bei allen Formen der Fehlfunktion sollten Interventionen ärztlich begleitet werden.

ÜBUNG 3.5

Stimulation und Förderung der Schilddrüsenfunktion und weiterer wichtiger Hormone:

- Entspannung und Bewegung (um die Konzentration an Cortisol zu reduzieren, das die Schilddrüsenhormone hemmt)
- Vollwertige Ernährung, reduzierte Kohlenhydratzufuhr
- Mikronährstoffe (Jod, Selen, Coenzym Q10, Vitamin D, Omega-3-Fettsäuren) angepasst an den jeweiligen Funktionsstatus der Schilddrüse
- Gute Darmgesundheit (vgl. S. 56 f.)
- Regelmäßige Yogapraxis kann bei Schilddrüsenunterfunktion hilfreich sein, um die Schilddrüse besser zu durchbluten – insbesondere folgende Stellungen: Halasana (Pflug), Sarvangasana (Schulterstand) oder alternativ Viparita Karani (auf dem Rücken liegen und Beine senkrecht an eine Wand anlehnen), Matsyendrasana (Fisch). Videoanleitungen für diese Yoga-Asanas finden Sie, indem Sie dem QR-Code folgen. *(Yoga-Ungeübten wird empfohlen, die Übungen professionell von einem Yogalehrer oder einer Yogalehrerin oder Physiotherapeut:innen anleiten zu lassen und vorab eine ärztliche Meinung einzuholen, ob diese Stellungen für sie geeignet sind.)*

3.2.2 *Zur Ruhe kommen*

Selbstdisziplin für eine gute Dopamin-Balance

Der Neurotransmitter Dopamin ist ein Erwartungshormon und motiviert uns, bestimmte Dinge, die zur Dopaminausschüttung führen, anzustreben. Es geht hier mehr um den neurophysiologischen Antrieb für das *Habenwollen* als um die Zufriedenheit mit dem, was man tatsächlich *hat*. Plakativ gesagt, sind das tiefe Zufriedenheitsgefühl mit dem, was schon da ist, und die Dankbarkeit für Verbundenheit und erfüllende, sinnstiftende Lebensentscheidungen eher das emotionale Korrelat der Serotoninausschüttung. Dopamin soll uns hingegen intensiv antreiben, nach *mehr* zu eifern. Sind unsere Bemühungen erfolgreich, kommt es zur Aktivierung des Belohnungssystems und zur Ausschüttung von körpereigenen endogenen Opioiden wie z. B. Endorphinen, was eine euphorisierende Wirkung hat und ein kurzfristiges Vergnügen und Lustempfinden hervorruft.

Unsere prähistorischen Vorfahren lebten in einer Welt, in der Mangel herrschte. Es fehlten Nahrungsquellen und potenzielle Fortpflanzungspartner:innen und es war notwendig, einen starken emotionalen Anreiz zu haben, um nach den notwendigen „Gütern" zu suchen, auch unter intensiver Anstrengung. In unserer modernen Welt des Überflusses sieht es anders aus: Hochkalorische Nahrung, potenzielle Sexualpartner:innen, Zugang zu Pornografie und Online-Shopping sind ständig verfügbar. Das stellt für uns eine Suchtgefahr dar, denn bei häufiger Wiederholung von exzessiver Dopaminausschüttung in kurzer Zeit kommt es zu einer Toleranzbildung. Es werden immer stärkere Stimuli notwendig, um die gleiche Lustempfindung hervorzurufen. Wir fokussieren uns immer stärker auf die Suche nach äußeren Dopaminreizen, um die angenehmen Gefühle wieder zu spüren, da sie nur von kurzer Dauer sind. Unsere Fähigkeit zur inneren Aufmerksamkeit wird dadurch vernachlässigt, weil wir unseren Fokus nicht auf beides gleichzeitig legen können. Also entweder die Suche nach mehr Dopamin im Außen oder ruhige Beobachtung innerer Vorgänge. Um unsere Emotionen verarbeiten zu können, brauchen wir Zeit und Fokus. Auf lange Sicht bedeutet Dopaminsucht für das menschliche Gehirn eine zunehmende neuronale Dysbalance und für uns persönlich stärkere Frustration und Unzufriedenheit.

Durch Verhaltensänderung und Abbau der äußeren Überstimulation können wir an der Stabilisierung des Belohnungssystems arbeiten. Dank dem Prinzip der Neuroplastizität prägt der tägliche Lebensstil die neuronale (Dys-)Balance: Das, was wir regelmäßig wiederholen, bestimmt zum großen Teil, wie unser Gehirn reagiert.

ÜBUNG 3.6

Wir werden unserem Gehirn helfen, zurück in einen Zustand zu kommen, in dem der Dopaminlevel nicht dauerhaft erhöht ist und sich selbst hochschaukelt. Erarbeiten Sie konkrete, alltägliche Verhaltensänderungen:

Welche Verhaltensweisen haben bei Ihnen ein hohes Dopamin-Suchtpotenzial? Das sind reizintensive Aktivitäten und Verhaltensweisen, die schnell zu intensiven angenehmen Emotionen führen, die aber sehr schnell wieder verfliegen, wie übermäßige Nutzung von Smartphone, Tablet und anderen stimulireichen Technologien, soziale Medien, Computerspiele, Apps, Konsum von pornografischen Inhalten und übermäßige Masturbation, exzessives Online-Dating, intensives Online-Shopping, stark zuckerhaltige und industriell verarbeitete Nahrungsmittel und Getränke, Genussmittel wie Kaffee, Alkohol, Tabak usw.

Menschen reagieren unterschiedlich intensiv auf Dopaminauslöser, was u. a. mit der angeborenen Prädisposition zusammenhängt: Was der eine gut kontrollieren und einschränken kann, kann bei dem anderen zu schneller Toleranzbildung führen und süchtig nach dem nächsten Dopaminkick machen. Wenn Sie merken sollten, dass es Ihnen z. B. zunehmend schwerer fällt, das Handy aus der Hand zu legen, und Sie sich schnell langweilen ohne die konstante Zufuhr von neuen, intensiven Reizen, dann wird es wahrscheinlich Zeit, absichtlich für mehr Langeweile in Ihrem Leben zu sorgen. Wie müssten Sie Ihren Lebensstil langfristig ändern, damit Sie aus der Jagd nach Dopamin wieder rauskommen?

Ist Ihr Alltag überstimuliert oder reizüberflutet?

Wie können Sie mehr Langeweile in Ihren Alltag einbauen und eine reizärmere Umgebung erschaffen? Durch einen sehr radikalen Stimulusentzug kann es aufgrund des Verstärkerverlusts auch zu depressiven Verstimmungen kommen. Wie bei allen psychischen Themen gilt: Wir wollen keine Extreme fördern, sondern ein Gleichgewicht herstellen, also unsere dynamische „goldene Mitte" finden, um die herum wir uns bewegen. Fokussieren Sie sich also lieber auf langfristige Lebensstiländerung statt auf exzessiven und kurzfristigen Aktionismus!

Achten Sie auch darauf, sich nach einer abgeschlossenen Aufgabe nicht sofort übermäßig zu belohnen: Auch das bringt Ihren Dopaminhaushalt durcheinander und sorgt unterm Strich dafür, dass Sie Ihre intrinsische Motivation verlieren. Das bedeutet, dass Sie die Aufgaben immer weniger aus eigenem innerem Antrieb heraus machen, sondern nur, um eine äußere Belohnung zu erhalten, auch wenn Sie selbst die Belohnung bestimmt haben. Versuchen Sie lieber, sich auf den Prozess zu konzentrieren statt auf das Endziel. Sie können sich beispielsweise klarmachen, warum Sie diese Mühe auf sich nehmen. Lernen Sie, diese Mühe wertzuschätzen und Sie mit angenehmen Emotionen zu verknüpfen: Es ist die bewusste Anstrengung, die Sie auf sich nehmen, die Ihnen die Möglichkeit gibt, sich zu entwickeln. Wenn Sie eine neue Sprache lernen, dann denken Sie, während Sie angestrengt neue Vokabeln pauken, daran, dass Sie Ihre Fertigkeiten durch Ihre Anstrengung verbessern, statt sich nur darauf zu konzentrieren, mit welchem Kuchen Sie sich gleich belohnen werden, oder sich vorzustellen, wie es sein wird, wenn Sie die neue Sprache fließend sprechen können.

Ohrenschmaus

Auch unsere Ohren sind übersät von Energiepunkten und reagieren sensibel auf Reize wie Temperatur, Berührung oder Schmerz. Laut der Traditionellen Chinesischen Medizin (TCM) laufen viele Akupunkturpunkte für Entspannung und Wohlbefinden am Ohr entlang. Zudem innerviert der Vagusnerv die Ohren stark, welcher unser Wohlbefinden steigern und unsere Selbstheilungskräfte anregen sowie die Lebensenergie in Fluss bringen kann.

Für die Durchführung einer Ohrakupunktur oder -akupressur sollte ausgebildetes Fachpersonal konsultiert werden, sofern Sie nicht selbst über eine entsprechende Ausbildung verfügen. Möglich sind auch Dauerakupunktur-Samenpflaster, die auf die entsprechenden Punkte aufgeklebt werden. Sie können die Punkte dann selbstständig aktivieren.

Akupunktur wird mittlerweile auch in bestimmten Anwendungsbereichen von den Krankenkassen übernommen.

ÜBUNG 3.7

Die Stimulation der Ohren kann auf verschiedenen Wegen erfolgen:

- Sanftes Streichen entlang des gesamten Ohrs, kreisende Ohrmassage
- Ausstreichen der Haut vor und hinter dem Ohr
- Sanftes Ziehen an den Ohrläppchen und an den Ohrmuscheln
- Sanfter Druck auf den vorderen Gehörgang mit der Fingerkuppe (Richtung Schädel)
- Intuitive Stimulation der Ohren (oft zu beobachten bei Kindern)

Alarmglocke Tinnitus

Das Herz-Kreislauf-System muss den ganzen Tag lang Blut durch den Körper pumpen. Vorübergehende Tinnitusgeräusche oder auch Hörstürze können auftreten, wenn die Durchblutung durch eine starke oder chronische Stressreaktion im Kopfbereich (insbesondere im Gehörgang) unterbunden oder reduziert ist. Mit der folgenden Übung können Sie Ihre Tinnitusgeräusche zu einem wohlwollenden Begleiter uminterpretieren, was den Umgang mit diesen unangenehmen Reizen erträglicher machen kann.

Eine ärztliche Untersuchung ist dennoch bei allen Ohrgeräuschen dringen anzuraten.

ÜBUNG 3.8

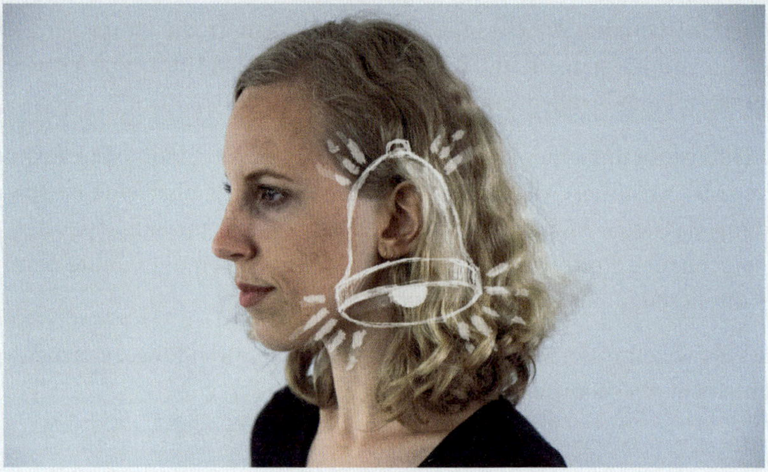

Betrachten Sie Tinnitus als eine „Stress-Alarmglocke". So kann das Fiepen, Rauschen, Brummen usw. ein Hinweis des eigenen Nervensystems sein, innezuhalten, Anspannung, Überreizung oder Erschöpfung wahrzunehmen, tief ein- und auszuatmen und sich eine baldige Erholungspause zu gönnen.

Hilfreich kann auch die Vorstellung eines liebevollen Begleiters (z. B. Schutzengel) sein, der sich durch dieses Geräusch bei uns bemerkbar macht, wenn wir selbst unsere Belastungsgrenzen nicht sensibel genug wahrnehmen.

Prüfen Sie bewusst, ob eine Entspannungseinheit einen positiven Effekt auf das Ohrgeräusch hat. So steigen das Selbstwirksamkeitserleben und letztlich auch die Möglichkeit der Prävention eines chronischen Tinnitus.

Anregung oder Aufregung? – Der Medienfilter

Tagtäglich werden wir mit einer Vielfalt an unterschiedlichen Medien konfrontiert, die in der Regel negative oder potenziell gefährliche Ereignisse in den Fokus nehmen. Zudem tendiert unser Gehirn dazu, sich Gefahren besser zu merken als angenehme Reize, da unser Überlebensimpuls instinktiv anspringt und Risiken ausspäht, damit wir diese vermeiden können.

Medien als negative Affekttrigger zu reduzieren, bedeutet manchmal nicht mehr, als Handy oder Radio abzustellen. Wir können Medien aber auch nutzen, um unseren Geist mit positiven und nährenden Inhalten zu füttern.

Bei depressiven Zuständen steigt die Wahrscheinlichkeit, Medien verstärkt als „Ersatzanregung" (anstelle von tatsächlichen Erfahrungen) zu konsumieren. Hier sollte die Motivation gefördert werden, den Input insgesamt deutlich zu reduzieren und durch tatsächliche Erfahrungen auszutauschen.

ÜBUNG 3.9

Wie gestaltet sich Ihr täglicher Medienkonsum? Wie hoch ist der Anteil an aufregenden Medien (wie z. B. Nachrichten, Thriller, Krimis etc.) und wie hoch der Anteil an anregenden (entspannenden, interessanten, faszinierenden, amüsanten)? Beziehen Sie auch Medien mit ein, die beiläufig wahrgenommen werden (Radio, Plakate, Anzeigetafeln etc.).

Wie fühlt es sich im Körper an, aufregende Medien zu konsumieren (auch, wenn die Aufregung freiwillig im Sinne von Spannung geschieht), und wie unterscheidet sich das Erleben vom Konsum anregender Inhalte?

Reduzieren Sie den Anteil an aufregenden Medien möglichst auf ein Minimum und erhöhen Sie den Anteil an anregenden Medien gegebenenfalls.

Werden Sie zudem selbst zur Quelle anregender Informationen, indem Sie Gespräche über Krisen, Probleme und auch Tratsch reduzieren und stattdessen interessante Themen, Humor, Komplimente und Aufmerksamkeiten austauschen.

Nachtruhe

Unser Organismus organisiert unseren Schlaf-wach-Rhythmus in einem ungefähren 24-Stunden-Takt durch sogenannte innere Uhren und Lichtverhältnisse. Am Tag regt das Licht auf der Netzhaut die Produktion und Ausschüttung des Hormons Cortisol sowie anderer anregender Neurotransmitter für die Aktivierung des Organismus an. Am Abend und in der Nacht leiten das ausbleibende Licht und das schlafanregende Hormon Melatonin den Schlaf ein und somit eine tiefe (zelluläre) Regeneration sowie eine Reorganisation im Gehirn (Sortieren von Gedanken). Schlafstörungen setzen ein, wenn unser Organismus durch ein Übermaß des Stresshormons Cortisol zu wenig Melatonin produziert. Dann fällt uns das Ein- oder Durchschlafen schwer oder wir wachen morgens zu früh auf, wenn der Cortisolspiegel ohnehin zu steigen beginnt. Wir starten erschöpft in den Tag, unsere Leistungsfähigkeit und emotionale Regulationskompetenz sinken, uns unterlaufen mehr Fehler und wir geraten schneller in Konflikte, was uns noch mehr in Stress versetzt. Besonders wenn die Schlafstörungen anhalten, setzen wir uns unter Druck, nachts „endlich einzuschlafen", und wälzen uns hin und her.

Die Schlafstörungen als Gelegenheit zu sehen, Ruhe und Ungestörtheit genießen zu können, und dies als Kraftquelle zu nutzen, kann diesen Teufelskreis unterbrechen und definitiv für mehr Erholung sorgen als das Ärgern über die Schlaflosigkeit, was das Wachliegen nur weiter begünstigt.

Zum besseren Einschlafen kann zudem die Einnahme von Melatonin, Baldrian und Hopfen hilfreich sein; auch die essenzielle Aminosäure Tryptophan, Vorstufe des Neurotransmitters Serotonin sowie des Hormons Melatonin, kann sich bei Schlafstörungen positiv auswirken. Eine ärztliche Beratung ist empfehlenswert.

Um den zusätzlichen Stress aufgrund des ausbleibenden Schlafs und dessen Konsequenzen zu unterbinden, können Sie das Wachsein in der Nacht als Geschenk des Organismus betrachten, endlich Zeit für sich zu haben. So kann die Nachtruhe auch ohne (viel) Schlaf – bei möglichst nur indirekter Beleuchtung und wenig Sinnesreizen – als Raum für intensive Ruhe genutzt werden, in dem der Parasympathikus durch entspannende Atemübungen zusätzlich unterstützt werden kann.

Solange Sie die nächtliche Zeit im Bett auch ohne Schlaf als erholsam erleben, gibt es keinen Grund, aufzustehen und das Bett zu verlassen: Üben Sie die parasympathische Atmung im Liegen im Bett. Nicht nur verschiedene beruhigende Atemübungen stehen Ihnen zur Verfügung, sondern auch Yoga Nidra (siehe Seite 136 f.) oder klassische westliche Entspannungstechniken wie Autogenes Training oder Progressive Muskelrelaxation. Unten finden Sie noch zusätzliche Vorschläge für somatische Beruhigungsübungen. Sollten Sie allerdings merken, dass Sie sich im Bett nicht mehr erholen, sondern zunehmend frustrierter werden, weil es mit dem Schlafen nicht klappt, dann stehen Sie lieber auf. Sonst wäre die Gefahr zu groß, dass Ihr Gehirn auf Dauer Ihr Bett mit dem Wachsein verbindet – und das wollen wir definitiv verhindern. Sie können in ein anderes Zimmer gehen, in Ruhe den Körper dehnen, Yin-Yoga oder Qigong üben, eine Fuß- oder Selbstmassage ausführen oder einfach ein Buch lesen. Achten Sie trotzdem darauf, dass Sie das Licht gedämpft lassen, die Reizlast gering halten und die „zusätzlichen" schlaflosen Extrastunden dafür nutzen, Ihrem Nervensystem etwas Gutes zu tun.

ÜBUNG 3.10

Einsinkender Atem

Wenn Sie den Impuls verspüren, sich wieder ins Bett zu legen, und die Augen langsam wieder schwer werden, dann lassen Sie zunächst einmal den gesamten Körper vom Kopf bis zu den Füßen ganz bewusst los. Bringen Sie den Fokus zu Ihrer Atmung und lassen Sie den Atem sanft die Bauchdecke heben. Bei der gedehnten Ausatmung lassen Sie den ganzen Rücken tief in die Liegefläche einsinken. Auch die Arme und Beine und der Kopf dürfen dabei immer schwerer werden. Geben Sie mit jeder Ausatmung Ihr gesamtes Körpergewicht an die Matratze ab, sinken Sie mehr und mehr ein, vielleicht werden dabei die Decken und Kissen zu weicher Watte. Wenn Sie durch die zunehmende Müdigkeit dann den Fokus auf die Atmung verlieren, lassen Sie Ihren Körper einfach dem natürlichen Impuls folgen, bis der Schlaf Sie wieder sanft umhüllt.

ÜBUNG 3.11

Entspannungswelle

Legen oder setzen Sie sich und konzentrieren Sie sich nacheinander auf alle Körperteile vom Kopf bis zu den Füßen. Stellen Sie sich vor, dass Sie eine Entspannungswelle durch die Muskulatur des Körpers schicken. Beginnen Sie beim Gesicht: Lassen Sie die muskuläre Anspannung in der Stirn los, dann entspannen Sie die Muskeln um die Augen herum, die Muskeln in den Wangen und im Kiefer. Spüren Sie, wie sich Ihre Backenzähne ganz sanft berühren, und nehmen Sie Ihren Atem wahr. Atmen Sie ganz langsam ein und noch langsamer aus. Lassen Sie die Anspannung aus der Nackenmuskulatur abfließen, die Schultern sinken tief und die Arme und Hände werden locker, als ob sich mit der Entspannungswelle die Empfindung von angenehmer Wärme in Ihrem Körper ausbreiten würde. Atmen Sie langsam und tief in den Bauch ein und aus. Beobachten Sie, wie die warme Entspannung sich zusammen mit dem Atem in Ihrer unteren Körperhälfte ausbreitet: in den Oberschenkeln, Knien, Unterschenkeln und Füßen. Spüren Sie die entspannte Wärme im ganzen Körper, wie sie aus der Herzgegend bis zu den Zehen wie eine Welle der Ruhe fließt. Während der Körper die Stille genießt, bringen Sie Ihren inneren Fokus zu Ihren Gedanken und richten Sie Ihren inneren Gedankenkompass ganz gezielt auf Ruhe aus. Lassen Sie vor Ihrem inneren Auge Bilder auftauchen, die Sie in die tiefe Entspannung schaukeln. Vielleicht liegen Sie im warmen Wasser an einem hellen Tag und lassen sich treiben, spüren die sanften Wellen, die Ihren Körper in die Entspannung wiegen, hören das leise Plätschern des Wassers und schauen in den hellblauen Himmel. Oder Sie liegen in einer weichen Hängematte an einem beruhigend dunklen, beschützten Ort, an dem sich Ihre Augen und Ihre Sinne ausruhen können, ganz ohne Ablenkung. Der Sternenhimmel über Ihnen und die wohltuende Dunkelheit um Sie herum. Immer wieder, wenn Alltagsgedanken auftauchen sollten, kommen Sie mit Ihren Gedanken zu einem der beiden Bilder zurück – oder entwicklen Sie ein anderes Bild – und genießen Sie die innere Ruhe, die wie eine Welle Ihren Körper und Ihren Geist in den Schlaf wiegt.

3.2.3 *Berührung und Beziehung*

Happy Face

Die Muskeln in unserem Gesicht sind unmittelbar mit unseren Emotionen verbunden. Auch, wenn wir unseren Gesichtsausdruck willentlich steuern können, unterliegt die mimische Muskelaktivität emotionsspezifischen und kulturunabhängigen Bewegungsmustern, die unseren mimischen Ausdruck innerhalb der ersten Millisekunden einer emotionalen Erregung unwillkürlich beeinflussen. Der Emotionsforscher Paul Ekman hat sich während seiner gesamten beruflichen Laufbahn mit den Mechanismen der Emotionen und deren mimischen Ausdrücken beschäftigt und einen ausführlichen Katalog über emotionsspezifische Gesichtsausdrücke erstellt, welcher im amerikanischen Raum auch von forensischen Psycholog:innen zur Lügendetektion verwendet wird. Diese ultrakurzen, unbewussten mimischen Emotionsausdrücke nennt man Mikroexpression, also eine sehr feine Spur eines mimi schen Gefühlsausdrucks.

Auch der Vagusnerv, der über unseren emotionalen Erregungs- oder Entspannungszustand entscheidet, innerviert den Kopf-, Gesicht- und Halsbereich besonders intensiv, da unser Gesicht, unsere Stimme und unsere Atmung die Verbindungen zwischen uns und unseren Mitmenschen herstellen, die für das Gemeinschaftswesen Mensch emotional höchst relevant sind.

Mit der folgenden Übung möchten wir auf die Wirksamkeit der mimischen Entspannung und der Entspannung im Oberkörper hinweisen, die sowohl für unser subjektives emotionales Empfinden als auch für die emotionalen Signale an unsere Umwelt von großer Bedeutung sein können. Ganz nach dem Motto „Smile and the whole world smiles with you" kann ein Lächeln beziehungsweise eine entspannte und offene Mimik Türen zu innerer Ruhe und zu befriedigenden sozialen Beziehungen öffnen. Auch wenn wir uns selbst im Spiegel anlächeln, offen und freundlich dreinblicken, den Kiefer entspannen und den Kopf aufrichten, aktivieren unsere sogenannten Spiegelneurone ein Gefühl der Freude und Ausgeglichenheit.

Zur schnellen Abhilfe bei Herzrasen kann auch eine Stimulation des Karotissinusnervs durch leichte Massage der Stellen hinter dem Unterkiefer, abwechselnd links und rechts (nicht gleichzeitig), dienlich sein. Führen Sie diese besser im Sitzen / Liegen aus, da auch der Blutdruck sinken kann.

Sie finden eine Anleitung für eine einfache Gesichtsentspannungsmassage über den QR-Code zu Übung 3.12.

ÜBUNG 3.12

Gesichtsmassage (Video): Schließen Sie, wenn Sie möchten, Ihre Augen. Sie können sitzen oder liegen. Atmen Sie ruhig und entspannt durch die Nase in den Bauch ein und aus. Streichen Sie dann nacheinander mit der flachen und vielleicht auch eingeölten / eingecremten Hand Ihr Gesicht und Ihren Hals von innen nach außen aus, bis Sie das Gefühl haben, dass sich Ihre mimische Muskulatur entspannt und löst.

Kiefer lockern: Bringen Sie die Aufmerksamkeit zum Kiefer und beobachten Sie, wie sich die Muskulatur dort anfühlt: Ist der Kiefer locker und gelöst, die Muskulatur entspannt oder im Gegenteil verkrampft und angespannt, die Zähne zusammengepresst?

Konzentrieren Sie sich zuerst auf eine anspannungslösende Bauchatmung, entspannen Sie aktiv Ihren Schulter- und Nackenbereich durch sanfte, dehnende Bewegung und absichtliches Loslassen der Muskelspannung.

Dann lockern Sie die Kiefermuskulatur: Öffnen Sie den Mund langsam, nur so weit, bis eine leichte Anspannung spürbar wird (ungefähr ein Viertel der kompletten Mundöffnung), und schließen Sie ihn wieder. Das wird mehrfach wiederholt, bis Sie einen Unterschied in der Kieferanspannung merken.

Sie können mit der Zunge zwischen Zähnen und Wange kreisen, in beide Richtungen. Zusätzlich wäre es auch möglich, mit den Augen gleichzeitig eine liegende Acht / große Kreise zu zeichnen.

Anschließend den Mund weit öffnen, Unterkiefer mit der offenen Handfläche sanft nach unten drücken und aktiv dehnen. Mehrfach lösen und wiederholen.

Zum Schluss können Sie schmerzende, verspannte Stellen am Kiefergelenk sanft mit den Knöcheln massieren – oder die Triggerpunkte auch fester drücken, bis die Verspannung gelöst wird.

Nacken entspannen: Legen Sie eine Hand auf den Brustkorb und die andere auf den Bauch und konzentrieren Sie sich darauf, einige lange, tiefe Atemzüge in den Bauchraum zu nehmen.

Entspannen Sie Ihren Schulterbereich: Schultern werden nacheinander zuerst nach oben gezogen, oben kurz angehalten, dann sehr langsam wieder nach unten gebracht. Rollen Sie dann Ihre Schultern nach hinten unten und dehnen Sie Ihre seitliche Nackenmuskulatur.

Anschließend massieren Sie sich selbst durch sanfte Ausstreichungen von der Schulter über den hinteren Teil des Halses, den Nacken bis zur Schädelbasis, seitlich am Hals entlang, beginnend bei den Ohren, bis zum Schlüsselbein. Anschließend pulsierende, sanft klopfende Fingerbewegungen am Schlüsselbein.

Platzieren Sie Ihren Zeigefinger mit sanftem Druck nacheinander unter der Nase, unter der Unterlippe und zwischen den Augenbrauen und massieren Sie die Punkte in kleinen kreisförmigen Bewegungen. Anschließen können Sie Ihr ganzes Gesicht, Hals, Nacken und Brustbereich mit sanften Fingerbewegungen abklopfen und sich dabei belebende, entspannende Regen- / Wassertropfen vorstellen. Schließen Sie die Übung mit tiefer Bauchatmung ab und beobachten Sie die Entspannung der Muskulatur im Gesichts- und Nackenbereich.

Sie können die Übung auch um eine Ohrmassage ergänzen (Ohrmuscheln und Ohrläppchen sowie der Bereich hinter den Ohren und um die Ohren herum).

Selbstumarmung: Gehalten werden und sich selbst Halt geben

Durch (Selbst-)Berührung wird das stressreduzierende Kuschelhormon Oxytocin ausgeschüttet, das für den Aufbau und die Förderung von Bindung und für die parasympathische Beruhigung verantwortlich ist. Gezielte Selbstberührung kann eingesetzt werden, um das Sicherheitserleben zu stärken und sich selbst in einer schwierigen emotionalen Situation zu halten.

Manchmal sind unsere Emotionen so intensiv, dass sie wie ein Feuer in uns brennen. Das Feuer muss nicht panisch gelöscht werden, es kann in einer sicheren Umgebung im eigenen Tempo ausbrennen: Wir können unser emotionales Erleben am besten verarbeiten, wenn wir ihm eine sichere, geschützte Umgebung bieten und es in Ruhe und Gelassenheit beobachten. Vorausgesetzt, es wird kein weiteres Holz nachgelegt und wir befeuern das emotionale Erleben nicht weiter.

ÜBUNG 3.13

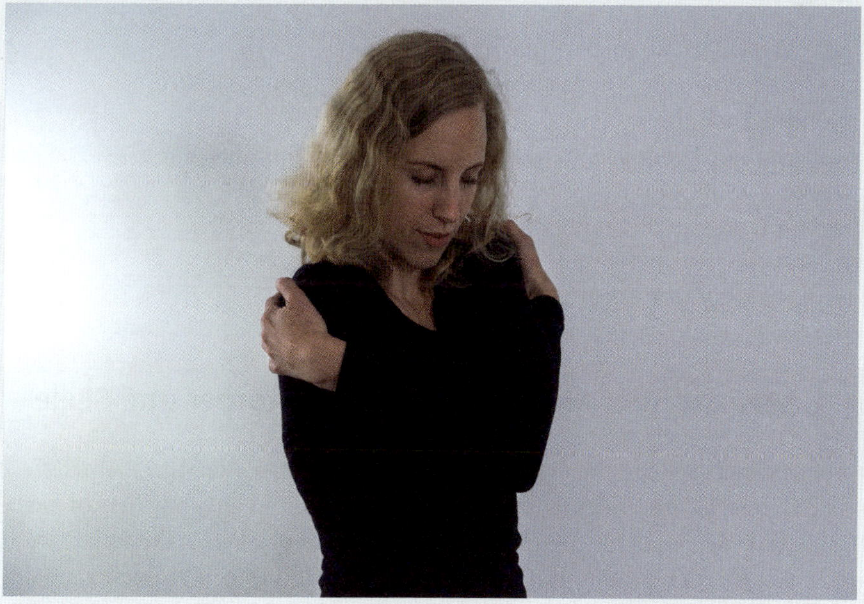

Platzieren Sie Ihre rechte Hand unter der linken Achselhöhle oder unter dem linken Arm auf der linken Seite des Brustkorbs, Ihre linke Hand legen Sie parallel auf Ihre rechte Schulter oder Ihren rechten Oberarm.

Sie können sich nun vorstellen, dass Sie Ihr Herz durch diese Geste mit allen auftauchenden Emotionen in einer unterstützenden Umarmung festhalten.

Die Aufmerksamkeit wird zuerst auf das körperliche Erleben des passiven Gehaltenwerdens gelenkt, anschließend auf das aktive Sich-selbst-Halten. Beide Perspektiven werden verglichen: Welche fühlte sich für Sie unterstützender und tröstlicher, welche kraftvoller an? Welche vermittelt mehr Zuversicht und Vertrauen in die eigene Stärke?

Anschließend fokussieren Sie zunächst einen konkreten Bereich im Körper, z. B. die Hände, die durch die vorher ausgeführte Bewegung wahrscheinlich leicht zugänglich sind. Dann weiten Sie den Fokus auf den ganzen Körper aus. Beobachten Sie, welche Empfindungen und Emotionen Sie wahrnehmen können. Der Fokus wird immer wieder weg von den Gedanken und hin zu den körperlichen Empfindungen gelenkt.

Sie können auch ausprobieren, während der Übung sanft nach links und rechts zu schaukeln, um mehr Trost zu erfahren, oder die Rückenlehne zu fokussieren für ein stärkeres Empfinden von Halt.

Weitere Vorschläge für angenehme Berührungen:

- Sanfte Berührungen am Arm, am Rücken oder an den Schultern, sanfter Händedruck
- Auflegen von Stimmgabeln oder Klangschalen („Humming-Effect“)
- Kitzeln
- Sanfter Druck auf unempfindliche („härtere“) Körperpartien
- Akupressur

3.3 Übersicht über Mikronährstoffe für Körper und Seele

Im Folgenden finden Sie eine (vereinfachte) Übersicht über alle Mikronährstoffe, die unser Körper und unsere Psyche benötigen, um vital und ausgeglichen zu bleiben. Mithilfe der sogenannten essenziellen und nicht essenziellen Nährstoffe ist unser Körper dazu in der Lage, unsere Organ- und Zellfunktionen aufrechtzuerhalten, ein Immunsystem auszubilden und zu stärken, Hormone und Neurotransmitter zu synthetisieren und unsere Zellen fortwährend zu reparieren und neu zu bilden. Ein Mangel an Nährstoffen kann sowohl für den Körper als auch für die Seele kurz-, mittel- und langfristige Folgen haben. Insbesondere durch eine naturnahe und ausgewogene Ernährung können diese auch wieder positiv beeinflusst werden.

Wir wissen, dass Ernährung ein riesiges Feld darstellt. Und da nicht für alle Menschen dieselbe Ernährungsweise gleich gut geeignet ist, können wir hier auch keinen allgemeingültigen Leitfaden für eine gesunde Ernährung anbieten. Vielmehr möchten wir Sie mithilfe der folgenden Erläuterungen dafür sensibilisieren, dass Ihr Körper nicht selbstverständlich seine Arbeit erledigt, sondern beachtet und gepflegt werden will. Vernachlässigt man allzu lang seine Bedürfnisse, wird sich das negativ auf Ihre Gesundheit, Ihre Leistungsfähigkeit und Ihre Lebensqualität auswirken.

Essenzielle Nährstoffe

Hierunter versteht man chemische Verbindungen, die der menschliche Organismus zum Überleben benötigt, aber nicht selbstständig herstellen kann, also aus der Nahrung zu sich nehmen muss. Manche essenziellen Nährstoffe werden von Darmbakterien synthetisiert. Zu den essenziellen Nährstoffen gehören beispielsweise folgende Vitamine, Aminosäuren, Mineralstoffe und Fettsäuren:

Fettlösliche Vitamine

- **Vitamin A (Retinoide):** Enthalten in Fisch, Milch, Eigelb und Leber sowie als Beta-Carotin u. a. in Karotten, Kürbis, Spinat und Aprikosen. Die Aufnahme erfolgt direkt über tierische Produkte oder aus Obst und Gemüse über die Vorstufe Carotinoide (Beta-Carotin gilt als wichtigstes Carotinoid), die im Körper zu Vitamin A umgewandelt werden. Vitamin A ist zum Beispiel wichtig für das Sehvermögen. Ebenso spielt es eine wesentliche Rolle bei der Teilung und Differenzierung von Zellen (Embryonalentwicklung) sowie bei der Erneuerung der Körperzellen. Auch für Knochen und Zähne ist Vitamin A relevant.
- **Vitamin E (Tocopherole):** Enthalten u. a. in Nüssen und Weizenkeimen. Es gilt als Antioxidans und Radikalfänger sowie als Zell- und Membranschutz. Es ist wichtig für die Steuerung der Keimdrüsen, die Zellerneuerung und das Immunsystem.
- **Vitamin D3 (Cholecalciferol)** ist eigentlich kein Vitamin, sondern ein Prohormon (Hormonvorläufer), das in der Leber synthetisiert und in die aktive Form Calcitriol überführt wird. Calcitriol ist maßgeblich an der Calciumaufnahme im Darm und somit an der Mineralisierung von Knochen (unter Mitwirken des Vitamins K2, s. u.) beteiligt. Außerdem aktiviert Calcitriol ein Enzym, welches für die Synthese von Serotonin („Glückshormon“) im Gehirn sorgt.
  Müdigkeit, Erschöpfung und Abgeschlagenheit sind oft auf einen Vitamin-D3-Mangel zurückzuführen.

- **Vitamin K2 (Menachinon):** Enthalten in fermentierten Lebensmitteln. Es ist wichtig für Blutgerinnung und Knochenaufbau (in Kombination mit Vitamin D3, s. o.).

Wasserlösliche Vitamine

- **Vitamin C (Ascorbinsäure):** Enthalten in vielen Obst- und Gemüsesorten. Es ist wichtig für die Biosynthese von Kollagen (Bindegewebe), die Umwandlung von Dopamin zu Noradrenalin sowie die Serotoninsynthese und begünstigt die Fettverbrennung und Eisenresorption. Außerdem gilt es als Antioxidans.
- **Alle B-Vitamine** (als Coenzyme aktiv) haben wichtige Nervenfunktionen und helfen beim Stoffwechsel der Aminosäuren, aus denen Neurotransmitter gebildet werden, z. B.:
  - **Vitamin B1 (Thiamin):** Enthalten u. a. in Fleisch, Vollkornprodukten, Samen, Nüssen und Hülsenfrüchten. Es ist am Kohlenhydratstoffwechsel und an der Bildung von Neurotransmittern (Acetylcholin) beteiligt.
  - **Vitamin B2 (Riboflavin):** Enthalten u. a. in Fleisch, Fisch, Milchprodukten, Hefe, Vollkornprodukten, Käse und Getreidekeimen. Es ist beteiligt an diversen Stoffwechselwegen. Ein isolierter Mangel führt zu Wachstumsstörungen und Entzündungen.
  - **Vitamin B6 (Pyridoxine):** Enthalten u. a. in Fleisch, Fisch, Kartoffeln, Kohl, grünen Bohnen, Bananen, Weizenkeimen. Es schützt vor Nervenschädigung und ist wichtig für den Eiweißstoffwechsel, den Zuckerstoffwechsel, den Aufbau des roten Blutfarbstoffs und der Synthese von Kollagen.
  - **Vitamin B12 (Cobalamin):** Kann fast ausschließlich über tierische Produkte aufgenommen werden, denn Tiere produzieren B12 über spezielle Bakterien. Damit dieses Vitamin im Körper gebunden werden kann, benötigt man den sogenannten Intrinsic Factor in der Magenschleimhaut (manche Menschen bilden zu wenig Intrinsic Factor). Vitamin B12 spielt eine wesentliche Rolle bei der Zellteilung und dem Lipidstoffwechsel (Nervensystem), bei der Bildung und Regeneration roter Blutkörperchen (in Kombination mit Folsäure) und dem Eiweißstoffwechsel.

Aminosäuren / L-Aminosäuren

Hierbei handelt es sich um Baustoffe für Proteine (Proteinbiosynthese) und somit für den gesamten Körperbau, die Zellen und Neurotransmitter, Hormone u. v. m.

- **Isoleucin:** Wichtig für Proteinaufbau, Energiegewinnung von Muskelzellen bei proteinreicher Ernährung oder in Hungerphasen.
- **Leucin:** Wichtig für Proteinaufbau und Erhalt von Muskeln und Leber, unterstützt physiologische Heilungsprozesse, kann auch zur Energiegewinnung von Muskelzellen genutzt werden.
- **Lysin:** Unterstützt das Immunsystem, kann antiviral wirken, wichtig für die Synthese von Kollagen und den Knochenstoffwechsel.
- **Methionin:** Unterstützt die Entgiftung. Es enthält Schwefel, das dazu geeignet ist, den Harn anzusäuern, was Infektionen entgegengewirkt.
- **Phenylalanin:** Wichtig für den Stickstoffstoffwechsel, kann in der Leber zu Tyrosin umgewandelt werden, welches im Nebennierenmark zu Noradrenalin und Adrenalin und in der Schilddrüse zu Schilddrüsenhormonen synthetisiert wird.
- **Threonin:** Spielt eine Rolle bei der Regulation von Enzymen.
- **Tryptophan:** Ist ein Bestandteil verschiedener Proteine und Enzyme und Vorläufer von Neurotransmittern und Hormonen (z. B. Serotonin und Melatonin).
- **Valin:** Wichtig für den Proteinaufbau und die Energiegewinnung von Muskelzellen.
- **Arginin:** Ist semiessenziell, d. h., der Körper kann es zwar selbst bilden, aber die Menge reicht (in bestimmten Situationen) nicht immer aus. Für Kinder und ältere Menschen gilt es als essenziell. Wenn nicht genügend Arginin zur Verfügung steht, kann es zu Durchblutungsstörungen, Bluthochdruck und auch zu Erektionsstörungen kommen.
- **Histidin:** Ist für Kinder essenziell. Es ist wichtig für die Eisenspeicherkapazität und bildet eine Vorstufe von Histamin, welches für die Immunabwehr körperfremder Stoffe relevant ist.

Mineralstoffe

Mengenstoffe

- **Calcium:** Calcium ist mengenmäßig der wichtigste Mineralstoff im menschlichen Körper und befindet sich zu mindestens 99 Prozent in Knochen und Zähnen, für deren Stabilität es zuständig ist. Calcium ist aber auch wichtig für die Erregungsübertragung in Muskeln und Nerven, für den Glykogen-Stoffwechsel, die Zellteilung und die Enzym- und Hormonaktivität.
- **Chlor / Chlorid:** Es ist primär für die Aufrechterhaltung der Gewebespannung wichtig. Außerdem ist Chlorid Bestandteil der Magensäure und hilft dadurch, Nahrungsbestandteile aufzuschließen.
- **Kalium:** Ist beteiligt an allen physiologischen Zellprozessen (Bioelektrizität der Zellmembran, Zellwachstum, Blutdruckregulation, Säure-Basen-Haushalt u. v. m.).
- **Magnesium:** Nötig für die Wirkung vieler Enzyme, für Nervenfunktionen und Muskelbewegung. Ein Mangel kann Depressionen und Psychosen verstärken.
- **Natrium:** Hat viele regulatorische Funktionen im Körper und bindet Wasser. Zu viel Natrium wirkt sich ungünstig auf den Blutdruck (Hochdruck) aus und ist somit ein Risikofaktor für Herz-Kreislauf-Erkrankungen. Außerdem kann ein zu hoher Gehalt an Natrium im Urin dazu führen, dass gleichzeitig auch mehr Calcium ausgeschieden wird, da die Abgabe über die Niere gekoppelt ist. Dadurch kann das Risiko für eine Osteoporose steigen.
- **Phosphor:** Wichtig für die Energieversorgung der Zellen. Zusammen mit Calcium ist Phosphor ein wichtiger Bestandteil von Knochen und Zähnen.
- **Schwefel:** Erfüllt wichtige Funktionen als Bestandteil von bestimmten Aminosäuren und Vitaminen. Fleisch, Eier, Milch und Milchprodukte sowie Nüsse und Hülsenfrüchte enthalten reichlich Schwefel.

Spurenelemente

- **Eisen:** Der rote Farbstoff des Blutes (Hämoglobin) enthält Eisen. Eisen ist wichtig für Sauerstofftransport und -speicherung, dadurch begünstigt es Vitalität und Leistungsfähigkeit.
- **Cobalt:** Bestandteil von Vitamin B12 (Darmbakterien können Vitamin B12 aus Cobaltionen – abhängig vom sog. Intrinsic Factor (s. o.) – synthetisieren, es kann aber nicht resorbiert werden und muss demnach mit der Nahrung aufgenommen werden).

- **Jod:** Wird als Baustein für die Schilddrüsenhormone benötigt und damit für Wachstum, Gehirnentwicklung und Stoffwechsel.
- **Kupfer:** Bestandteil wichtiger Enzyme und Proteine, relevant für viele Funktionen (z. B. Knochenstärke, rote und weiße Blutkörperchen, Stoffwechselvorgänge u. v. m.).
- **Mangan:** Bestandteil verschiedener Enzyme (die wichtig sind für Energiestoffwechsel, Bindegewebe, Knochenerhalt u. v. m.).
- **Molybdän:** Bestandteil verschiedener Enzyme, wichtig für Harnsäurebildung u. v. m.
- **Selen:** Bestandteil von Aminosäuren und Enzymen, relevant für z. B. die Bildung von Sperma, Haaren und Nägeln, für die Funktion des Immunsystems und der Schilddrüse, für den Zellschutz u. v. m.
- **Zink:** Bestandteil von Enzymen (z. B. RNA-Polymerase), relevant für den Zucker-, Fett- und Eiweißstoffwechsel, den Aufbau der Erbsubstanz, das Zellwachstum, das Immunsystem, für Hormone u. v. m.

Ungesättigte Fettsäuren

Omega-6-Fettsäuren (Linolsäure): Omega-6-Fettsäuren sind von ihrem Aufbau den Omega-3-Fettsäuren (s. u.) sehr ähnlich, können aber als natürliche Gegenspieler zu diesen betrachtet werden. So fördern sie die Entstehung von Entzündungen als Teil der Immunabwehr, während Omega-3-Fettsäuren eher entzündungshemmend sind. Zudem bewirken sie eine erhöhte Gerinnungsneigung des Blutes sowie eine Verengung der Gefäße. Demgegenüber gilt Omega-3 als gefäßerweiternd und sorgt somit für eine Senkung der Blutgerinnung.

Omega-3-Fettsäuren (Alpha-Linolensäure, ALA): ALA sind enthalten in verschiedenen pflanzlichen Ölen (z. B. Leinöl und Walnussöl). Sie reduzieren Entzündungen, erhöhen „gesunde" und reduzieren „pathogene" Darmbakterien, tragen zur Vorbeugung koronarer Herzerkrankungen bei, sind Baustoff für die Membran der Gehirnzellen und Blutgefäße und sorgen für die Aufrechterhaltung eines normalen Blutdrucks und Cholesterinspiegels.

4. Körperachtsamkeit: das Spüren wieder lernen

4.1 Körperwahrnehmung als Grundlage der Selbstregulation

„Zwischen Reiz und Reaktion liegt ein Raum. In diesem Raum liegt die Macht unserer Wahl. In unserer Reaktion liegen unsere Entwicklung und unsere Freiheit."

Viktor Frankl

In diesem Kapitel möchten wir Sie auf eine Reise durch Ihren Körper einladen. Der Körper ist ein wahres Wunderwerk und begleitet Sie Ihr Leben lang. Die achtsame Körperwahrnehmung ist die Grundlage der vegetativen Selbstregulation, um aus einem über- oder unteraktivierten Modus (z. B. starke Unruhe oder Lethargie) wieder in das vitale und sichere Erleben zu gelangen. Bleiben Sie dabei geduldig: Das ist ein sehr kleinschrittiger und langsamer Prozess, der seine Zeit braucht.

Obwohl unsere Gesellschaft auf den ersten Blick von Körperlichkeit geradezu besessen zu sein scheint (denken Sie nur an den Selfie-Wahn), leben wir in Wahrheit oftmals entfremdet von unseren körperlichen Bedürfnissen oder sogar körperfeindlich. Da braucht es viel Raum und Übung, um mit uns selbst und unserem Körper wieder in authentischen Kontakt zu kommen.

Um einen angemessenen körperorientierten Zugang zu finden, eignet sich das Ampelmodell gut als erste Einführung, um die drei „autonomen Erlebensmodi" greifbarer und verständlicher zu machen. Um ein besseres Gefühl dafür zu bekommen, ob Sie gerade auf der Sonnen- oder Schattenseite des Erlebens stehen, haben wir einmal zusammengefasst, welche Anzeichen es für die sympathische Aktivierung und für das Wechseln in den parasympathischen Entspannungszustand gibt.

Psychosomatische Empfindungen, die auf einen niedrigen inneren Stresslevel und parasympathische Entspannungsreaktion hindeuten:

- Empfindung von angenehmer, wohliger Wärme, vor allem im Rumpf, aber auch im gesamten Körper, inklusive Extremitäten
- Empfindung von Weite und Offenheit im Körper (Gefühl von „mehr innerem Raum")
- Tiefes Ausatmen / tiefe Seufzer der Erleichterung (auch mit Ton)
- Entspanntes, müdes Gähnen

- Verlangsamung und Vertiefung der Atmung: Die Atembewegung fokussiert sich nach unten und tief in den Unterbauch.
- Atmen durch die Nase mit niedriger Atemfrequenz
- Anregung der Peristaltik: Darmgeräusche, Blubbern und Gluckern im Bauch
- Verlangsamung des Herzschlags
- Breiter visueller Fokus, der auch das periphere Sichtfeld beinhaltet
- „Breiter" und flexibler kognitiver und mentaler Fokus: Es ist relativ leicht, die gedankliche Perspektive zu wechseln, verschiedene Blickwinkel zu betrachten und sich komplexere Gedanken zu machen.
- Inneren Distanz: Es ist möglich, sich vom eigenen Erleben innerlich zu distanzieren und es einfach nur zu beobachten, das Gefühl, mit dem Erleben „nicht verschmolzen" zu sein.
- Loslassen der muskulären Anspannung: Körper gibt mehr Gewicht an die Sitzunterlage ab, Körper fühlt sich breiter / schwerer an, als ob er mehr Raum einnehmen würde.
- Gefühl, dass sich die Energie im Körper nach unten bewegt
- Gefühl von angenehmer Leere und Freiheit im Kopf
- Angenehmes Vibrieren / Zittern / Zucken als „Entladung" der bereitgestellten Energie in Armen / Beinen / im Rumpf
- Gefühl, dass etwas im Körper abfällt / absackt
- Gefühl von Lebendigkeit und angenehmer, ausgeglichener Energie im Körper (z. B. angenehmes Pulsieren, Fließen)
- aufgerichtete Haltung, offener Brustkorb, tiefer hängende Schultern
- Gefühl der inneren Ruhe
- Gefühl der inneren Sicherheit
- Gefühl der Verbundenheit mit anderen Menschen: Das Umfeld wird grundsätzlich als eher freundlich und wohlwollend wahrgenommen.

Psychosomatische Empfindungen, die auf einen erhöhten inneren Stresslevel und eine sympathische Erregungsreaktion hindeuten können:

- Empfindung von unangenehmer Kälte, vor allem im Rumpf, aber auch im gesamten Körper
- Empfindung von Enge und bedrückender Schwere im Körper (Gefühl von „keine Luft kriegen", „erdrückt werden", „alles zieht sich zusammen")
- schnelle und flache Atmung: Atembewegung beschränkt sich auf den Brustkorb
- Atmung durch den Mund
- Beschleunigung des Herzschlags bis zum Herzrasen

- Anstieg der muskulären Anspannung: Muskeln können sich so stark anspannen, dass der Körper über der Unterlage gefühlt zu schweben scheint, er ist hart, unbeweglich und verkrampft.
- Verkrampfung der Mimik: angespannte Gesichtszüge, vor allem bei der Muskulatur um die Augen herum und im Kiefer
- Gefühl, dass die Energie im Körper unangenehm nach oben schießt zu den Armen, Schultern, in den Nacken und den Kopf (Empfindung von „zu viel los im Kopf“)
- unangenehmes Vibrieren / Zittern / Zucken im Körper
- Gefühl der inneren Unruhe
- verengter, sehr fokussierter visueller Fokus: wie „Scheuklappen“ auf den Augen
- verengte kognitive, emotionale und mentale Perspektive („Nur meine Sichtweise ist richtig!“)
- belastendes und häufig katastrophisierendes Gedankenkreisen und Gedankenrasen bis zu Gedankenflucht (das Gefühl, weder die Gedanken stoppen noch aus den Gedanken aussteigen zu können; Gedanken können nur schwer zu Ende gedacht werden)
- Wahrnehmung der Umwelt als grundsätzlich bedrohlich / gefährlich / nicht wohlwollend („Alle Menschen wollen mir was Böses“)
- Schwarz-Weiß-Denken: wenig Differenzierung im kognitiven Prozess

Gibt es noch andere Marker der sympathischen Erregung und Übererregung bei extrem hohem Stress, die Sie bei sich selbst erkennen konnten?

Psychosomatische Marker, die auf einen extrem erhöhten inneren Stresslevel hindeuten können:

- Empfindung von körperlicher Erstarrung (sich „wie versteinert“ fühlen, unfähig, sich zu bewegen, Gefühl, körperlich immobilisiert zu sein)
- Gefühl einer lähmenden Schwere
- Energielosigkeit und Antriebslosigkeit: Körper fühlt sich ausgelaugt und energielos an
- Gefühl, nicht durchatmen zu können: flache wie erstarrte Atemmuster
- Verlust der Fähigkeit, auf das Gegenüber einzugehen
- Gefühl, keinen Gedanken denken zu können (unangenehme, erschlagende, hilflose „Leere im Kopf“)
- Gefühl der Hoffnungslosigkeit („Nichts kann helfen“) und Hilflosigkeit („Ich kann nichts“)

Gibt es noch andere Marker der sympathischen Erstarrung bei extrem hohen Stress, die Sie bei sich selbst erkennen konnten?

Für den Prozess der körperorientierten Selbstregulation ist es wichtig, die Aufmerksamkeit von den kognitiven Prozessen, z. B. von der gedanklichen Beschäftigung mit dem Auslöser der Emotion, zu lösen. Wir lenken die Wahrnehmung immer wieder auf die rein somatische Wahrnehmung, ohne die körperliche Empfindung zu bewerten.

Gerade bei intensiven Gefühlen und am Anfang des Körperachtsamkeitstrainings ist es hilfreich, sich ausschließlich auf eine einzelne Qualität der somatischen Wahrnehmung zu fokussieren. Wenn Sie z. B. merken sollten, dass bei der Beobachtung Ihrer aktuellen inneren Erfahrungen das Gefühl der Traurigkeit auftaucht und Sie dieses als schwer und eng beschreiben würden, lenken Sie Ihre Aufmerksamkeit auf nur eine Eigenschaft. Beobachten Sie beispielsweise nur die Empfindung von Enge in nur einem Körperteil, die anderen Empfindungen lassen Sie los. Wenn Sie möchten, können Sie auch kreativ werden und innere Bilder und Beschreibungen für die wahrgenommenen körperlichen Empfindungen auftauchen lassen, um sie etwas greifbarer und zugänglicher zu machen.

Sie können die auftauchende körperliche Empfindung nur beobachten, was besonders bei einer niedrigeren Intensität der Emotion meistens gut umsetzbar ist und sofort mehr Distanz zum Erleben und Raum für den psychophysiologischen Vorgang schafft. Es ist schließlich nicht möglich, etwas zu beobachten, womit Sie vollkommen verschmolzen sind. Es ist die grenzenlose Verschmelzung mit belastenden Emotionen, die so viel Leid verursacht.

Wenn Sie den Beobachtungsprozess beherrschen, können Sie währenddessen hinterfragen, welche natürliche, ursprüngliche Funktion der Emotion Sie absichtlich und kontrolliert aufgreifen können, um ihre Verarbeitung zu erleichtern. Bei Wut oder Ärger steht häufig eine Grenzüberschreitung im Vordergrund, beim Gefühl von Frustration missachtete Bedürfnisse, bei Angst eine Empfindung von Bedrohung und Kontrollverlust und bei Traurigkeit ein Verlust einer bedeutsamen und wertvollen Ressource.

Gerade bei Emotionen von stärkerer Intensität ist es häufig sinnvoll, die überschüssige Energie der sympathischen Energiebereitstellungsreaktion kontrolliert und funktional abzubauen, damit sie sich nicht unkontrolliert entladen „muss". Wenn Sie also wegen eines Streits mit Kolleg:innen hoch emotional werden, gehen Sie lieber eine Runde um den Block, anstatt Ihre Wut / Enttäuschung / Verletzung am Nächstbesten auszulassen. Das natürliche vegetative Vorgehen sieht vor, dass der bereitgestellte Energieüberschuss durch automatisch gesteuertes Verhalten, d. h. eine Kampf- oder Fluchtreaktion, körperlich abgebaut wird – und wenn keine überschüssige Energie mehr da ist, erfolgt eine parasympathische Umschaltung in den grünen Bereich, also eine Rückkehr zur vegetativen Normalität. Es herrscht wieder der sicherheitsorientierte Ruhezustand (inklusive normaler Alltagsaktivierung), bis das innere Bedrohungsmonitoring eine neue Gefahrenquelle meldet.

Diese natürliche psychophysiologische Flexibilität möchten wir über den körperorientierten Zugang stärken. Wir möchten mit unserem autonomen Nervensystem respektvoll zusammenarbeiten und keinen Kampf gegen ihn führen. Ganz im Sinne der Akzeptanz- und Commitment-Therapie möchten wir das „schmutzige Leid" loslassen, das immer dann entsteht, wenn man versucht, den natürlichen und normalen Kummer aufgrund von realen Krisen („sauberes Leid") zu kontrollieren oder zu vermeiden, wenn man den angemessenen menschlichen Schmerz als unerwünscht und negativ bewertet und wir dann „leiden, weil wir leiden".

Für unseren körperachtsamen Prozess der Emotionsregulation bedeutet das, dass Sie bei der Beobachtung der körperlichen Empfindungen so lange verbleiben, bis Sie Veränderungen im Erleben verspüren, die auf ein vegetatives „Umschalten" in den entspannten, ruhigen parasympathischen Zustand hindeuten. Die Beobachtung geschieht ohne Bewertung, ohne Veränderungsdruck, ohne Kampf, in einer Haltung der gelassenen Akzeptanz.

Beachten Sie kleinste Veränderungen im vegetativen Erleben, damit Sie die Aufmerksamkeit für die innere Flexibilität und Anpassungsfähigkeit Ihres Nervensystems schulen. Es ist natürlich und völlig normal, dass sich die vegetativen Ampelphasen (vgl. Abschnitt 1.3.1) abwechseln, abhängig von äußeren und inneren Auslösern. Wir erleben nicht ohne Grund auch unangenehme Erregungs- oder Untererregungszustände. Wenn wir sie mit Achtsamkeit und Akzeptanz beobachten lernen, können sie langfristig sogar von großem Nutzen für unser Wohlbefinden sein. Die mentale und emotionale Belastung entsteht erst, wenn wir in einem vegetativen Zustand „stecken bleiben", d. h., wenn sich Über- oder Untererregung chronifizieren und von den ursprünglichen Auslösern unabhängig zeigen, sodass die innere Beweglichkeit verloren geht und die Ampel durchgehend auf Gelb oder Rot steht.

Durch bewusste Körperachtsamkeit üben wir, uns von unseren Gedanken zu lösen, die Aufmerksamkeit vollkommen auf das körperliche Erleben im Hier und Jetzt zu fokussieren und die körperlichen Empfindungen so lange zu beobachten, bis eine vegetative Veränderung wahrgenommen wird. Das bedeutet eine erhebliche emotionale Entlastung, selbst wenn auf der objektiven Ebene noch keine Problemlösung zustande kam.

Achten Sie auch immer darauf, dass Ihre Toleranzgrenzen, innerhalb der Sie intensive Emotionen aushalten können, bei den körperachtsamen Wahrnehmungsübungen nicht überschritten werden.

Häufig ist es sinnvoll, absichtlich „am Rand“ eines intensiven, aversiven Gefühls zu bleiben, damit wir spüren können, ohne uns von der Empfindung überwältigen zu lassen.

Ähnlich hilfreich bei der Wahrnehmung unangenehmer Gefühle und Empfindungen ist das innere Pendeln: Der Fokus der Aufmerksamkeit wechselt absichtlich und wiederholt zwischen dem angenehmen und unangenehmen Erleben. Indem Sie abwechselnd auf Ihre Ressourcen und dann wieder auf das aktuelle Problemerleben fokussieren, können Sie Ihrer Belastung innerlich gestärkt begegnen. Oder Sie richten Ihren Fokus auf das Außen, um dann zurück zum somatisch-emotionalen Erleben der inneren Körperachtsamkeit zu kommen, und pendeln zwischen diesen beiden Orientierungspunkten. Die Praxis des emotionalen Pendelns verstärkt die innere Flexibilität und trainiert die Fähigkeit, sich vom unangenehmen Empfinden zu lösen.

Das übergeordnete Ziel dieses Vorgehens ist, Ihr Toleranzfenster durch konstante, geduldige Übung des Nervensystems langfristig zu vergrößern. Sie stärken Ihre vegetative Flexibilität, begegnen Ihren unangenehmen Empfindungen mit einer akzeptierenden und gelassenen Haltung und nehmen Ihre Ressourcen intensiver wahr – so stärken Sie auch Ihre Resilienz, Ihre psychische Widerstandsfähigkeit gegenüber Stress.

Wir können nicht den unrealistischen Anspruch haben, unangenehme Gefühle und Empfindungen aus unserem Leben zu verbannen, sondern möchten die selbstwirksame, bewusste Kontrolle über die Art unserer Reaktionen wiedererlangen. Das Ziel ist die Fähigkeit, den unangenehmen Zustand anzunehmen, in seiner Funktionalität zum Ausdruck zu bringen, über den Körper zu regulieren und somit in ein selbstermächtigtes Kontrollerleben unabhängig von der Lösbarkeit einer Problemlage zu gelangen.

4.2 Übungen für mehr Körperachtsamkeit

	Übung	Inhalt	Wann geeignet?
4.2.1 Basisübungen			
4.1	Atmen und entspannen im Sitzen	Tiefe Atmung durch die Nase in den Bauchraum	Um ganz bei sich zu sein und Kontakt zum eigenen Erleben aufzunehmen
4.2	Körperinspiration	Bewusste Wahrnehmung aller Körperteile	Zur Schulung der inneren Wahrnehmung
4.3	Dem Fluss des Lebens vertrauen	Emotionswellen wahrnehmen	Zur Übung der Akzeptanz angenehmer wie unangenehmer Emotionen
4.4	Emotionen ins Gesicht geschrieben	Wahrnehmung emotionaler Ausdrucksformen	Zur Bewusstwerdung nonverbaler Kommunikationswege
4.5	Emotionen an den Augen ablesen	Visus-Variationen durchführen	Um Verbindung zwischen Augenmuskulatur und psychophysiologischer Erregung zu bemerken
4.6	Die eigene Stimme finden	Einfluss der psychophysiologischen Erregung auf Atemmuster und Stimmbänder	Um Stimme und Atmung als Regler für das innere Empfinden kennenzulernen
4.7	Körperfokus stärken	Felt-Sense-Konzept kombiniert mit Bodyscan und Achtsamkeit	Um zu lernen, vorhandene Empfindungen zu registrieren, ohne sie zu bewerten
4.8	Im eigenen Körper ankommen	Fähigkeit der bewussten Körperwahrnehmung vertiefen	Um absichtsvolle Fokussierung der Körperempfindungen zu schulen

	Übung	Inhalt	Wann geeignet?
4.2.2	**Erste Übungen zur Regulierung des inneren Erlebens**		
4.9	Energieverteilung im Körper erkunden	Aufmerksamkeit für psychophysiologische Zustände	Um ein Bewusstsein für die feinen Unterschiede in der interozeptiven Körperwahrnehmung zu bekommen
4.10	Mit Licht und Schatten in Kontakt kommen	Wahrnehmung von Be- und Entlastung	Um die Verbindung zu unseren Ressourcen zu stärken und diese abrufen zu können
4.11	Zwischen Licht und Schatten pendeln lernen	Emotionales Toleranzfenster vergrößern	Um unangenehme Empfindungen akzeptieren zu lernen und den Zugang zu den eigenen Ressourcen zu bewahren
4.12	Inneren Stresslevel herunterfahren	Wahrnehmung und Regulierung des Stresslevels	Um einen ersten Zugang zur positiven Veränderung des Stresserlebens zu bekommen
4.13	Inneren Stresslevel hochfahren	Wahrnehmung und Regulierung des Stresslevels	Für einen ersten Versuch, unangenehmes Stresserleben zu habituieren
4.14	Frustrationstoleranz trainieren	Unerwünschte Empfindungen und Emotionen ohne übermäßige innere Belastung aushalten	Um das Aushalten unangenehmer Empfindungen und die Geduldsfähigkeit (weiter) zu trainieren
4.15	Peripersonalen Schutzraum wahrnehmen	Selbstabgrenzung	Um den eigenen Schutzraum kennenzulernen und eigene Grenzen zu verteidigen
4.16	Spontan bewegt werden	Körperreise mit leichten Dehnübungen	Zur morgendlichen Aktivierung und/oder um den Zugang zum körperlichen Erleben zu stärken und innere Beweglichkeit zu fördern

Tabelle 4.1: Schnellübersicht aller Übungen in Kapitel 4

4.2.1 Basisübungen

Atmen und entspannen im Sitzen

Atmen und wahrnehmen – die zwei einfachsten und effektivsten Grundlagen für eine liebevolle Beziehung zu den eigenen Empfindungen, Emotionen und Impulsen. Insbesondere eine langsame und tiefe Atmung durch die Nase in den Bauchraum vermittelt unmittelbar eine Entspannung des Herzschlages (die sogenannte Sinus-arrhythmie) und entspannt den gesamten Körper.

Sie können diese Übung für eine kurze Pause, aber auch als Einleitung für weitere Entspannungs-, Imaginations- und Tranceübungen nutzen.

Auch wenn die Übung nur kurz ist, ist es hilfreich, sich dafür einen bewussten Moment zu nehmen, in dem Sie möglichst nicht gestört werden. Bleiben Sie für den Augenblick ganz bei sich, bei Ihrer möglichst langsamen und ruhigen Atmung in den Bauch und bei Ihrem Körperbewusstsein. Sie werden dabei vielleicht bemerken, dass sich die Zeit zu verlangsamen scheint, wenn Sie ganz in Ihr Körperbewusstsein eintauchen.

ÜBUNG 4.1

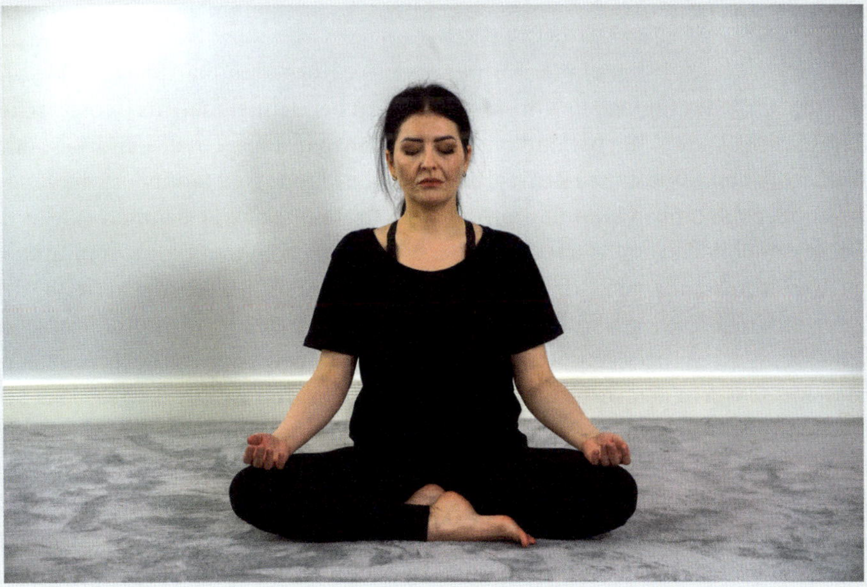

Setzen Sie sich an einen möglichst ungestörten Ort aufrecht, aber bequem hin. Stellen Sie die Füße hüftbreit auf, sodass die Beine Stabilität haben, ohne sich anzuspannen. Richten Sie Ihre Wirbelsäule sanft auf. Die Hände liegen entspannt auf den Beinen, die Handflächen entweder nach oben oder unten gerichtet. Die Schultern sind entspannt. Die Augen sind geschlossen. Lassen Sie Ihren Atem, wenn möglich, durch die Nase ein- und ausfließen, der Brustkorb und die Schultern bleiben dabei möglichst still, nur die Bauchdecke hebt sich sanft auf und ab.

Konzentrieren Sie sich nun darauf, die Ausatmung auszudehnen und mit jeder Ausatmung mehr Körpergewicht nach unten an den Boden und die Sitzfläche abzugeben. Lenken Sie Ihre Aufmerksamkeit auf die Muskulatur Ihres Gesichtes und lassen Sie Ihre Mimik ganz sanft werden, entspannen Sie die Muskulatur um die Stirn, die Augen und den Kiefer herum und lassen Sie Ihre Zunge locker am Gaumen liegen. Lassen Sie noch einmal bewusst Ihre Schultern los und Ihr ganzes Gewicht schwer in die Sitzfläche und in den Boden sinken.

Spüren Sie Ihren Körper nun als zusammenhängende Einheit, warm, lebendig und zentriert. Spüren Sie Ihre Körpergrenzen und den Raum um sich herum. Nehmen Sie sich selbst im Raum um Sie herum wahr.

Entscheiden Sie selbst, wann es für Sie an der Zeit ist, Ihre Augen wieder zu öffnen und mit der Aufmerksamkeit im Hier und Jetzt anzukommen.

Körperinspiration

In Ihrem Gehirn ist Ihr gesamter Körper in einer „Körperlandkarte“ abgebildet. Die Repräsentation des fühlenden Körpers im Gehirn bezeichnet man als (sensorischen) Homunkulus. Diese „Körperlandkarte“ ist nicht maßstabsgetreu, denn besonders sensitive oder empfindsame Hirnregionen wie die Hände und besonders die Fingerspitzen oder die Lippen sind überproportional groß, das heißt deutlich stärker innerviert, und bilden somit auch ein größeres neuronales Netzwerk im Homunkulus. Je mehr wir uns auf einen Körperteil konzentrieren und ihn benutzen, desto differenzierter können wir ihn wahrnehmen. Manche Körperteile, wie zum Beispiel der zweite Zeh, sind weniger stark repräsentiert, weil das neuronale Netzwerk meist mit nur wenig sensorischen Informationen oder Sinnesreizen gefüttert wird. Wir können allerdings die bewusste Wahrnehmung aller Körperteile intensivieren, indem wir mit unserem Aufmerksamkeitsfokus, besonders mithilfe unserer Atmung, nacheinander und wiederholt alle Körperteile „berühren“. Manchmal ist eine tatsächliche Berührung eines schwer spürbaren Körperteils hilfreich, aber Sie werden mit der Zeit immer leichter allein mit Ihrer mentalen Aufmerksamkeit die Empfindungen in allen Körperteilen bewusst wahrnehmen lernen.

ÜBUNG 4.2

Lassen Sie in einer aufrechten Sitzposition mit geschlossenen Augen Ihren Atem langsam, ruhig und entspannt durch die Nase in den Bauch fließen. Lassen Sie die Schultern und die Muskeln im Gesicht los. Bringen Sie dann den Fokus auf eine tiefe Ein- und Ausatmung und entscheiden Sie selbst, wie lange die Ein- und Ausatmung sein kann, um weiterhin entspannt zu bleiben. Schicken Sie Ihre Ausatmung in Ihre Fußsohlen und dann nacheinander in jeden einzelnen Körperteil. Atmen Sie in jeden Ihrer Körperteile bewusst aus. (Je nach verfügbarer Zeit können einzelne oder zusammengefasste Körperpartien, beginnend von den Fußsohlen über die Beine, den Rumpf, die Arme und Schultern und den Kopf nacheinander fokussiert werden.) Betonen Sie vor allem die Körperteile, die im Alltag wenig Beachtung finden (z. B. die Zehen oder die feine Gesichtsmuskulatur).

Zum Abschluss können Sie Ihren Körper bei deutlich sanfterer Atmung als zusammenhängende Einheit wahrnehmen, bevor Sie die Augen wieder öffnen. Beobachten Sie, in welchen Körperteilen Sie den Fokus einfacher lenken konnten und welche schwieriger wahrnehmbar waren. Wenn Sie möchten, können Sie sich zum Abschluss von unten nach oben sanft ausstreichen oder abklopfen, um das Körperbewusstsein noch einmal ganz bewusst zu verankern.

Dem Fluss des Lebens vertrauen

Emotionen und Empfindungen sind im ständigen Fluss. Ganz nach dem hermetischen Gesetz[1] der immer währenden Bewegung und Veränderung im gesamten Kosmos entstehen alle angenehmen und unangenehmen Emotionen ebenso, wie sie sich verändern und letztlich auch wieder auflösen.

Die folgende Übung kann Ihnen dabei helfen, Vertrauen in die Veränderbarkeit von Emotionen und starken unangenehmen Empfindungen im Allgemeinen aufzubauen. Sie können dabei beobachten, wie Emotionen in Wellen kommen und gehen und letztlich immer deutlicher abebben. So wie alle Phänomene der Natur natürlichen Schwankungen unterliegen, sich Licht und Dunkelheit, Wärme und Kälte, Tag und Nacht beständig abwechseln, so strebt auch unser Organismus nach einem inneren

---

1 So wie es die physikalischen Gesetze gibt (zum Beispiel das Gesetz der Schwerkraft), kann man auch von Gesetzen ausgehen, die uns emotional beeinflussen und unser Leben bestimmen. Diese nennt man hermetische Gesetze oder Universalprinzipien, die William Walker Atkinson in *Kybalion 4 – Das Vermächtnis des Meisters* (2014) beschrieben hat.

Gleichgewicht. Um dies zu erreichen, pendeln wir zwischen den Zuständen von Erregung und Ruhe hin und her.

Viele Menschen erleben einen starken inneren Druck, etwas zu verändern, wenn unangenehme Emotionen stärker werden. Insbesondere phobische Ängste führen aufgrund des Angstanstiegs bei Expositionen zu Vermeidungsverhalten. Das Bewusstsein über die körpereigene Regulationsfähigkeit in Stresssituationen schenkt Vertrauen und Zuversicht. Vergegenwärtigen Sie sich, dass jede überstandene Krise auch immer unsere psychische Widerstandskraft, die Resilienz, nachhaltig stärkt und uns dann neue Bewältigungsstrategien zur Verfügung stehen. Der nachvollziehbare Impuls, einen unangenehmen Zustand augenblicklich zu verändern, kann so einer gewissen Wertschätzung für emotionale Herausforderungen weichen und unser Selbstvertrauen nachhaltig stärken.

ÜBUNG 4.3

Beschreiben Sie eine Situation, in der Sie intensive Emotionen oder körperliches Unwohlsein erlebt haben, und wie sich Ihr Erleben über die Zeit verändert hat. Versuchen Sie sich daran zu erinnern, dass sich der Organismus an Emotionen und Empfindungen anpasst, dass sich der Körper an ein Gefühl gewöhnt und der Fokus wie von ganz allein wieder zu anderen Lebensinhalten pendelt, sobald die Gefühlsintensität nachlässt.

Ermutigen Sie sich selbst, bei starken Emotionen oder körperlichem Unwohlsein über einen Zeitraum von ein bis drei Tagen die Dynamik und die Selbstregulation des Körpers und der Psyche zu beobachten. Vertrauen Sie dabei darauf, dass sich auch unangenehme Empfindungen in den meisten Fällen verändern und nach einem Anstieg meist auch wieder eine Verringerung der Emotionsintensität erfolgt.

Emotionen ins Gesicht geschrieben

Unsere Mimik und unsere Körperhaltung sind manchmal „lauter" als unsere Worte. Alle nonverbalen Kommunikationswege (Körperhaltung, Mimik, Sprachmelodie und Stimmlage) beeinflussen auch unsere Umwelt. So bewirken wir mit einer entspannten Haltung und einem entspannten Gesichtsausdruck mehr Verbundenheit mit unseren Mitmenschen, was sich wiederum auf unser Sicherheitserleben positiv auswirkt. Insbesondere der Kopf und der Rumpf sind zudem besonders stark innerviert vom Vagusnerv, der für unsere soziale Wahrnehmung von Gefahr oder Sicherheit, aber auch für den Ausdruck unserer Emotionen relevant ist.

ÜBUNG 4.4

Richten Sie Ihren Fokus auf Ihren Oberkörper und nehmen Sie wahr, welche Veränderungen Sie im Hals, Nacken und Kopf bemerken, wenn Sie unter Stress stehen oder sich energielos fühlen.

Registrieren Sie, wie sich die Muskulatur um die Augen und im Kiefer verändert, wenn Sie unter Spannung stehen. Spüren Sie, wie sich die Position der Schultern unter Stress verändert. Achten Sie auf die Ausrichtung Ihres Kopfes.

Experimentieren Sie einmal bewusst mit den verschiedenen emotionalen Ausdrucksformen:

- Das Gesicht anspannen im Sinne von Ärger, Angst oder Ekel, Schultern nach oben ziehen, Nacken dabei anspannen, Arme eng an den Körper ziehen.
- Das Gesicht erschlaffen lassen wie bei Traurigkeit, den Kopf nach unten sinken lassen, die Schultern schlaff hängen lassen.
- Das Gesicht entspannen, sanft lächeln, den Nacken langziehen und den Kopf aufrichten, die Schultern entspannen und die Schulterblätter sanft nach hinten ziehen, die Brust dabei leicht nach vorn wölben.

Beobachten Sie, was sich im Rest des Körpers in den jeweiligen Zuständen verändert.

Erinnern Sie sich öfters am Tag daran, Ihre Mimik und die Haltung des Kopfes und der Schultern bewusst wahrzunehmen, und gönnen Sie sich so oft Sie können eine Entspannung der Muskulatur.

Emotionen an den Augen ablesen

Besonders der Ausdruck der Augen, der Visus (Sehschärfe) und die Muskulatur um die Augen herum stehen im engen Verhältnis zu unserer psychophysiologischen Erregung.

Die Umwelt wird u. a. über die visuelle Wahrnehmung als sicher oder gefährlich bewertet. Dabei passt sich das Auge durch Akkommodation bzw. Aktivierung der Augen- und Augenringmuskulatur an unsere Erregungszustände an. Umgekehrt gilt: Die bewusste Veränderung des Visus kann dem Nervensystem Signale von Sicherheit oder Gefahr zurückmelden. Bei Stress und Gefahr verengt sich der Fokus, bei Entspannung lassen wir unseren Blick eher umherschweifen, und wenn unser Gehirn eine Pause benötigt, dann schalten wir oftmals unbewusst in den sogenannten Default-Mode: Der Visus defokussiert sich (wir „schauen in die Luft“) und unsere

Gedanken beruhigen sich, was mehr mentale Kapazitäten für kreative Ideen und Problemlösungen frei werden lässt.

Im technologisierten Alltag richtet sich unser Blick oft auf Bildschirme, was unserem Gehirn automatisch das Erleben von „Fokus und (vielleicht) Gefahr" vermittelt. Ab und zu mal den Blick in die Ferne schweifen zu lassen, hilft unserem Geist, sich auszuruhen und neue Kraft zu tanken.

ÜBUNG 4.5

Beobachten Sie beizeiten die Aktivität Ihrer Augen und den Fokus Ihres Visus. Spielen Sie mit dem inneren Erleben, wenn Sie folgende Visus-Variationen durchführen:

- Die Muskulatur um die Augen und die Augenlider spannen sich an, der Visus wird verengt, die Augenbrauen ziehen sich nach unten und zusammen, dabei runzelt sich die Stirn, der Blick fokussiert sich nach vorn oder auf einen bestimmten Gegenstand (Wahrnehmung von Gefahr).
- Die Muskulatur um die Augen und die Augenlider ist erschlafft, ebenso die Augenbrauen und die Stirn, der Blick geht ins Leere (defokussiert) (Resignation im Erstarrungsmodus).
- Die Muskulatur um die Augen ist leicht aktiviert, die Augenlider ziehen nach oben, die Augenbrauen sind leicht nach oben gezogen, sodass der Blick sich öffnet, der Blick wird ganzheitlich / peripher, sodass alle Objekte in etwa gleich stark fokussiert werden (Sicherheit und Ruhe).

Die eigene Stimme finden

Auch unsere Stimmbänder, die Hals- und Schlundmuskulatur sind besonders stark vom Vagusnerv innerviert. Die psychophysiologische Erregung drückt sich unmittelbar über unsere Atemmuster und unsere Stimmbandanspannung aus und kann über die Stimme auch variiert werden.

Auch unsere Beziehungen werden über die vokale Kommunikation (Sprechtempo, -melodie, -rhythmus, -pausen) verbal und nonverbal beeinflusst. Dabei passen sich die Tonhöhe, die Sprechgeschwindigkeit und die Atmung an den subjektiven Erregungszustand an. Auch auf umgekehrten Weg kann die Veränderung der Stimmqualitäten dem Nervensystem Signale von Sicherheit oder Gefahr zurückmelden.

Ein Bewusstsein für unsere Atemmuster während des Sprechens bzw. eine Vertiefung der Atmung während des Sprechens und eine Verlangsamung des Sprechtempos können auf direktem Weg dabei helfen, die eigenen Gefühle und Gedanken zu beruhigen und auch für unsere Mitmenschen eine Quelle der Beruhigung und Sicherheit zu werden, was insbesondere in spannungsreichen sozialen Situationen von besonderem Wert ist und eine Annäherung oder Konfliktlösung unterstützen kann.

ÜBUNG 4.6

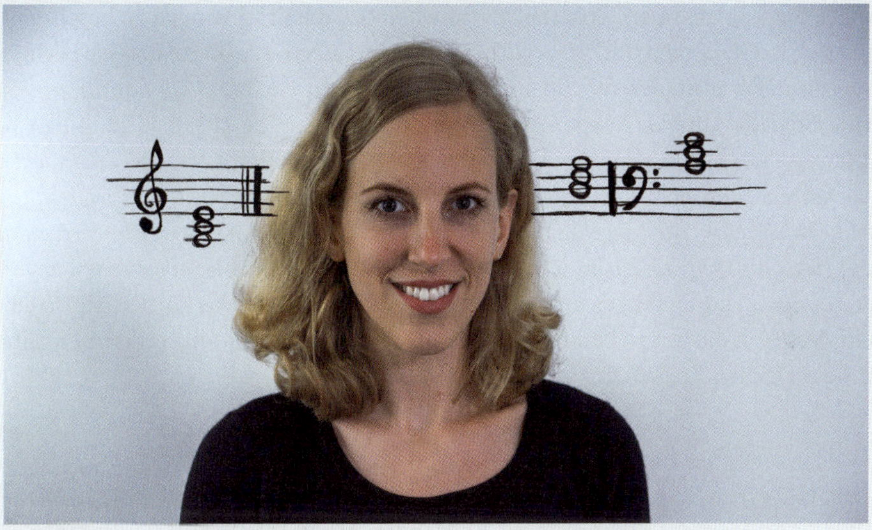

Beobachten Sie, wie Sie während des Sprechens atmen, in welcher Geschwindigkeit und Tonhöhe Sie sprechen, ob Sie Sprechpausen oder Atempausen zwischen den Worten und Sätzen einlegen und ob Sie wortreich oder auf den Punkt gebracht kommunizieren. Variieren Sie mit Ihrer Sprache und Atmung und bemerken Sie dabei, wie sich Ihr inneres Erleben verändert.

- Die Muskulatur der Stimmbänder spannt sich an, die Stimme wird höher und angestrengter, das Sprechtempo wird schneller, die Atmung flacher, schneller und auf den Brustkorb fokussiert, es gibt wenige Atem-Sprechpausen (Wahrnehmung von Gefahr).
- Die Muskulatur der Stimmbänder erschlafft, die Stimme wird leise und schwach, das Sprechtempo wird stark verlangsamt, die Atmung flacher und stark verlangsamt, die Wortzahl ist reduziert (Resignation im Erstarrungsmodus).
- Die Muskulatur der Stimmbänder ist sanft aktiviert, die Stimme ist klar und etwas tiefer, das Sprechtempo ist beruhigt, die Atmung ist tief und fließt in den Bauch, es entstehen angenehme Atem-Sprechpausen (Sicherheit und Ruhe).

Körperfokus stärken

Die folgende Übung ist angelehnt an das Felt-Sense-Konzept („gefühlte Bedeutung" oder „gespürtes Wissen") von dem Psychotherapeuten und Philosophen Eugene Gendlin, kombiniert mit einem kurzen Bodyscan zum Einstieg, einer klassischen Achtsamkeitsübung, bei der die Aufmerksamkeit durch den Körper wandert und alle vorhandenen Empfindungen registriert, ohne sie zu bewerten. Sie werden Ihren Fokus bei dieser Übung auf Ihren Körper richten, dabei geduldig und ohne Eile von Körperbereich zu Körperbereich wechseln und darauf achten, welche Empfindungen Sie wahrnehmen. Zusätzlich versuchen Sie, die Erfahrungen zu beschreiben, ohne sich in Gedanken und Bewertungen zu verstricken. Als ob Sie den körperlichen Empfindungen mitteilen möchten: *Du bist wichtig für mich und ich hör dir zu.* Hilfreiche Begriffe, um die körperlichen Empfindungen zu beschreiben, könnten beispielsweise sein: *locker, entspannt, weit, eng, verspannt, offen, verschlossen, blockiert, festgefahren, (auf-)gestaut, fließend, strömend, beweglich, kribbelnd, vibrierend, zitternd, pulsierend, energiegeladen, energielos, still, matt, dumpf, weich, hart, klein, groß, glatt, rau, schwer, leicht, leer, kalt, warm / heiß, durchlässig, abgegrenzt, zugänglich, verstaut.* Häufig fällt es uns schwer, passende Worte für das körperliche Erleben zu finden. Sich darum zu bemühen, ist aber eine gute Übung, um stärker in Kontakt mit dem eigenen Körper zu kommen.

ÜBUNG 4.7

Spüren Sie zuerst, wie sich Ihre Füße anfühlen. Sind sie fest auf dem Boden aufgestellt? Tragen Sie Ihr ganzes Körpergewicht oder nur einen Teil davon? Sind beide Füße in der gleichen Position oder gibt es Unterschiede zwischen dem rechten und dem linken Fuß? Fühlen Sie in den linken Fuß hinein, dann in den rechten Fuß. Verlagern Sie Ihr Körpergewicht, ganz langsam, von links nach rechts, dann in die andere Richtung. Bewegen Sie die Zehen, lassen Sie die Füße kreisen.

Bleiben Sie mit einem Teil der Aufmerksamkeit in Verbindung mit den Füßen, während Sie den Fokus der Aufmerksamkeit langsam auf Ihren Unterkörper ausbreiten: Ihre Unterschenkel wahrnehmen, die Waden, die Schienbeine, die Knie, die Oberschenkel. Fühlen sich beide Seiten gleich an oder gibt es Unterschiede zwischen dem linken und dem rechten Bein? Wie würden Sie die gefühlten Unterschiede in Worte fassen?

Achten Sie immer wieder darauf, dass Sie die Empfindungen beobachten und beschreiben wollen, ohne sie zu analysieren, ohne sich in Gedanken zu verstricken, ohne zu bewerten, als ob Sie die Empfindungen freundlich begrüßen würden.

Dann erlauben Sie Ihrer Aufmerksamkeit, zum nächsten Körperbereich zu wechseln, der Sie anzieht. Was können Sie dort bemerken? Welche Empfindungen tauchen auf, wie würden Sie diese beschreiben?

Wenn Sie das Gefühl entwickeln, dass Sie sich mit diesem Körperbereich ausreichend befasst haben, wechseln Sie zum nächsten, der Ihre Aufmerksamkeit auf sich zieht. Halten Sie wieder inne, spüren Sie hinein, beobachten Sie, welche Empfindungen auftauchen, und achten Sie auf das „gespürte Erleben".

Was können Sie hier beobachten?

Fühlt sich dieser Bereich locker, entspannt und weit oder eng an? Ist er offen oder festgefahren, fließend und beweglich oder starr und fest, leer oder energiegeladen, warm oder kalt, rau oder glatt, matt, still, leicht oder schwer?

Wenn Sie das Gefühl haben, hier schon alles ausreichend und gründlich erspürt zu haben, gehen Sie mit Ihrer Aufmerksamkeit zu der nächsten Körperregion, die Ihre Aufmerksamkeit auf sich zieht, halten Sie inne, beobachten Sie wieder.

Wie können Sie die Empfindungen, die Sie hier spüren, am besten beschreiben? Vielleicht ist dieser Ort locker, entspannt, weit oder eng, verspannt, offen oder verschlossen, wie blockiert oder festgefahren? Fühlt sich die Energie dort (auf)gestaut an oder fließend? Kribbelt, vibriert, zittert, pulsiert hier etwas? Ist es energiegeladen oder eher energielos, still, matt, dumpf, eher weich oder eher hart, klein oder groß, glatt, rau, schwer, leicht, leer, kalt oder kühl, warm oder heiß, durchlässig, abgegrenzt, zugänglich?

Beobachten Sie nach und nach verschiedene Körperbereiche, wandern Sie mit Ihrer Aufmerksamkeit durch den ganzen Körper und beobachten Sie, was Sie erleben.

Womit ist der jeweilige Körperteil in Berührung? Wie fühlt sich das an?

Zum Abschluss nehmen Sie Ihren Körper als Ganzes wahr, in seiner Gesamtheit. Ist Ihr Körpergefühl insgesamt angenehm oder eher unangenehm oder etwas dazwischen?

Wie könnte Ihr gefühltes Körpererleben Ihnen etwas mitteilen? Was wäre das jetzt?

Beenden Sie die Übung in Ihrem eigenen Tempo. Richten Sie die Aufmerksamkeit langsam wieder nach außen, nehmen Sie wieder mehr die Geräusche im Raum und die Geräusche im Haus und auf der Straße wahr. Spüren Sie, wo und wie Sie sitzen. Öffnen Sie die Augen wieder, falls sie geschlossen waren, und lassen Sie den Blick durch den Raum schweifen, ganz intuitiv, bis Sie merken, dass Sie wieder ganz im Außen, im Hier und Jetzt angekommen sind.

Im eigenen Körper ankommen

Für die Regulation des Nervensystems ist es bedeutsam, die Fähigkeit der bewussten Körperwahrnehmung zu vertiefen. Diese Wahrnehmung wird auch Interozeption genannt und verläuft meistens unbewusst. Deswegen braucht es regelmäßige Übung durch absichtsvolle Fokussierung der Körperempfindungen, um sie bewusst zugänglich zu machen. Das Erspüren braucht Zeit: Nehmen Sie sich diese regelmäßig! Dabei sind nicht nur lange Übungssequenzen sinnvoll, sondern auch ganz kurze Körperchecks, die Sie z. B. im Wartezimmer in der Arztpraxis oder in der Supermarktschlange umsetzen können, um Wartezeit zu überbrücken.

ÜBUNG 4.8

Nehmen Sie sich ausreichend Zeit, um Ihre Aufmerksamkeit in den Körper zu bringen. Es geht uns nur um die beobachtende Wahrnehmung, nicht um Veränderung oder Bewertung.

Lenken Sie Ihren Fokus auf Ihre Körperhaltung, so, als ob Sie sie gleichzeitig von innen spüren und von außen beobachten würden: Wirkt sie eher angespannt oder entspannt? Wo hat der Körper Kontakt zu der Sitzfläche? Zur Rückenlehne? Ist der Rücken eher aufgerichtet, der Brustkorb offen, sind die Schultern locker oder eher hochgezogen? Wie fühlen sich die Beine und die Arme an? Die Füße und die Hände? Fühlt sich der Körper eher eng und verschlossen oder eher weit und offen an?

Wandern Sie mit dem Fokus der Aufmerksamkeit durch Ihren Körper und folgen Sie neugierig Ihren Beobachtungen.

4.2.2 *Erste Übungen zur Regulierung des inneren Erlebens*

Energieverteilung im Körper erkunden

Die folgende Übung können Sie regelmäßig ausführen, um Ihre Aufmerksamkeit für Ihren psychophysiologischen Zustand zu schärfen, denn hier geht es vor allem um die feinen Unterschiede in der interozeptiven Körperwahrnehmung.

ÜBUNG 4.9

Lenken Sie Ihre Aufmerksamkeit auf die Energie in Ihrem Körper und fragen Sie sich, was Sie wahrnehmen können, wenn Sie mit Ihrer Aufmerksamkeit durch den Körper wandern. Die Energieempfindung kann sich z. B. als Wärme, Kribbeln, strömende oder fließende Bewegung usw. beschreiben lassen. Wo mehr Energie zu spüren ist, fühlen wir uns präsenter und lebendiger.

Wo nehmen Sie den energetischen Schwerpunkt im Körper wahr? Wo spüren Sie die meiste Energie? Fühlt sich die Energie im Körper gleichmäßig verteilt an oder überwiegt sie an einer bestimmten Körperstelle, z. B. an den Füßen, Händen, Schultern, am Bauch oder vielleicht ist eine Kombination aus mehreren Körperteilen zutreffender?

Fühlt sich eine Körperhälfte präsenter und stärker aufgeladen an als die andere? Kann die Energie eher in der oberen oder in der unteren Körperhälfte wahrgenommen werden? Fühlt sich die linke Körperseite präsenter an als die rechte?

Beobachten Sie Ihre neurozeptiven und interozeptiven Empfindungen mit freundlichem Interesse und Offenheit. Neurozeption gilt dabei als „Bedrohungserkennung" und bezeichnet die unbewusste Fähigkeit unseres Nervensystems, die Umgebung auf Gefahren zu überprüfen.

Sie können es bei der reinen Beobachtung belassen, aber wenn Sie möchten, können Sie sich auch darauf konzentrieren, mit Ihrem Atem die Energie gleichmäßig in Ihrem gesamten Körper zu verteilen. Das kann bedeuten, dass Sie den Fokus Ihrer Energie erst mal zu den Körperregionen bringen, die weniger energetisiert sind, bewusst in diese Körperbereiche einatmen und sie auf diese Weise energetisieren, um anschließend mit Ihrem Atem die Energie im ganzen Körper zu verteilen.

Mit Licht und Schatten in Kontakt kommen

Der körperlich erlebte innere Zustand beeinflusst, wie wir auf Herausforderungen des Lebens reagieren. Wenn wir uns innerlich sicher und mit unseren Ressourcen verbunden fühlen, dann fällt es uns viel leichter, uns den unausweichlichen Belastungen zu stellen. Mit der folgenden Wahrnehmungsübung werden Aufmerksamkeit und Akzeptanz für die feinen Unterschiede im inneren Erleben geschärft. Damit werden wir zugleich in die Lage versetzt, dieses Erleben selbstwirksam zu beeinflussen. Wir pendeln innerlich zwischen belastendem und entlastendem Erleben und lernen, unsere innere Aufmerksamkeit absichtsvoll zu verschieben.

ÜBUNG 4.10

Kommen Sie zuerst in Ihrem Körper an und wechseln Sie in die Perspektive des inneren Beobachters. Beobachten Sie mit freundlicher Neugier, wie die innere Landschaft aktuell aussieht:

Befinden Sie sich gerade eher auf der Schatten- oder auf der Sonnenseite? Woran machen Sie das fest? Was spüren Sie jetzt im Körper? Ist Ihr vegetatives Nervensystem eher sympathisch aktiviert und gestresst oder parasympathisch ruhig, gelassen und sicher?

Bleiben Sie mit dem Fokus der Aufmerksamkeit einfach nur bei dieser Beobachtung, ohne etwas ändern zu wollen. Beobachten Sie aufmerksam, welche körperlichen Empfindungen Ihnen als Hinweis dienen können, ob Sie sich ressourcenvoll oder überfordert fühlen.

Wiederholen Sie das Vorgehen, aber diesmal fokussieren Sie gedanklich absichtlich Ihr aktuelles Problem oder Anliegen, etwas, was Sie belastet: Sie können es einfach ins Gedächtnis rufen und kurz darüber nachdenken, ohne zu intensiv einzusteigen und sich in den Katastrophengedanken zu verlieren, oder laut aussprechen, was Sie beschäftigt, sodass das Thema etwas präsenter wird. Eine gute Möglichkeit ist auch, das Problem und die Gefühle, die es in Ihnen auslöst, kurz im Tagebuch schriftlich festzuhalten.

Wenn Ihr aktuelles Anliegen für Sie präsent genug ist, bringen Sie Ihre Aufmerksamkeit wieder zum Körper und beobachten Sie erneut, freundlich und ohne einzugreifen, auf welcher Seite des Erlebens Sie sich befinden. Wenn Sie dem Problem von der Sonnenseite aus begegnen, verbunden mit Ihren Ressourcen, zuversichtlich und kraftvoll, dann genießen Sie diese ausgeglichene, hoffnungsvolle und starke Präsenz. Wenn Sie merken, dass Sie auf der Schattenseite verbleiben, dann üben Sie erst einmal die Akzeptanz. Sie üben, auch die unangenehmen Empfindungen einfach nur zuzulassen, damit sie Sie nicht überwältigen, wenn sie auftauchen.

Legen Sie eine Hand auf Ihren Brustkorb, die andere auf den Bauch, oder umarmen Sie sich selbst, richten Sie sich dabei auf, machen Sie sich groß, atmen Sie ein paarmal langsam ein und aus und sagen Sie laut: „Auch das Unangenehme gehört zum Leben dazu. Ich nehme meinen Schmerz an."

Verändert die Akzeptanz der unangenehmen Empfindung Ihr Erleben?

Fühlen Sie sich auf der Schattenseite gefangen oder bleiben Sie innerlich beweglich und können Sie Ihren Fokus auf die Sonnenseite verlagern, indem Sie sich wieder mit Ihren Ressourcen verbinden und Ihr Nervensystem in die parasympathische Richtung bewegen? Wie fühlt es sich an, sich von der Sonnenseite aus dem Problem anzunähern?

Zwischen Licht und Schatten pendeln lernen

Mit dieser Übung können Sie ebenfalls daran arbeiten, Ihr Toleranzfenster durch Förderung der inneren Beweglichkeit zwischen Problem- und Ressourcenerleben zu vergrößern. Durch wiederholte, kontrollierte und *dosierte* Auseinandersetzung mit dem belastenden emotionalen Erleben werden Habituationsprozesse ausgelöst: Wir gewöhnen uns daran, dass wir auch unangenehme Empfindungen erleben, und normalisieren sie.

ÜBUNG 4.11

Kommen Sie zuerst in Ihrem Körper an, spüren Sie – wenn Sie sitzen – die Rückenlehne des Sessels oder Stuhls in Ihrem Rücken und lehnen Sie sich körperlich und geistig zurück, um den inneren Raum der Beobachtung zu eröffnen.

Lenken Sie Ihre Aufmerksamkeit zuerst auf Ihre Ressourcen: Denken Sie intensiv daran, was Sie stärkt und in Krisen hält. Stellen Sie sich Ihre innere Sonnenseite intensiv und plastisch vor und beobachten Sie, welchen Einfluss die Verbindung mit Ihren Ressourcen auf das körperliche Erleben hat. Mit welchen Ressourcen sind Sie so stark verbunden, dass sie im Körper besonders präsent werden und Ihnen Halt und Trost in herausfordernden Zeiten bieten? Wie fühlt sich dieser Halt an?

Atmen Sie bewusst ein und aus. Dann bringen Sie Ihren gedanklichen Fokus zu einem Problemthema, das Sie beschäftigt, und beobachten Sie, wie sich die emotionale Belastung im Körper äußert. Bleiben Sie kurz auf dieser inneren Schattenseite, beobachten Sie gelassen und neugierig, was Sie körperlich wahrnehmen können.

Lösen Sie die Aufmerksamkeit vom Belastungserleben auf der Schattenseite und atmen Sie bewusst durch.

Richten Sie den Fokus wieder auf die Sonnenseite und tanken Sie dort Stärke und Kraft, um gleich zurück auf die Schattenseite zu wandern. Pendeln Sie mit Ihrer Aufmerksamkeit wiederholt zwischen dem positiven und negativen Erleben. Nehmen Sie sich vor, im Rahmen Ihrer aktuellen Möglichkeiten das Belastungserleben zunehmend länger zu fokussieren.

Sollte es zunächst noch zu abstrakt sein, das innere Pendeln der Aufmerksamkeit nur in der Vorstellung umzusetzen, kann es hilfreich sein, mit dem Bild eines Pendels oder sogar raumübergreifend zu arbeiten. Sie können sich vorstellen, wie das Pendel mal auf die Schattenseite, mal auf die Sonnenseite schwingt, oder Sie suchen sich zwei verschiedene Stühle oder zwei verschiedene Bereiche im Raum aus und bewegen sich tatsächlich zwischen dem Ressourcen- und Problemstuhl hin und her.

Beenden Sie die Übung immer verbunden mit Ihrer Sonnenseite. Atmen Sie tief und langsam durch, richten Sie sich auf, spüren Sie Ihre innere und äußere Stärke und Kraft und erden Sie sich.

Inneren Stresslevel herunterfahren

Selbst einen Einfluss auf das innere Belastungserleben ausüben zu können, unabhängig von äußeren Stressoren, hat einen positiven Effekt auf die Selbstwirksamkeit und das Gefühl der inneren Kontrolle. Natürlich können wir nicht immer beeinflussen, was uns im Leben begegnet, aber wir haben immer einen Einfluss darauf, wie wir reagieren wollen. Wenn wir lernen, das vegetative Nervensystem eigenständig zu regulieren und die innere sympathische Stressreaktion auszubremsen, dann sind wir für die Strapazen des Lebens gut gewappnet.

Wenn Sie mit den vorherigen Übungen gut zurechtkommen und es Ihnen gelingt, auch unangenehme Empfindungen ohne Wertung und Veränderungsdruck zu begegnen, hilft die folgende Übung dabei, positive Veränderungen des inneren Stresserlebens einzuleiten.

ÜBUNG 4.12

Kommen Sie zuerst in Ihrem Körper an, spüren Sie – wenn Sie sitzen – die Rückenlehne des Sessels oder Stuhls in Ihrem Rücken und lehnen Sie sich körperlich und geistig zurück, um den inneren Raum der Beobachtung zu erschaffen. Bringen Sie sich gedanklich das Konzept der inneren Stressskala oder der autonomen Ampel (vgl. Seite 24–29) in Erinnerung und stellen Sie fest, wo Sie sich gerade befinden. Wie hoch ist Ihr innerer Stresslevel jetzt?

Denken Sie dann an etwas Schönes in Ihrem Leben, an etwas, das ein angenehmes Gefühl in Ihnen aufsteigen lässt. Es könnte ein Ort, ein Mensch, ein Tier, eine Beschäftigung oder auch eine Erinnerung sein. Lenken Sie die Aufmerksamkeit auf Ihre Ressourcen und beobachten Sie, was sich dabei auf der körperlichen Ebene verändert.

Bleiben Sie so lange bei der Beobachtung, bis Sie im Körper die parasympathischen Merkmale der inneren Entspannung feststellen. Es könnte beispielsweise das Gefühl von innerer Wärme oder Weite sein, eine tiefere und langsamere Atmung, das Loslassen der muskulären Anspannung, die Verlangsamung des Herzschlags, ein Schwere- oder Leichtigkeitsgefühl, die Empfindung des Abfließens oder Abfallens im Körper, wie eine abwärts gerichtete innere Bewegung. Vielleicht nehmen Sie es aber auch anders wahr, wenn sich das Gefühl der Ruhe, Entspannung und Sicherheit in Ihnen ausbreitet.

Wo befinden Sie sich auf der Stressskala jetzt? Hat der Stresslevel etwas nachgelassen? Woran merken Sie, dass der innere Stresslevel abfällt? Was sind selbst die kleinsten somatischen Veränderungen, die Sie wahrnehmen können?

Beenden Sie die Übung, indem Sie Ihre Aufmerksamkeit wieder auf die äußere Gegenwart lenken. Sie können auch üben, das entspanntere, ruhigere Körpergefühl weiterhin zu behalten und in den Alltag mitzunehmen, indem Sie sich immer wieder auf die somatischen Merkmale der parasympathischen Entspannung konzentrieren. Machen Sie sich bewusst, welche körperlichen Veränderungen Ihnen als Hinweis dienen können, dass Ihr Nervensystem runterfährt und das Stresserleben bremst, und halten Sie die Erkenntnisse am besten schriftlich fest, damit sie ganz präsent werden können.

Mit dem emotionalen Ressourcenerleben dürfen Sie sehr gerne intensiv verschmelzen. Das Einhalten einer inneren Distanz ist in Hinsicht auf das, was uns stärkt und beruhigt, nicht erforderlich. Im Gegenteil: Je intensiver Sie Ihre innere Kraft und Verbundenheit spüren, umso sicherer fühlen Sie sich und umso besser halten Sie dem Stress stand.

Inneren Stresslevel hochfahren

Durch die gezielte Fokussierung auf körperliche Stressanzeichen in einem sicheren Rahmen können Sie mit Ihren vegetativen Reaktionen nicht nur immer vertrauter werden, sondern auch an das unangenehme Stresserleben habituieren. In der folgenden Übung schärfen Sie Ihre Aufmerksamkeit für die körperlichen Anzeichen einer Steigung des inneren Stresslevels, damit Sie in Zukunft schneller merken können, wann Sie sich wieder regulieren sollten. Gleichzeitig trainieren Sie, die unangenehmen Stressempfindungen auszuhalten.

ÜBUNG 4.13

Kommen Sie zuerst in Ihrem Körper an, spüren Sie – wenn Sie sitzen – die Rückenlehne des Sessels oder Stuhls in Ihrem Rücken und lehnen Sie sich körperlich und geistig zurück, um den inneren Raum der Beobachtung zu erschaffen. Bringen Sie sich gedanklich das Konzept der inneren Stressskala oder der autonomen Ampel in Erinnerung (vgl. Seite 24–29) und stellen Sie fest, wo Sie sich gerade befinden. Wie hoch ist Ihr inneres Stresslevel jetzt?

Bereiten Sie sich darauf vor, dass Sie gleich in das Stresserleben etwas genauer hineinspüren werden, um wahrzunehmen, was dabei körperlich passiert. Wir behalten dabei trotzdem etwas Distanz zum Erleben: Wir wollen nicht vollkommen mit der unangenehmen oder belastenden Empfindung verschmelzen, sondern eher am Rand des stürmischen Sees bleiben, um es bildlich zu machen. Wir wollen vielleicht die Füße in das eiskalte Wasser tauchen und vom Strand aus, am besten in eine warme Wolldecke der inneren Stärke eingewickelt, die hohen Wellen beobachten. Wir möchten herausfinden, mit welchen Wellen wir rechnen können.

Denken Sie dann an etwas, was aktuell für Stress und Belastung sorgt. Wählen Sie kein großes Lebensthema, das Sie sehr aufwühlt, sondern etwas Kleineres, Alltäglicheres, damit Sie nicht überflutet und überfordert werden. Denken Sie dran: Wir wollen nicht unvorbereitet in das eiskalte Wasser springen. Deswegen werden wir heute nicht allzu tief einsteigen, wir wollen nur die Wahrnehmung üben und die Achtsamkeit für die körperlichen Veränderungen beim Stressanstieg schärfen.

Beobachten Sie, was sich auf der körperlichen Ebene verändert, während Sie das Stresserleben fokussieren. Wie hoch sind Sie auf der Stressskala jetzt? Woran merken Sie, dass der innere Stresslevel steigt?

Häufig merkt man einen Anstieg der sympathischen Aktivierung daran, dass sich im Körper alles zusammenzieht und enger und unbeweglicher wird. Die Atmung wird schneller und flacher, die Muskeln spannen sich stärker an, die Schultern werden hochgezogen, das Herz schlägt schneller, wir fangen an zu schwitzen und zu zittern, es wird uns innerlich kalt oder wir spüren eine unangenehm brennende Hitze im Körper. Machen Sie sich ganz bewusst, welche körperlichen Veränderungen Ihnen als Hinweis dienen können, dass Ihr Nervensystem die Stressreaktion hochfährt, und halten Sie die Erkenntnisse am besten schriftlich fest, damit Sie sie in Zukunft schneller abrufen können.

Beenden Sie die Übung, indem Sie Ihre Aufmerksamkeit nach außen und in den Raum lenken. Sie können sich auch bewegen, recken und strecken, ausschütteln und tief durchatmen, bis Sie wieder in der Gegenwart angekommen sind.

Frustrationstoleranz trainieren

Unter dem Begriff Frustrationstoleranz wird die Kapazität verstanden, unangenehme und unerwünschte Empfindungen und Emotionen ohne übermäßige innere Belastung auszuhalten. Es ist eine unglaublich wichtige Fertigkeit, an die Sie sich bereits durch die vorherigen Übungen langsam angenähert haben. Sie sollte regelmäßig trainiert werden, denn eine ausreichende Frustrationstoleranz ermöglicht uns ein bewusstes und selbstbestimmtes Leben. In der folgenden Übung werden wir unsere innere Kapazität für das Aushalten unangenehmer Empfindungen und unsere Geduldsfähigkeit weiter steigern.

ÜBUNG 4.14

Nehmen Sie Platz vor einer weißen Wand. Setzen Sie sich fest und gerade hin, den Rücken aufgerichtet, den Brustkorb geöffnet, die Schultern tief und entspannt. Zentrieren Sie sich und atmen Sie langsam ein und aus. Richten Sie Ihren Blick auf die weiße Wand und schauen Sie sich die Wand einfach an. Beobachten Sie, wann der Impuls auftaucht, wegzuschauen und die Blickrichtung zu verändern. Schauen Sie, was Sie dabei körperlich wahrnehmen und wo der Impuls auf der Körperkarte präsent wird. Benennen Sie, was hinter dem Impuls steht: Ist es Ungeduld, Langeweile oder Ärger?

Verbleiben Sie trotz des unangenehmen Empfindens mit einigen tiefen Atemzügen in dieser frustrierenden Situation und schauen Sie nicht weg: Beobachten Sie einfach weiter die weiße Wand. Versuchen Sie sich dabei bewusst zu entspannen, indem Sie die Muskelanspannung loslassen, Ihre Atemfrequenz verlangsamen, sich durch die Wahrnehmung der Schwerkraft erden usw., und halten Sie aus, dass Sie in der Situation gar nicht mehr sein möchten. Beobachten Sie die Langeweile, die Ungeduld, die Frustration, auch den Ärger mit innerer Gelassenheit. Machen Sie noch mal einen langsamen Atemzug, bevor Sie sich schließlich erlauben, Ihrem intensiven Impuls, die Blickrichtung zu verändern, zu folgen und die Übung zu beenden.

Sie können auch einige Alternativversionen dieser Übung ausprobieren: Eine Möglichkeit wäre, absichtlich die Pause zwischen dem Aus- und Einatmen zu verlängern und für wenige Momente den Impuls einzuatmen aushalten. Bei allen Atemübungen, bei denen die Luft angehalten wird, ist es allerdings ratsam, vorher Ihre hausärztliche Praxis zu konsultieren, ob es in Ihrem Fall keine gesundheitlichen Kontraindikationen (wie z. B. Schwangerschaft oder Bluthochdruck) gibt.

Ganz unbedenklich können Sie auch absichtlich eine leicht unbequeme Körperposition einnehmen und das körperliche Unwohlsein neugierig beobachten: den Veränderungsimpuls wahrnehmen und eine Zeit lang aushalten, sich in das Unwohlsein hinein entspannen, um dann bewusst die unangenehme Position zu verlassen.

Peripersonalen Schutzraum wahrnehmen

Unter dem Begriff peripersonaler Raum (von griech. *peri* = um etwas herum) versteht man einen unsichtbaren Puffer um unseren Körper herum, eine Art Distanzzone. Dringt etwas oder jemand in diese Zonen ein, reagieren wir automatisch mit einem Ausweich- oder Abwehrverhalten. Es ist der persönliche Bereich, der den Körper (je nach sozialem Kontext) im Umkreis von ungefähr einer Armlänge wie eine imaginäre Schutzblase umgibt. Mit der folgenden Übung werden wir das Bewusstsein für die eigenen Grenzen stärken und die Selbstabgrenzung üben.

ÜBUNG 4.15

Stehen Sie auf, die Füße schulterbreit, die Knie locker, der Rücken aufgerichtet und die Schultern tief. Nehmen Sie Kontakt zu Ihrem Körper auf und erspüren Sie, wo sich Ihr persönlicher Raum um Ihren Körper herum erstreckt. Sie können mit Ihren Händen die Grenzen des persönlichen Raumes ertasten, ihn nachzeichnen, mit den Armen Ihren kompletten Raum ausfüllen, erspüren, wie sich Ihr eigener Raum anfühlt. Ist er gut wahrnehmbar? Welche Bilder tauchen bei der Bewegung auf? Wie könnten Sie die Grenzen Ihres persönlichen Raumes beschreiben, z. B. vielleicht wie eine Membrane aus Licht oder Energie?

Sie können auch folgende Versionen der Übung ausprobieren:

- Beim Ertasten spüren, wo es vielleicht Schwachstellen in der persönlichen Grenze gibt.
- Die Grenzen glattstreichen, die Lücken in der Vorstellung oder durch bestimmte Bewegungen schließen.
- Ausprobieren, wie es sich anfühlt, wenn Sie sich mit Ihrer Schutzzone im Fokus durch den Raum bewegen.

Explorieren Sie, ob Ihre persönlichen Grenzen eher verschwommen und unklar („Ich sage Ja, obwohl ich Nein meine“), zu starr und unüberwindbar oder klar definiert und zugleich angemessen flexibel sind.

Schließen Sie die Übung mit tiefer Bauchatmung ab und beobachten Sie die Veränderungen im körperlichen Erleben.

Spontan bewegt werden

Die folgende Übung ist eine Körperreise in Bewegung, verbunden mit leichten Dehnübungen. Sie ist eine gute Möglichkeit, um das Nervensystem morgens nach dem Aufwachen sanft zu aktivieren. Wir stärken damit den Zugang zum körperlichen Erleben und fördern die spontane innere Beweglichkeit. Die frei fließende Bewegung können Sie aber auch durch Musik unterstützen und zum körperlichen Ausdruck des emotionalen Erlebens anwenden oder für den achtsamen Abschluss eines emotional bewegenden Tages nutzen.

ÜBUNG 4.16

Nehmen Sie einen geerdeten, lockeren Stand ein und spüren Sie, dass Ihr Körper über die Fußsohlen Kontakt zum Boden hat. Spüren Sie Ihren Kontakt mit der Umgebung und mit dem Raum um Ihren Körper herum und beobachten Sie diese Verbindung.

Lenken Sie dann den Fokus zum Körper selbst, spüren Sie, dass Sie einen Körper haben, spüren Sie die Lebendigkeit des Körpers: wie Ihr Körper atmet, wie das Blut durch Ihre Adern fließt und wie Ihr Herz schlägt.

Bringen Sie dann Ihren Fokus zum Kopf. Bewegen Sie Ihren Kopf sanft nach links und rechts, spüren Sie, wie er sich auf dem Hals bewegt. Vielleicht helfen die Hände, den Kopf sanft zu wiegen, nach links und nach rechts, ganz sanft. Nehmen Sie die Dehnung wahr, spüren Sie, wie der Nacken wach wird. Spüren Sie die Beweglichkeit und das Fließen der Lebensenergie. Ganz achtsam können Sie den Kopf leicht kreisen lassen, nur so weit, wie es sich gut anfühlt. Akzeptieren Sie dabei die natürlichen Grenzen der Bewegung, bleiben Sie weich, entspannt und sanft, lassen Sie die unnötige Anspannung der Muskulatur los. Beobachten Sie, wie in der Bewegung die Kopfmuskulatur lebendiger wird, bewegen Sie das Gesicht, die Ohren, den Mund, den Kiefer, strecken Sie die Zunge raus, spüren Sie das Wachwerden der Muskeln.

Dann kommen auch die Schultern und die Nackenmuskulatur dazu, sie folgen der Kopf- und Gesichtsbewegung. Spüren Sie, welche Bewegungsimpulse aus den Schultern heraus entstehen: Vergleichen Sie die rechte und die linke Schulter miteinander. Bewegen Sie die Schultern, beide zusammen, rollen Sie die Schultern nach vorne und nach hinten, lassen Sie die Schultern kreisen, bewegen Sie sie nach oben, schütteln und wackeln Sie mit den Schultern. Folgen Sie dem eigenen inneren Bewegungsimpuls aus dem Körper heraus, so, als ob Sie nur lernen würden, dem Körperinneren zuzuhören. Atmen Sie ganz weich und offen, bis zu den Schulterblättern, spüren Sie die Schulterblätter, spüren Sie, wie sie sich mit dem Atem bewegen. Spüren Sie, wie sich die Rippen und der Brustkorb weiten mit jedem freien Einatmen.

Spüren Sie in die Arme hinein: Bewegen Sie auch die Arme, recken und strecken Sie den ganzen Oberkörper und lassen Sie die Arme die Bewegung des Körpers führen. Folgen Sie der Bewegung, probieren Sie verschiedene Muster aus, frei und lebendig. Spüren Sie bewusst die Beweglichkeit des Oberkörpers, des Kopfes, die Beweglichkeit des Nackens, der Schultern, der Schulterblätter, des Brustkorbes, der Arme, der Ellenbogen und der Hände.

Bringen Sie die Aufmerksamkeit zur Wirbelsäule und beobachten Sie: Wie bewegt sie sich? Folgen Sie einfach den Bewegungsimpulsen. Wo ist die Wirbelsäule beweglich und flexibel? Wo ist sie gelöst? Fangen Sie mit dem Fokus dort an und beobachten Sie, wie sich jeder einzelne Wirbel mitbewegt, spüren Sie die beweglichen Zwischenräume zwischen den Wirbeln. Lassen Sie die Wirbelsäule kreisen und sich schlängeln: linksrum, rechtsrum. Lassen Sie die Wirbelsäule sich zusammenrollen und wieder öffnen. Der ganze Körper bewegt sich mit, vollkommen entspannt und weich, so entspannt, wie es in diesem Moment möglich ist.

Wandern Sie durch den Raum, spüren Sie die Bewegung des ganzen Körpers. Geben Sie den Hüften Raum, dem Becken: um wach zu werden, lebendig, um sich frei zu bewegen, um verschiedene Bewegungsabläufe und Muster auszuprobieren. Becken kreisen lassen, Becken kippen, nach links oder nach rechts bewegen, erst in die eine und dann in die andere Richtung. Lassen Sie die Knie weich und beweglich bleiben, entspannen Sie den Kiefer und lassen Sie die Hüften sich frei bewegen.

Folgen Sie den Bewegungsimpulsen der Hüfte, probieren Sie aus, wie es sich anfühlt, und beobachten Sie, welche Bewegungen kommen. Der Fokus der Aufmerksamkeit bleibt beim Körper, Sie beobachten, wie es sich anfühlt, im Körper zu sein und den Bewegungsimpulsen frei zu folgen.

Fokussieren Sie sich auf die Beine, Oberschenkel, Unterschenkel, Füße. Jetzt beginnt die untere Körperhälfte mit der spontanen Bewegung und der Rest des Körpers folgt weich und entspannt. Lassen Sie die Füße durch den Raum wandern, beobachten Sie die Bewegung der Füße, der Zehen, der Fußsohlen. Bewegen Sie die Füße nach vorne, nach hinten, nach links, nach rechts. Drehen Sie sich, wechseln Sie zwischen großen und kleinen Schritten ab, zwischen schnellen und langsamen Bewegungen. Mal gleiten Sie durch den Raum auf den Zehenspitzen, mal stampfen Sie, geerdet, mit flachen Füßen. Bewegen Sie sich mal schneller oder mal langsamer.

Zum Schluss bewegen Sie einfach den gesamten Körper, nehmen Sie Ihren Körper als Ganzes wahr und lassen Sie sich spontan bewegen. Beobachten Sie, was sich während der Übung in Ihrer Körperwahrnehmung verändert. Lassen Sie die spontanen Bewegungsimpulse durch den Körper fließen und bleiben Sie mit der Aufmerksamkeit während der gesamten Übung beim Erspüren des körperlichen Erlebens.

5. Alles im grünen Bereich: Ruhe und Sicherheit

5.1 Östliche Weisheiten für das westliche Leben

Der klassische Leitfaden der Yogatradition, das Yogasutra von Patanjali, beschreibt Yoga als „das Beruhigen der Gedanken im Geist" (nachzulesen zum Beispiel in der Übersetzung von Swami Vivekananda, 2019). Die verschiedenen Praktiken wie Asanas (Körperhaltungen), Pranayama (Atemübungen) und Meditation zielen auf innere Klarheit sowie körperliche und geistige Ruhe ab, einen Zustand, in dem wir die meiste Schöpfungskraft und die größte mentale Stärke entwickeln können. Konkret sieht der yogische Weg zur Erlangung dieses erstrebenswerten Zustandes folgende Elemente vor:

- eine regelmäßige Asana-Praxis, verstanden als bewusste Ausübung von Körperhaltungen und -übungen,
- eine gezielte Anwendung von Atemtechniken, bekannt als Pranayama, sowie
- eine innere und äußere Reinigung von Körper und Geist durch eine bewusste Ernährung mit reinen und naturbelassenen Nahrungsmitteln,
- eine regelmäßige Entleerung des Körpers und
- den Rückzug der Sinne von ablenkenden und anregenden Reizen (Pratyahara).

Die positive Wirkung der Yogapraxis auf die körperliche und seelische Gesundheit konnte vielfach nachgewiesen werden und erfreut sich weltweit größter Beliebtheit.

Wenn wir uns unseren Alltag und unsere Gewohnheiten unter den Gesichtspunkten yogischer Lebensprinzipien anschauen, erkennen wir, wie weit wir uns in vielen Bereichen von einem gesunden Lebensstil entfernt haben: Wir werden von immer mehr Reizen und Anforderungen stimuliert; leben in einem Überfluss an oft stark verarbeiteten Lebensmitteln; fühlen uns trotz unbegrenzter Mobilität und vielfältiger (digitaler) Zusammenkünfte nicht selten einsam und allein; atmen verschmutzte Luft ein und sehen uns mit einer zerstörten Umwelt konfrontiert. So haben wir die wichtigsten Kraft- und Ruhequellen im Leben im Verlauf der Technologisierung beinahe aus unserem Leben verbannt. Immer mehr Menschen sehnen sich nach einer Rückbesinnung auf das natürliche Leben, nach weniger Stimulation, weniger schnellem Konsum, weniger „Plastik und Bling-Bling". Auch die großen politischen Bewegungen realisieren allmählich die immensen Kosten des äußeren materiellen Wohlstands und der inneren emotionalen Verarmung. Auf der neurochemischen Ebene könnte man sagen, dass wir kontinuierlich überversorgt sind mit stimulierenden

Reizen, die unsere Dopaminausschüttung unnötig intensiv anregen (mit Dopamin als Luststoff in unserem Gehirn). Zugleich sehen wir uns permanent mit Anforderungen konfrontiert, die unsere Stressbotenstoffe Adrenalin und Cortisol in die Höhe treiben, sodass wir kaum noch in den Zustand der inneren Ruhe gelangen können.

Die Quellen der inneren Ruhe und Sicherheit sind fast immer verfügbar, wir wissen nur nicht, wie wir auf sie zurückgreifen können. Manchmal scheitert es an passenden Gelegenheiten oder Rückzugsorten, manchmal auch an fehlenden Gleichgesinnten oder fehlender innerer Disziplin, aber wenn wir unseren Fokus darauf ausrichten, wird es uns tagtäglich gelingen, in unserer Routine Momente der Stille, der Verbindung mit unserem Körper, unserer Atmung, der Natur und unseren Mitmenschen zu suchen. Wir wollen aus dem Teufelskreis des alltäglichen Rotierens rauskommen und mehr Weite im Leben erschaffen. Manchmal können wir uns allein unserem Geist zuwenden, wenn es im Außen gerade zu laut wird, um einen stets verfügbaren Rückzugsort zu finden, an dem wir die Welt so gestalten können, wie sie uns gefällt und wie sie uns langfristig guttut.

Die Kompetenz der vegetativen Selbstregulation, die wir mit diesem Buch fördern möchten, beinhaltet die Fähigkeit, gezielt und flexibel zwischen den vegetativen Modi zu wechseln und immer wieder in den Modus der inneren Ruhe, Sicherheit und Verbundenheit zurückzukehren.

In diesem Kapitel finden Sie Anleitungen, wie Sie mit einfachen Mitteln immer wieder kleine oder größere Momente der Ruhe und Sicherheit in Ihren Alltag einbauen und zurück in das grüne Licht der autonomen Ampel kommen können. Wichtig ist dabei zu betonen, dass es sich nicht nur um Akutmaßnahmen, sondern idealerweise um eine langfristige und konstante Änderung für Ihr Leben handeln kann. Durch eine regelmäßige Rückbesinnung auf den eigenen inneren Fokus und das Ausleben von mehr Gelassenheit werden auch Ihre Mitmenschen automatisch ruhiger und entspannter. Das erleichtert und vertieft Beziehungen und kann sich wie eine positive Kettenreaktion entwickeln. Seien Sie selbst die Person, die Sie auf Ihrem Lebensweg gerne treffen würden. Werden Sie selbst zu einer Quelle von tiefer Ruhe und Kraft, von der auch das Umfeld profitiert und beeinflusst wird und letztendlich wieder positiv auf Sie einwirkt.

5.2 Übungen, um im grünen Bereich zu bleiben

	Titel der Übung	Inhalt	Wann geeignet?
5.2.1 Alles im (Atem-)Fluss: Atemübungen für innere Ruhe			
5.1	Bauchatmung	Parasympathische Entspannungsreaktion durch tiefe Bauchatmung	
5.2	Herzatmung	Meditative Atemtechnik, bei der das Herz fokussiert wird	Zur Entspannung und für mehr Toleranz gegenüber stressbedingter erhöhter Herzschlagfrequenz
5.3	Bienenatmung	Atem- und Stimmtechnik	Zur Einleitung des Ruhemodus und zur Förderung der Konzentration
5.4	Gähnen, seufzen, wie ein Ozean atmen	Verschiedene Atemmuster	Zur Entspannung durch einfaches Nachahmen physiologischer Muster
5.2.2 Übungen für mehr (innere) Sicherheit und Verbundenheit mit den eigenen Ressourcen			
5.5	Erdung durch innere Mitte	Bewusstes Spüren der Schwerkraft	Um Orientierung und Sicherheit zu fördern
5.6	Erdung durch Schwerkraft	Schweregefühl initiieren	Um Orientierung und Sicherheit zu fördern
5.7	Schatzkiste voller Ressourcengold: die eigenen Ressourcen einladen	Ressourcenaktivierung	Um einen Gegenpol zum Belastungserleben zu schaffen
5.8	Selbstsichere Körperhaltung	Veränderung der Körperhaltung zur Einflussnahme auf das innere Erleben	Um leichtere Ängste durch eine selbstsichere Haltung abzumildern
5.9	Orientierung in der Sicherheit der Außenwelt	Wahrnehmung der Gegenwart	Um vollkommen im Hier und Jetzt zu sein

	Titel der Übung	Inhalt	Wann geeignet?
5.10	Verbundenheit mit der Umwelt erleben	Verbundenheit als Ressource	Um sich intensiver mit der Umwelt zu verbinden
5.11	Gedanken und Emotionen in den Händen halten	Sicherheit für alles, was im Innern auftaucht, schaffen	Um Geborgenheit „greifbar" zu machen
5.12	Reise durch die Lebensalter – Bindung	Grundbedürfnis Bindung	Um vertrauensvolle Bindung körperlich zu spüren
5.13	Rewind and Fast Forward	Mentale Technik	Um Gelassenheit zu bewahren und Abstand zur Krise zu schaffen
5.14	Der innere Kompass	Handlungs- und Regulationsoptionen prüfen	Zur Stärkung des Selbstvertrauens
5.15	Kristallorgan	Imaginationsübung zur Aktivierung eines hilfreichen inneren Anteils	Als Hilfe bei anstehenden Veränderungen
5.2.3 Übungen zur Selbstfürsorge und zur Regeneration			
5.16	Drei Atemzüge Selbstfürsorge		
5.17	Wärme spüren	Wärmeempfindung als Trost nutzen	Um Halt durch Wärmeempfindungen zu erleben
5.18	Waldbaden	Sinnliches Erleben	Zur Beruhigung
5.19	Kurze Pause	Kurze entspannende Körperübung	Für Regeneration im stressigen Alltag
5.20	Quelle der Ruhe	Körperbewusstsein schulen	Um mehr innere Ausgeglichenheit und Ruhe zu erleben
5.21	Yoga Nidra	Längere Entspannungsübung mit unterschiedlichen Wahrnehmungsprozessen	Zur tiefen Regeneration

	Titel der Übung	Inhalt	Wann geeignet?
5.22	Ausdehnende Leere	Ausführliche Imaginationsübung	Um in einer emotional erregten Situation innezuhalten oder sogar einen meditativen Zustand anzustreben
5.23	Wie ein Boot auf dem Meer	Schaukel- und Pendelbewegungen	Für einen zentrierten und beruhigten Zustand

Tabelle 5.1: Schnellüberblick aller Übungen in Kapitel 5

5.2.1 *Alles im (Atem-)Fluss: Atemübungen für innere Ruhe*

Bauchatmung

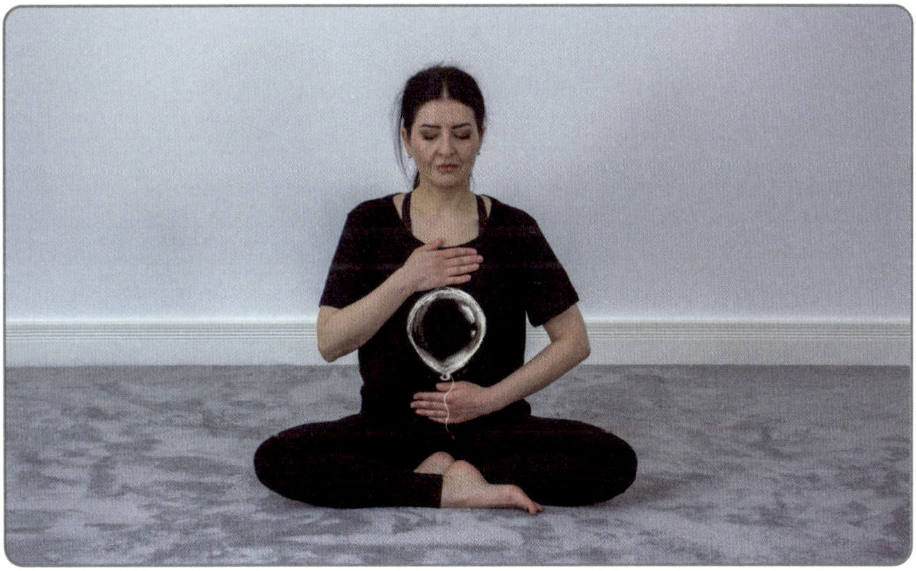

Unsere Nase hat die Aufgabe, die Luft, die wir einatmen, zu filtern, mithilfe von Stickstoffmonoxid zu desinfizieren, sie anzuwärmen und anzufeuchten sowie einen sanften Atemfluss bis in den Bauch hinein zu ermöglichen. Im Laufe der Evolution haben weiche Nahrungsmittel und Stress jedoch dafür gesorgt, dass wir vermehrt durch den Mund einatmen und der Atem flach und schnell in die Brust fließt. Das begünstigt eine ganze Reihe von Gesundheitsbeschwerden. Die weiche Nahrung sorgt zudem für eine Erschlaffung der Kiefermuskulatur, wodurch unser Mund insbesondere nachts häufig offen steht und der Atem in großen Atemzügen ungefiltert durch den Mund hineinströmt. Durch diese „Überatmung" gerät der empfindliche Säure-Basen-Haushalt in unserem Blut aus der Balance (Skuban, 2022). Diese Dysbalance verursacht Anspannung, Erschöpfung und Müdigkeit und darunter leiden auch Psyche und Immunsystem. Häufig ist die „falsche" Atmung einer der Hauptgründe, warum es uns nicht gelingt, zur Ruhe zu kommen, und sogar Panikattacken entstehen können.

Bei einer tiefen Bauchatmung muss sich das Zwerchfell, unser wichtigster Atemmuskel, nicht so häufig bewegen bzw. gegen die Bauchmuskeln arbeiten. Der Körper benötigt so weniger Energie für die Sauerstoffversorgung. So kann Stress abgebaut werden und Entspannung einsetzen. In der folgenden Übung werden wir unsere Atmung wahrnehmen, um dann eine parasympathische Entspannungsreaktion auszulösen.

ÜBUNG 5.1

Denken Sie an eine Situation, in der Sie ganz entspannt waren, vielleicht an einen Besuch in der Sauna oder an den letzten Urlaub, als Sie auf der Liege gelegen, dem Meeresrauschen gelauscht und die Wärme der Sonne genossen haben, oder einfach an einen gemütlich verregneten Abend bei Ihnen zu Hause im weichen Bett, kurz bevor Sie einschliefen. Versuchen Sie, in der Vorstellung zu beobachten und nachzuspüren, wie Sie damals in der Entspannungssituation geatmet haben. Wie atmen Sie generell, wenn Sie sich entspannt, wohl und geborgen fühlen? Wahrscheinlich langsam, tief und gleichmäßig. Für Entspannung und Ruhe kann eine tiefe, langsame Bauchatmung besonders förderlich sein. Wenn möglich, sollte die Atemluft durch die Nase ein- und ausfließen.

Reiben Sie dann die Handflächen aneinander, bis angenehme Wärme entsteht, und legen Sie die Hände auf den Bauch, um bei der Einatmung wahrzunehmen, wie die Luft in den Bauchraum langsam und sanft einfließt, sodass sich der Bauchraum wie ein gefüllter Luftballon weitet und die Hände hochgehoben werden. Bei der Ausatmung darf sich die Bauchdecke entspannen und wie ein losgelassener Luftballon die Luft entweichen lassen. Der Fokus liegt auf der gedehnten Ausatmung: Mit jeder Ausatmung können Sie die Anspannung im Körper reduzieren, weil eine verlängerte Ausatmung die parasympathische Entspannungsreaktion aktiviert.

Zur Vereinfachung können Sie zuerst mit der Vorstellung des Luftballons im Bauchraum arbeiten, danach kann das Bild aufgelöst werden. Stellen Sie sich vor, dass der Bauch selbst zum Luftballon wird, und konzentrieren Sie sich auf die Bauchdecke. Spüren Sie die Bewegung, das langsame, natürliche Ein und Aus des Atems, den fließenden Luftstrom und bleiben Sie so lange bei der Beobachtung, bis Sie merken, dass sich Ihr vegetatives Nervensystem in die parasympathische Richtung bewegt hat.

Führen Sie die Übung mehrmals am Tag durch und beobachten Sie, wie sich die vertiefte Bauchatmung auf Ihr Körpererleben, Ihre Emotionen und Gedanken auswirkt.

Wenn es Ihnen schwerfällt durch die Nase zu atmen, probieren Sie einmal eine Nasendusche mit lauwarmer Solelösung und ggf. auch „Anti-Schnarchpflaster“ aus der Apotheke, um die Nasenflügel zu erweitern. In manchen Fällen kann eine Beratung in der HNO-Arztpraxis angebracht sein, um eventuelle Nasenscheidewandfehlstellungen oder Nasenmuschelprobleme zu beheben.

Auch häufigeres Kauen von rohem Gemüse ist hilfreich, um die Kiefermuskulatur wieder zu stärken und den Mund nachts leichter zu schließen. Es gibt auch Kopfbänder, die dabei helfen, den Mund nachts geschlossen zu halten. Eine nächtliche Nasenatmung sorgt für einen deutlich erholsameren Schlaf.

Herzatmung

Unter Herzatmung versteht man eine (meditative) Atemtechnik, bei der das Herz fokussiert wird, während man vertieft und gedehnt ein- und ausatmet. Sie hilft nicht nur dabei, zu entspannen und Körper und Geist in Einklang zu bringen, sondern kann auch die Toleranz für Übererregung vergrößern, da wir uns daran gewöhnen, dass es durchaus normal ist und keinen Grund zur Beunruhigung darstellt, dass die Herzrate variiert und bei einer stärkeren sympathischen Stressreaktion selbstverständlich steigt. Die Beobachtung, dass die Herzfrequenz durch langsame, tiefe Atemzüge beruhigt werden kann, unterstützt die Selbstwirksamkeit: Durch einfache körperorientierte Techniken haben Sie Einfluss darauf, wie intensiv Ihr vegetatives Nervensystem reagiert, und können sich selbst regulieren.

ÜBUNG 5.2

Setzen Sie sich auf den (gepolsterten) Boden oder auf die Couch. Möglich ist auch ein Üben im Stehen. Reiben Sie die Hände aneinander, um die Handflächen anzuwärmen und sie dann vor dem Herzen zu falten oder auf die Herzgegend zu legen.

Atmen Sie tief in den Bauch ein und dann langsam und gedehnt aus. Versuchen Sie, die Ausatmung deutlich zu verlangsamen. Wenn es einfacher ist, können Sie laut oder in Gedanken zählen: z. B. beim Einatmen bis drei zählen, die kurze Pause zwischen den Atemzügen wahrnehmen und beim Ausatmen bis sechs zählen. Sie können auch beim Ausatmen die Lippenbremse ausprobieren: Dabei wird die Luft durch die Nase eingeatmet und durch den gespitzten und leicht geöffneten Mund langsam und kontrolliert wieder ausgeatmet.

Über den Kontakt der Hände und Unterarme zum Herzen kann der Herzschlag beobachtet werden, so lange, bis eine sichtbare Beruhigung wahrgenommen wird. Gleichzeitig werden abwechselnd der langsame, synchronisierte Atemfluss und der Druck der Handflächen fokussiert.

Manchmal führt die bewusste Wahrnehmung des Herzschlages zu Unruhegefühlen. Diese Verunsicherung ist nicht schlimm. Durch die Übung trainieren Sie, sich an den eigenen Herzschlag zu gewöhnen.

Mit dieser meditativen Technik nehmen Yogis Kontakt zu Ihrem Herzzentrum auf, das sie als Energiezentrum (Herz-Chakra) für Verbundenheit und universelle Liebe betrachten. Mit dem Fokus auf dem Herz-Chakra gelingt es Ihnen möglicherweise, sich selbst besser zu spüren, Mitgefühl für sich und Ihre Emotionen zu entwickeln und dieses Mitgefühl auch auf alle anderen Lebewesen auf diesem Planeten zu übertragen. Mitgefühl ist eine der wichtigsten Kernkompetenzen aus der buddhistischen Psychologie für ein gesundes und zentriertes Leben in Verbundenheit.

Sie können die obige Übung ergänzen, indem Sie sich vergegenwärtigen, dass Sie dieselbe Luft einatmen wie alle anderen Wesen auf der Welt und dass Sie die Luft einatmen, die alle Pflanzen um Sie herum ausatmen, genauso wie die Pflanzen einatmen, was Sie ausatmen. Über den Atem sind alle Lebewesen miteinander verbunden. Atem ist die Essenz des Lebens, die uns auf ewig miteinander verbindet.

Bienenatmung

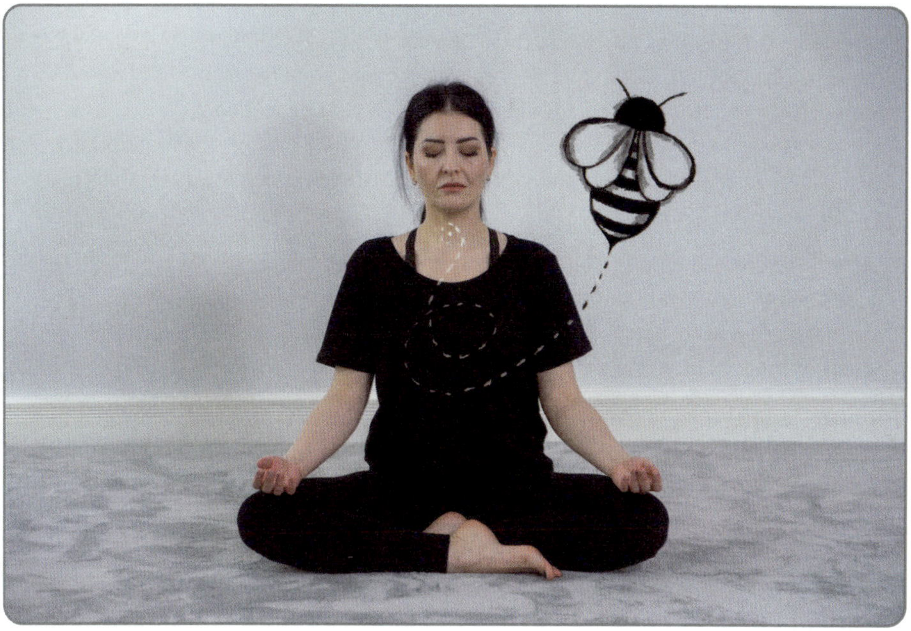

Gleich werden Sie eine etwas ungewöhnliche Übung kennenlernen, mit deren Hilfe Sie ebenfalls gut dafür sorgen können, dass Ihr Nervensystem in den Ruhemodus umschaltet. Es ist die sogenannte Bienenatmung. Sie werden nämlich tief und langsam ausatmen und dabei wie eine Biene summen. Die folgende Atemtechnik *Bhramari Pranayama* wurde im Yoga nach der schwarzen indischen Biene, *Bhramari*, benannt, da der Ton bei der Ausatmung dem typischen Summton einer Biene ähnelt. Die Übung kann sich anfangs sehr ungewohnt anfühlen und vielleicht auch Schamgefühle auslösen. Solche Stimm- und Heilgesangstechniken sind allerdings in verschiedenen Traditionen schon sehr lange bekannt und mittlerweile auch wissenschaftlich untersucht. Das Summen stimuliert den Vagusnerv, wodurch es zu einer parasympathischen Entspannung kommt. Zudem fördert es die Konzentration.

ÜBUNG 5.3

Setzen Sie sich bewusst hin und suchen Sie gezielt nach einer bequemen Position. Spüren Sie, dass Ihr Körper Kontakt zum Stuhl hat, spüren Sie, wie viel Gewicht Sie gerade abgeben und wie viel Gewicht noch mit der Muskelkraft gehalten wird. Sitzen Sie jetzt schon komfortabel oder brauchen Sie noch etwas? Müsste etwas anders werden? Müssten Sie noch etwas verändern, damit Sie sich wohl fühlen?

Lenken Sie Ihre Aufmerksamkeit auf die Atmung und nehmen Sie die Atembewegungen wahr. Beobachten Sie, dass sich der Brustkorb mit dem Einatmen sanft hebt und mit dem Ausatmen wieder senkt. Beobachten Sie, dass sich auch die Bauchdecke mit dem Atemrhythmus hebt und senkt.

Atmen Sie langsam und tief ein und machen Sie eine kurze Pause nach dem Einatmen. Mit dem Ausatmen lassen Sie die Luft mit einem vibrierenden Ton raus, wie ein Summen aus dem Bauch heraus, bis die gesamte Atemluft aus dem Körper strömt. Die Vibration wird während des gesamten Vorgangs des Ausatmens gehalten. Sie können verschiedene Alternativen ausprobieren: Summen mit einem geschlossenen oder offenen Mund, unterschiedliche Töne und Vokabeln (z. B. Wuu, Woo, Ooo, Ouu, Aaa, Eee), variierende Lautstärke etc.

Dann nehmen Sie wieder die kurze Pause vor dem nächsten Atemzug wahr, bis das Einatmen von allein geschieht.

Wiederholen Sie dies mehrmals und konzentrieren Sie sich auf die Vibration im Körper: Spüren Sie die Vibrationen im Bauch, im Brustkorb, in der Herzgegend und der unteren Wirbelsäule, in der Kehle, in der mittleren und oberen Wirbelsäule. Spüren Sie auch die Stirn und den Hinterkopf bis hin zum Scheitel.

Verändern Sie auch immer wieder den Ton: Werden Sie mal lauter, mal leiser, bis Sie einen Ton gefunden haben, der jetzt gut passt.

Zum Schluss spüren Sie nochmals in den Körper hinein. Was hat sich verändert? Was können Sie beobachten?

Bei der Vibration durch das Summen wird in den Zellen Stickstoffmonoxid frei, welches auf die Muskeln im Körper entspannend wirkt. Diesen Effekt nennt man auch „Humming-Effect“. Die summende Ausatmung kann aufgrund des Entspannungseffekts auch zur Linderung von Verspannungen und sogar spannungsbedingten Schmerzen angewendet werden, wenn wir in die verspannten Körperteile „hineinsummen“.

Gähnen, seufzen, wie ein Ozean atmen

Durch ein einfaches Nachahmen physiologischer Muster können Sie schnell für eine parasympathische Entspannung sorgen. Sehr zugänglich ist dabei das Atmen, die einzige vegetative Funktion, die wir tatsächlich willentlich steuern können und die eine vegetative Kettenreaktion im Nervensystem auslöst: Wird der Atem entspannt(er), entspannt sich auch das Vegetativum und sorgt für eine parasympathische Stimulation der restlichen autonomen Funktionen. Unten finden Sie einige physiologische Atemmuster, die Sie ausprobieren können.

ÜBUNG 5.4

Für die Doppelatmung bringen Sie den Fokus zu Ihrem Brustkorb, fokussieren Sie sich auf den Atem und beobachten Sie Ihre Atmung für einige bewusste Atemzüge. Dann beginnen Sie in folgendem Doppelmuster zu atmen:

- langes Einatmen durch die Nase
- kürzeres Einatmen durch die Nase
- langes Ausatmen durch den Mund

Sie atmen also zweimal direkt nacheinander ohne Pause ein und dann langsam wieder aus. Wiederholen Sie diesen Atemrhythmus einige Male. Vielleicht erinnert er Sie an etwas? Sie imitieren hier das **Gähnen**! Wundern Sie sich nicht, wenn Ihr Körper die Suggestion versteht und Sie von allein gähnen müssen. Bleiben Sie dran und behalten Sie die Doppelatmung bei, bis Sie ein parasympathisches Umschalten im Körper merken.

Alternativ können Sie **seufzen**: langsam und tief durch den Mund oder durch die Nase einatmen, gerne auch bis in den Bauch hinein, sodass sich die Bauchdecke wölbt wie bei der Bauch- oder Zwerchfellatmung (siehe Seite 111 ff.), die Luft kurz anhalten und beim Ausatmen durch den Mund laut seufzen.

Bei der **Ozean-/Meeresrauschen-Atmung** (Ujjayi-Atmung aus dem Yoga) verengen Sie Ihre Stimmritzen beim Atemfluss. Das ist erst mal etwas ungewohnt und braucht ein wenig Übung. Sie können sich vorstellen, dass Sie einen Spiegel anhauchen oder flüstern, nur mit geschlossenem Mund. Es entsteht dabei ein leises, sanftes Rauschen in der Kehle, der Atemstrom wird feiner und länger. Sie können es zuerst beim Ausatmen versuchen, später auch beim Einatmen.

Am besten richten Sie gleichzeitig den Blick in die Ferne und lassen ihn weiter werden, sodass Sie auch die Peripherie des Blickfeldes wahrnehmen können. Der Kopf bleibt dabei ruhig. Der weite Fokus dämpft den Wachsamkeits- und Erregungsmechanismus im

Hirnstamm und hilft so zusätzlich, die Übererregung abzubauen, da wir dem stresstypischen Tunnelblick entgegenwirken.

Für eine schnelle Normalisierung des Herzschlags kann auch das Valsalva-Manöver (Pressatmung) sorgen: Sie atmen möglichst tief ein und versuchen anschließend für zehn Sekunden kräftig auszuatmen, wobei Sie sich die Nase zuhalten und den Mund fest verschließen, wie beim Druckausgleichsversuch im Flugzeug. Das Vorgehen wird ca. dreimal wiederholt (nicht zu lange, sonst droht Kollapsgefahr!). Danach legen Sie sich am besten hin und lagern die Beine hoch.

5.2.2 *Übungen für mehr (innere) Sicherheit und Verbundenheit mit den eigenen Ressourcen*

Erdung durch innere Mitte

Das bewusste Spüren der Schwerkraft verstärkt die Wahrnehmung propriozeptiver Reize, die aus dem eigenen Körper und nicht aus der Umwelt stammen und die dem Nervensystem mitteilen, wo sich der Körper im Raum befindet. Das zeigt sich auf der psychologischen Ebene häufig als ein Gefühl der Orientierung und Sicherheit und wirkt beruhigend. Bei dieser Übung wird der Körperschwerpunkt bewusst wahrgenommen, um das innere Sicherheitsgefühl zu fördern.

ÜBUNG 5.5

Nehmen Sie Ihren Körper im Stehen wahr, bringen Sie Ihre Aufmerksamkeit zu den Füßen und den Fußsohlen, bewegen Sie die Zehen, spüren Sie die feste und gleichzeitig flexible Verbindung zum Boden, entspannen Sie dabei die Knie.

Verlagern Sie Ihr Körpergewicht von einem Fuß auf den anderen, nach links und rechts zu den Seiten, nach vorne und hinten. Die Übung kann durch die Vorstellung ergänzt werden, über die Beine und Füße in den Boden ein- oder auszuatmen. Sie können auch mit dem ganzen Körper kreisen, zuerst im Uhrzeigersinn, dann gegen den Uhrzeigersinn. Die Bewegungen dürfen immer größer werden, dann wieder kleiner. Möglich ist auch, einem immer freieren Bewegungsablauf zu folgen.

Spüren Sie immer wieder in Ihren Körper hinein und beobachten Sie, wo sich Ihr natürlicher Körperschwerpunkt befindet, Ihre innere Mitte, um die herum der Körper in Bewegung kreist. Sie können auch jederzeit Ihre Hände auf diese Körperstelle legen oder sich vorstellen, dass aus Ihren Fußsohlen oder aus der inneren Mitte feste, aber flexible Wurzeln in die Erde wachsen.

Drücken Sie abwechselnd die Füße und Beine sanft in den Boden und lassen Sie so viel muskuläre Anspannung wie möglich los, um weiter aufrecht stehen zu können. Sie könne sich auch vorstellen, dass Sie den Boden unter Ihrem Körper wegdrücken.

Beobachten Sie, wie es sich für Sie anfühlt, in Ihrer (Körper-)Mitte verankert zu sein.

Erdung durch Schwerkraft

Bei dieser Übung wird die Anspannung der Muskulatur absichtsvoll losgelassen und ein sich einstellendes Schweregefühl fokussiert, um innere Sicherheit und Halt zu verstärken. Die Übung kann in Situationen der Unsicherheit oder Orientierungslosigkeit durchgeführt werden.

ÜBUNG 5.6

Nehmen Sie zuerst Ihren Körper im Sitzen wahr. Wo hat der Körper Kontakt zur Sitzfläche? Ist der Kontakt eher leicht oder eher schwer oder fest? Wie viel vom Körpergewicht wird in diesem Moment durch die Muskulatur gehalten und wie viel wird an die Sitzfläche abgegeben? Nehmen Sie bewusst Ihren ganzen Körper wahr.

Nehmen Sie die Schwerkraft der Erde wahr, entscheiden Sie sich, die muskuläre Anspannung loszulassen und das gesamte Körpergewicht bewusst nach unten abzugeben.

Lenken Sie Ihre Aufmerksamkeit auf folgende drei Berührungsstellen: die Sitzfläche unter dem Gesäß, die Rückenlehne im Rücken und den festen Boden unter den Füßen.

An welcher Stelle geben Sie das meiste Gewicht ab, d. h., wo fühlen Sie sich gerade am stärksten geerdet? Suchen Sie sich aus, welche der drei vorgeschlagenen Kontaktstellen – oder auch ein ganz anderer Körperbereich – heute Ihr Erdungsanker sein soll. Richten Sie Ihren ganzen Fokus auf diesen Bereich und beobachten Sie die Empfindungen der Erdung. Nehmen Sie die Schwerkraft sehr bewusst wahr.

Beenden Sie die Übung mit der Wahrnehmung des Körpers als Ganzes, wie er untrennbar mit der Erde verbunden ist.

Schatzkiste voller Ressourcengold: die eigenen Ressourcen einladen

Unter dem Begriff Ressourcen verstehen wir all das, was uns innerlich auf die Sonnenseite des Erlebens bringt, d. h. alles, was uns Halt, Kraft, Trost, Mut sowie Gefühle der Sicherheit und Verbundenheit vermittelt. Überlegen Sie, welche Ressourcen es in Ihrem Leben gibt, und suchen Sie nach den kraftvollsten. Legen Sie dabei den Fokus auf die Frage, ob diese Ressourcen Sie durch eine Herausforderung tragen können oder ob sie Sie in einer Krise ausreichend stabilisieren können. Dafür ist die Intensität des somatischen Erlebens entscheidend: Sie müssen die Kraft der Ressource im Körper so intensiv spüren, dass Ihr vegetatives Nervensystem ein Umschalten in die parasympathische Richtung bemerkt.

- Welche wichtigen Menschen gibt es in Ihrem Leben? Wer hilft Ihnen, wenn Sie es brauchen? Wo stellt der Kontakt zu anderen Menschen, Tieren oder zur Natur eine Ressource in Ihrem Leben dar?
- Wo fühlen Sie sich sicher? Wo fühlen Sie sich wohl? Was ist in Ihrem Leben stabil? Was gibt Ihnen Struktur und Orientierung?
- Wo kommen Sie zur Ruhe? Was erleben Sie in der Natur? Sind Sie spirituell oder religiös? Was gibt Ihnen Halt?
- Welche Werte sind Ihnen im Leben wichtig? An welchen Werten möchten Sie sich in Ihrer Lebensführung orientieren? Was für ein Mensch möchten Sie sein?
- Was bringt Ihnen Freude? Was macht Ihnen Spaß? Was bereichert Sie?
- Was können Sie besonders gut? Wann fühlen Sie sich kraftvoll? Wo sind Ihre Kompetenzen?

Beobachten Sie direkt, welche Veränderungen Sie in Ihrem Körper spüren, nachdem Sie sich mit dem Thema beschäftigt haben.

Die Ressourcenaktivierung in der folgenden Übung verbindet die imaginative mit der körperorientierten Herangehensweise. Die bewusste Stärkung der Verbindung zu tragenden Ressourcen, also Ressourcen, die ausreichend viel Kraft und Stärke geben, dass sie uns in einer Krise Halt bieten können, schafft einen wichtigen Gegenpol zum Belastungserleben.

ÜBUNG 5.7

Kommen Sie in Ihrem Körper an, erden Sie sich. Zentrieren Sie sich in Ihrer inneren Mitte und bringen Sie Ihre Aufmerksamkeit zu Ihren Ressourcen. Denken Sie intensiv daran, welche Ressourcen Sie besonders gut durch die belastenden und schwierigen Momente im Leben tragen können, d. h. welche Ressourcen Ihnen starken Halt in herausfordernden und belastenden Zeiten bieten. Stellen Sie sich das plastisch und lebendig vor.

Woran merken Sie, dass diese Ressourcen Sie auf der Schattenseite des Lebens ausreichend unterstützen könnten? Was verändert sich im körperlichen Empfinden, wenn Sie dank der somatisch erlebten Imagination wieder auf die Sonnenseite des Erlebens kommen?

Öffnen Sie Ihre Hände und Arme und stellen Sie sich Ihre wichtigsten Ressourcen zwischen Ihren Händen vor. Bleiben Sie mit der Aufmerksamkeit bei Ihren Handflächen, halten Sie dabei die Arme gebeugt, als ob Sie die Ressourcen in Ihre Arme nehmen und zu sich holen würden.

Spüren Sie in Ihren Körper hinein und nehmen Sie wahr, wie sich diese Bewegung anfühlt. Fokussieren Sie auch immer wieder die Wahrnehmung der annehmenden, umarmenden, offenen Geste in den entspannten Händen und Armen, vor allem im Bereich des Bizepses. Sie können auch abwechselnd Ihre Hände an Ihre Herzgegend oder Ihren Bauch legen und den Druck der Hände und den Körperkontakt bewusst wahrnehmen, als ob Sie die stärkende Kraft Ihrer Ressourcen in Ihrem Körper aufnehmen und mit dem Atem ausbreiten und verstärken würden. Alternativ können Sie ausprobieren, während der Übung sanft nach links und rechts zu schaukeln, als ob Sie sich selbst wiegen würden.

Selbstsichere Körperhaltung

Es wurde bereits darauf eingegangen, dass wir durch bewusste Veränderung der Körperhaltung Einfluss auf das innere Erleben nehmen können, da viele interozeptive und propriozeptive Signale aus dem Körperinneren an das vegetative Nervensystem weitergeleitet werden. So kann z. B. eine angsttypische Haltung, selbst wenn sie nicht durch Angst ausgelöst wurde, Unruhe steigern. Ebenso kann Angst durch eine selbstsichere Haltung aber auch abgemildert werden.

ÜBUNG 5.8

Überlegen Sie, wie die Körperhaltung von ängstlichen Menschen aussieht. Die Schultern werden nach vorne und oben gebracht, der obere Rücken wird gekrümmt und gebeugter, der Kopf wird nach vorne gesenkt. Insgesamt schützt die geduckte Haltung die inneren Organe und drückt gleichzeitig Unterwürfigkeit aus. Das ist die automatische Reaktion des Körpers auf einen potenziellen Angstauslöser.

Wie sieht Ihre Körperhaltung aus? Überlegen Sie, wann Sie – vielleicht sogar unbewusst oder zufällig – eine ängstliche Körperhaltung einnehmen, auch ohne Angst zu haben. Wie sieht es aus bei der Arbeit am Bildschirm, beim ständigen Sitzen, was eine zusätzliche chronische Verspannung der Psoasmuskulatur bedeutet, bei langer Beschäftigung mit dem Handy oder Tablet usw.?

Wie würde eine selbstsichere Haltung aussehen, die dafür sorgen könnte, dass im Nervensystem Sicherheit wahrgenommen wird? Fokussieren und erspüren Sie die offene Brusthaltung, die entspannten, tiefhängenden und nach hinten gebrachten Schultern, die tiefe, langsame Bauchatmung durch die Nase, der Kopf in aufrechter und gerader Ausrichtung zur Körperachse, die aufgerichtete Wirbelsäule, die entspannte Kiefermuskulatur und die entspannte Mimik.

Achten Sie darauf, täglich immer wieder in die selbstsichere Körperhaltung zu kommen und auch dort zu bleiben.

Orientierung in der Sicherheit der Außenwelt

Wenn wir vollkommen im Hier und Jetzt präsent sind, ohne uns in unser Grübeln, unsere katastrophisierenden Sorgen oder gedanklichen Horrorszenarien zu verstricken, erleben wir nur in den seltensten Fällen tatsächliche Bedrohungssituationen, weil das Präsentsein eine Entwarnung für das innere Alarmsystem bedeutet. So können wir durch die bewusste Wahrnehmung der Gegenwart das Sicherheitsgefühl entwickeln und stärken. Die folgende Übung kann bei Angstgefühlen ohne rational erkennbaren Auslöser ausgeführt werden.

ÜBUNG 5.9

Nehmen Sie eine bequeme Sitzposition ein und lenken Sie Ihre Aufmerksamkeit auf den eigenen Körper, den Kontakt zum Boden und die vertiefte Bauchatmung. Sie können sich bewusst vergegenwärtigen, dass Sie in diesem Moment in Sicherheit sind, und beschreiben, wie sich diese Sicherheit im Körper anfühlt.

Anschließend lenken Sie Ihre visuelle Aufmerksamkeit auf die nächste Umgebung, lassen Sie den Blick frei durch den Raum schweifen und benennen Sie laut alles, was Sie sehen können, ganz ohne Bewertung. Beispielsweise: „Ich sehe ein graues Sofa ... Ich sehe ein weißes Kissen ...“ Sie schauen nach links und nach rechts, nach oben, nach unten, hinter sich. Sie können den Kopf mitbewegen oder nur die Augen durch den Raum wandern lassen. Sie können sich auch auf eine konkrete Suche begeben und fünf Dinge benennen, die Sie sehen können, die eine bestimmte Farbe, Form oder Textur aufweisen, z. B. fünf Dinge, die lila, rund oder weich sind.

Dann fokussieren Sie die Geräusche der Umgebung und benennen Sie auch diese, ohne sie zu bewerten, z. B.: „Ich höre die Autos auf der Straße ... Ich höre die Kirchenglocken in der Ferne ...“

Alternativ kann auch die 5-4-3-2-1-Übung durchgeführt werden, bei der nacheinander fünf Dinge benannt werden, die jeweils gesehen / gehört / gespürt werden können. Danach vier, dann drei, dann zwei und zum Schluss nur noch ein „Ding“, das Sie sehen, eins, das Sie hören, und eins, das Sie spüren können.

Nehmen Sie noch einmal bewusst wahr, dass Sie in diesem Moment in Sicherheit sind. Die Übung sollte erst dann beendet werden, wenn Sie die Umgebung neutral betrachten und sich gleichzeitig körperlich sicher und ruhig fühlen können.

Wie teilt Ihnen der Körper mit, dass Sie in Sicherheit sind? Achten Sie auf einen vertieften, verlangsamten Atem, das Nachlassen der muskulären Anspannung, einen verlangsamten Herzschlag, das Gefühl von angenehmem Fließen im Körper, Seufzen oder Gähnen.

In welchen Situationen wäre diese Technik hilfreich? Wie könnten Sie sie gut nutzen, um in einer neuen Situation anzukommen?

Verbundenheit mit der Umwelt erleben

Das Verbundenheitsgefühl ist eine der stärksten Ressourcen, die das Sicherheitserleben fördert und somit bei einem erhöhten Stresserleben die parasympathische Entwarnung bewirkt. In dieser Übung werden wir die Resonanz mit der Umgebung bewusst nutzen.

ÜBUNG 5.10

Nehmen Sie Ihren Körper und Ihre Sitzposition wahr, beobachten Sie, wie sich Ihr Körper in Relation zu seiner Umgebung anfühlt. Mit welchen Gegenständen ist er in Kontakt, z. B. durch den Druck der Sitzfläche am Gesäß?

Denken Sie an die Menschen, die an der Herstellung der Gegenstände beteiligt waren, z. B. die Menschen, die dafür gesorgt haben, dass Sie jetzt gerade auf diesem Stuhl sitzen können, die den Stuhl produziert haben, ihn in den Möbelladen geliefert, dort ausgeladen und eingeräumt haben. Machen Sie sich bewusst, dass wir alle durch unsere Arbeit und unseren Alltag miteinander verbunden sind. Wir leben in Häusern, die andere Menschen (oder wir selbst mithilfe anderer Menschen) errichtet haben, nutzen Straßen, die andere gebaut haben, konsumieren Lebensmitteln, die andere angebaut bzw. hergestellt haben, wie teilen unser Wissen miteinander, tauschen (generationstypische) Erfahrungen aus, fühlen die gleichen Emotionen usw.

Denken Sie auch daran, dass wir Menschen mit der Natur eng verbunden sind (z. B. atmen wir Sauerstoff ein, den die Bäume ausatmen) und einen permanenten körperlichen Informationsaustausch mit der Umgebung erleben (z. B. atmen wir alle die gleiche Luft, spüren die Temperaturen und den Regen auf der Haut usw.). Sie können auch explorieren, ob Sie durch Ihre spirituellen oder religiösen Ansichten Verbundenheit erleben können. Trauen Sie sich, Ihrem eigenen Erleben und Ihrer Kreativität zu folgen. Bleiben Sie mit dem Fokus beim körperlichen Verbundenheitserleben und beobachten Sie, welche Bilder, Emotionen oder Gedanken noch auftauchen.

Zusätzlich können Sie darauf achten, während der gesamten Übung zu lächeln.

Schließen Sie die Übung mit tiefer Bauchatmung ab und beobachten Sie die Veränderungen im körperlichen Erleben.

Gedanken und Emotionen in den Händen halten

Sich gehalten fühlen, Geborgenheit empfinden, sich nicht allein fühlen – das ist ein zentrales menschliches Bedürfnis. Ist es erfüllt, wirkt es sich förderlich auf unser Erleben und unsere Gesundheit aus und schließt Wohlbefinden, ein Gefühl von Akzeptanz, innere Ruhe und Sicherheit mit ein. Am besten ist es, wenn wir dieses Gefühl nicht ausschließlich aus dem Kontakt mit anderen Menschen, sondern auch aus uns selbst schöpfen können. Mit der folgenden Übung kann ein erster Zugang durch Selbstberührung gelingen.

ÜBUNG 5.11

Legen Sie beide Hände an die Seiten des Kopfes oberhalb der Ohren und konzentrieren Sie sich darauf, einige lange, tiefe Atemzüge in den Bauchraum zu nehmen.

Bringen Sie dann eine Hand auf die Stirn, die andere Hand auf den Hinterkopf und stellen Sie sich vor, dass die Handflächen einen sicheren Behälter für Ihre Stressgedanken darstellen, in dem die Gedanken gehalten werden.

Die Hand auf der Stirn bleibt auf ihrem Platz, die andere Hand wird auf den Solarplexus / Oberbauch gelegt. Dann wechseln Sie die Handpositionen und legen die Hand, die auf der Stirn lag, auf den Hinterkopf, die andere Hand bleibt auf dem Oberbauch. Verharren Sie einige Zeit so. Dann bleibt die eine Hand weiter am Oberbauch, während die andere Hand auf die Herzgegend / den Brustkorb gelegt wird. Auch hier können Sie kurz verharren. Sie können auch abwechselnd mal mit der rechten, mal mit der linken Hand sanft und langsam Druck ausüben, streicheln, pressen.

Stellen Sie sich vor, dass die Hände einen sicheren Raum auch für alles andere, was im Inneren auftaucht, Ihre Emotionen und Empfindungen, bilden.

Sie können während der Übung auch sanft nach links und rechts schaukeln, als ob Sie sich selbst wiegen würden.

Bleiben Sie in jeder Position für einige Atemzüge und behalten Sie die langsame, tiefe Bauchatmung während der kompletten Übung bei.

Reise durch die Lebensalter – Bindung

Bindung ist eines der psychischen Grundbedürfnisse, deren Erfüllung unser Wohlbefinden fördert. Säuglinge sterben, wenn sie keine verbale und körperliche Zuneigung erhalten. Bindung ist die Grundvoraussetzung für Beziehungen. Mit der folgenden Übung wird die Ressource der vertrauensvollen Beziehungen körperlich spürbar und kann als nährende Kraftquelle genutzt werden.

Möglicherweise löst diese Übung mitunter die Erinnerung an schmerzhafte Bindungserfahrungen aus. Sollte dies der Fall sein, bitten wir Sie darum, sich bei Psychotherapeut:innen fachlichen Rat einzuholen.

ÜBUNG 5.12

Spüren Sie in sich hinein: Welches Körperempfinden erleben Sie, wenn Sie an besonders nahestehende Personen denken? Machen Sie eine Körperreise durch die Bindungserfahrungen der verschiedenen Altersstufen und fühlen Sie mit geschlossenen Augen in die Altersstufen hinein, auch wenn die Erinnerungen verblasst sind. Wie könnte es sich anfühlen oder wie hat es sich angefühlt ...

- als Embryo vollkommen eingehüllt zu sein in schwerelose Wärme?
- als Säugling in den Armen gehalten und gestillt / gefüttert zu werden?
- als Kind zu spielen, zu kuscheln und miteinander zu sprechen?
- als Jugendliche:r zu kuscheln, zu küssen, Händchen zu halten und Intimitäten auszuprobieren?
- als Erwachsene:r sich zu unterstützen, zu unterhalten, festzuhalten und für andere zu sorgen?
- ggf. als Mutter / Vater das eigene Kind in den Armen zu halten und mit Hingabe zu umsorgen?

Rewind and Fast Forward

Erinnern Sie sich an die Rewind- (Zurückspulen) und Fast-forward-Funktion (schnelles Vorspulen) alter Kassetten- oder VHS-Spieler. Akute Krisen wirken, während man sie durchlebt, oft „größer" als in der Rückschau. Mit der folgenden Übung gelingt es Ihnen eventuell besser, sich etwas Gelassenheit zu bewahren und Abstand zur Krise zu schaffen. Dabei werden Krisen oder akute unangenehme emotionale Zustände in Relation gesetzt und zeitlich mental „vorgespult" bzw. bereits überstandene Krisen vergegenwärtigt.

Diese mentale Technik ist teilweise inspiriert durch die 90er-Jahre-Comedy-Anwaltsserie *Ally McBeal,* in der die liebenswerte, opportunistische Figur Richard Fish diese Regulationsmaßnahme als *fishism* bezeichnet. Es lohnt sich, die Serie anzuschauen!

ÜBUNG 5.13

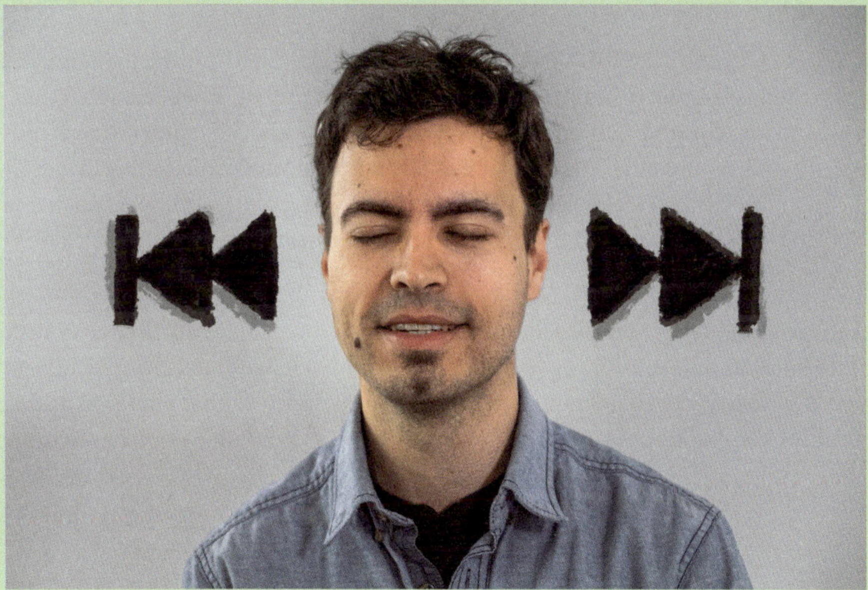

Nehmen Sie zunächst einen bewussten Kontakt zu Ihrer jetzigen emotionalen und körperlichen Verfassung und Lebenssituation auf. Vergegenwärtigen Sie sich, wo und wann Sie sich jetzt befinden, was Sie derzeit erleben und empfinden und welche Themen gerade besonders relevant erscheinen.

Aktivieren Sie gedanklich die Rewind-Funktion, indem Sie sich eine krisenhafte vergangene Situation in Erinnerung rufen und nachfühlen, wie Sie sich damals gefühlt haben. Fragen Sie sich, wie stark diese Gefühle jetzt noch spürbar sind und wie lange es gedauert hat, bis sie an Relevanz verloren haben.

Explorieren Sie dann eine aktuelle krisenhafte Situation und spüren Sie Ihren aktuellen Gefühlen dazu nach. Aktivieren Sie die Fast-forward-Taste, indem Sie Ihren Lebensfilm einige Wochen, Monate und Jahre vorspulen und sich vergegenwärtigen, wie stark die aktuellen Gefühle dann noch wahrnehmbar sein werden.

Entwickeln Sie dann auch ein zukünftiges Bild, welche möglichen positiven Veränderungen, zusätzlichen Lebenserfahrungen, gestärkte Widerstandskräfte Sie womöglich aus der jetzigen Krise mitnehmen werden. Beachten Sie, dass jede bewältigte Krise neue neuronale Erregungsmuster entwickelt, die in zukünftigen (ähnlichen) Stresssituationen zur Verfügung stehen und somit die Stressresilienz fördern.

Der innere Kompass

Die Lösung für manche Probleme liegt oft in der Haltung, mit der wir ihnen begegnen. Selbstvertrauen bezeichnet dabei das tiefgreifende Erleben, der Situation gewachsen zu sein und sich unabhängig von den äußeren Umständen durch aktive Problembewältigung oder Emotionsregulation zurechtfinden zu können. Menschen mit einem gut ausgeprägten Selbstvertrauen verfügen nicht selten über eine Art inneren Kompass, der sie leitet und ihnen die Gewissheit schenkt, intuitiv richtig zu handeln.

Der innere Kompass muss jedoch unterschieden werden von neurotischen Ängsten. Ängste sind oft laut und drängen sich schnell und vehement auf, vergleichbar mit einem Magneten, der den Kompass „fehlleitet“. Die Intuition ist ein leises, ruhiges Gefühl im Vergleich zu Ängsten. Starke Ängste können die Intuition eher hemmen.

ÜBUNG 5.14

Rufen Sie sich eine Situation in Erinnerung, in der Sie sich in Ihrer Handlungsfreiheit beschränkt gefühlt haben. Obwohl Sie in der damaligen Situation vielleicht das Gefühl hatten, keine Kontrolle (mehr) über das Geschehen zu haben, lohnt es sich, die Situation im Nachhinein auf Handlungs- und Regulationsoptionen zu überprüfen. Getreu dem Motto: Wir haben immer eine Wahl!

Wahrscheinlich werden Sie auch tatsächlich mehrere Handlungsoptionen ausmachen, die Ihnen jedoch auf den ersten Blick nicht ganz behagen. Lassen Sie dann Ihre Intuition bzw. Ihren inneren Kompass die Führung übernehmen. Um Ihre Intuition besser wahrzunehmen, können folgende Techniken hilfreich sein:

- Aufrechter Stand, die Füße fest mit dem Boden verbinden
- Die Augen schließen
- Tiefe Bauchatmung
- Leicht das Körpergewicht hin und her verlagern, einen Ruhepunkt finden
- Die verschiedenen Handlungsoptionen und Anpassungsmöglichkeiten visualisieren und ein intuitives Gefühl für oder gegen Entscheidungen finden, die Körperempfindung bewusst wahrnehmen.
- Spüren Sie in Ihren Körper hinein, um eine Tendenz zu erkennen. Beobachten Sie, ob es sich in Ihrem Bauch- und Herzbereich leicht oder gar freudig anfühlt oder ob Sie ein leichtes oder auch deutlicheres Unwohlsein erkennen. Unterscheiden Sie dabei aber starke Angstgefühle. Diese können einerseits eine sehr klare Warnung sein, sind aber oft auch unrealistisch und haben mehr mit unserer Vergangenheit als mit der Gegenwart zu tun.

Kristallorgan: das gute Leben visualisieren

Das Gefühl, „nicht aus seiner Haut zu können“, erschwert oftmals die wahrgenommene Fähigkeit, tatsächlich etwas zu verändern. Die folgende Imaginationsübung soll dabei helfen, einen neuen hilfreichen Teil in sich zu aktivieren und weniger hilfreiche Anteile loszulassen. Sie können die Übung als Audiodatei über den QR-Code abrufen.

Sollte es Ihnen schwerfallen, sich auf die Imagination einzulassen, können Sie alternativ überlegen, wie ein typischer Tag aussehen würde, wenn Ihre Probleme einfach verschwunden wären. Beschreiben Sie Schritt für Schritt einen idealen, leichten und freudigen Tag und was sich dabei in Ihnen und um Sie herum verändern würde.

ÜBUNG 5.15

Für die (gedankliche) Ausführung der folgenden Übung sollte die ***nicht dominante*** *Hand genutzt werden.*

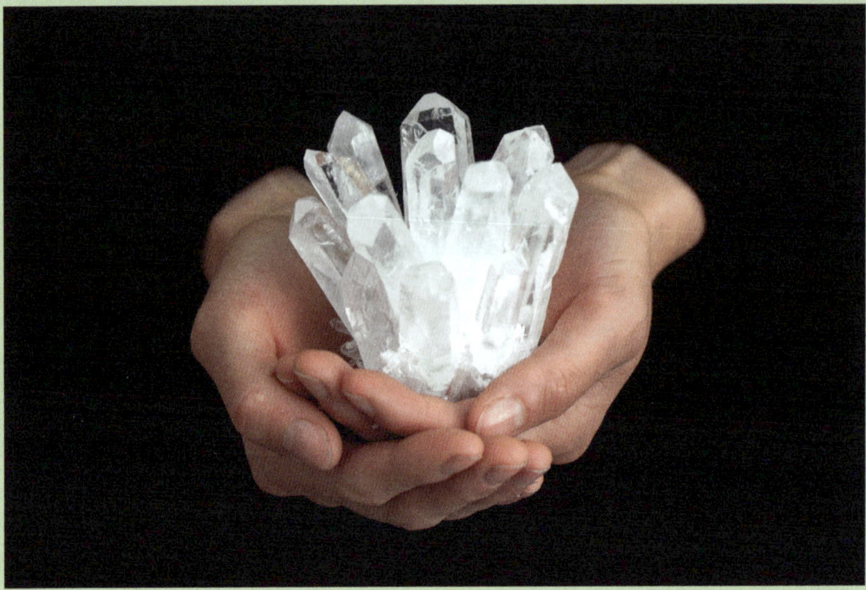

Atmen Sie einige Male tief und vollständig durch die Nase in den Bauch ein und aus. Ihr Körpergewicht sinkt mit jeder Ausatmung nach unten ... immer weiter und weiter ... Ihre Schultern entspannen sich ... und Ihre Stirn ... Lassen Sie auch bewusst die Muskeln um Ihre Augen los ... Ihre Lippen können sich ganz von alleine ganz sanft öffnen ... sodass der Kiefer sich entspannen kann ... und Ihr Gesicht wird freundlich und weich ...

Vielleicht können Sie beobachten, wie Ihre Atmung ganz leise und sanft fließt ... und der Körper bewegt sich dabei in unendlich kleinen Wellenbewegungen ... auf und ab ... ein und aus ... Für eine Weile darf die Atmung von ganz alleine fließen ...

Und während Ihre Ohren immer noch hören, welche Geräusche um Sie herum wahrnehmbar sind ... während Ihre Nase die Luft riechen kann ... und während Ihr Körper sich als Ganzes wahrnimmt ... von oben bis unten ... während Ihr Geist sich weiterhin dieses und jenes überlegt ... mal hier und mal dort ist ... während all dieser Erfahrungen verankert sich Ihre Aufmerksamkeit in der gefühlten Mitte Ihres Körpers ... Dort, wo Sie Ihre Atmung besonders klar wahrnehmen ... Für manche ist das im Bauch ... für manche im Herzen ... und für manche dazwischen ... Der Mittelpunkt Ihres Körpers findet sich wie von allein ... Ihre Atmung weiß, wo die richtige Stelle ist ... Ihr eigenes Zentrum ... und der Atem fließt ganz natürlich durch Ihren ganz eigenen Mittelpunkt ...

Stellen Sie sich vor, dass Sie vor einem offenen Feuer sitzen ... Sie spüren die Wärme der Flammen auf der Haut, wohlig und warm ... wärmend ... hören das Knistern ... riechen den besonderen Duft ... Vor Ihnen liegt ein Stift und ein Blatt Papier. Sie schreiben nun auf das Papier die Eigenschaft oder Lebensumstände, die Sie am meisten belasten und die Sie am dringlichsten loslassen möchten.

Und dann werfen Sie das Papier einfach in das Feuer und lassen es verbrennen. Wie Sie ja vielleicht wissen, verbrennt das Papier zu Asche ... und Asche besteht aus Kohlenstoff ... und Kohlenstoff ist der Bestandteil von Diamanten und Kristallen ... Sie können beobachten, wie sich der Prozess entwickelt ... wie transformiert wird, was da war ... damit Neues entsteht ... Und nach einer Weile entdecken Sie inmitten der abgekühlten Feuerstelle einen funkelnden Kristall ... Welche Farbe hat dieser Kristall? ... Wofür steht diese Farbe? ... Der Kristall ist das, was in Ihrem Leben Neues entsteht, wenn Ihre Lasten verbrennen ... Ein Kristall der Hoffnung ... ein Kristall der neuen Lebenskraft ... Was bedeutet dieser Kristall für Sie? ... Welche Eigenschaften beherbergt dieser wundersame Stein? ...

Sie dürfen sich das funkelnde Ding in aller Ruhe ansehen ... und in der Hand spüren ... Dieser Kristall kann noch viel mehr ... Er kann in Ihren Körper eingesetzt werden als magisches Organ ... und von innen leuchten ... Spüren Sie einmal in Ihren ganzen Körper hinein ... Wo möchten Sie den Kristall einsetzen? ... Wo in Ihrem Körper könnte diese neue Lebenskraft einen Platz finden? ... Und dann setzen Sie ihn mit Ihrer (nicht dominanten) Hand genau dort ein ... ja ... Legen Sie Ihre Hand dorthin ... und atmen Sie tief ein und aus, um die leuchtende Kraft des Kristalls durch Ihren ganzen Körper zu schicken ... wunderbar ... Wie fühlt sich das an? ... Wie verändert das neue magische Kristallorgan Ihren Körper? ... Vielleicht sogar Ihre Gefühle oder Gedanken ... gut ...

Und nun haben Sie Ihre andere Hand frei, um alles zu tun, wonach Ihnen ist ... Was könnten Sie nun alles tun? ... Wie würde das Ihr Leben verändern? ... Und Sie können ja jederzeit wieder diese Stelle berühren und tief ein- und ausatmen, um die neue Lebenskraft zu spüren.

Und wenn Sie noch einige Male tief ein- und ausgeatmet haben, dann kommen Sie mit Ihrer Wahrnehmung wieder hier in diesen Raum zurück und öffnen Sie in Ihrem eigenen Tempo Ihre Augen.

5.2.3 *Übungen zur Selbstfürsorge und zur Regeneration*

Drei-Atemzüge-Selbstfürsorge

Das Ziel dieser einfachen Atemübung besteht darin, Aufmerksamkeit für den aktuellen inneren Zustand und die eigenen Bedürfnisse zu entwickeln. Richten Sie Ihren Fokus kurz auf Ihr eigenes inneres Erleben und verbinden Sie Ihre Atmung mit einem sich selbst mitfühlend zugewandten Interesse.

ÜBUNG 5.16

Atmen Sie tief ein und beobachten Sie:
Wie fühlt sich mein Körper jetzt gerade an?

Beim zweiten Atemzug fragen Sie sich:
Welches Gefühl verbirgt sich hinter dem körperlichen Erleben?

Beim dritten Atemzug:
Auf welches Bedürfnis versucht mich mein emotionales Erleben aufmerksam zu machen?

Zum Schluss überlegen Sie noch:
Wie kann ich jetzt mein Bedürfnis erfüllen – so gut, wie es in diesem Moment möglich ist?

Wärme spüren

Körperliche Wärme als reine Temperaturempfindung und soziale Wärme als ein Verbundenheitsgefühl werden teilweise über die gleichen Nervenfasern transportiert, was dafür sorgt, dass wir uns durch Wärmeempfindung selbst trösten und Halt vermitteln können. Körperliche Wärme, insbesondere verbunden mit sanften Berührungsqualitäten (warmes Wasser oder weiche Decken), vermitteln ganz unmittelbar befriedigende Wohlgefühle, wir fühlen uns emotional umsorgt und gehalten.

ÜBUNG 5.17

Überlegen Sie, ob Sie diese Strategie der Selbstregulation vielleicht schon einmal unbewusst genutzt haben, z. B. durch ein heißes Bad nach einem schweren Tag, ein Einkuscheln in eine Wolldecke mit einer Tasse heißen Tee in den Händen oder regelmäßige entspannende Saunagänge. Machen Sie sich Gedanken, wann und wie Sie die Wärmestrategie anwenden können, etwa zum Selbsttrost zu Hause, zur unauffälligen Selbstberuhigung in einer Gruppe usw.

Probieren Sie aus, ob es Ihnen leichter fällt, den emotionalen Zugang zum Zugehörigkeitsgefühl zu entwickeln, wenn Sie gleichzeitig körperliche Wärme erfahren. Holen Sie sich eine warme Decke, eine Wärmflasche oder ein Heizkissen und verbinden Sie sich innerlich mit den Gedanken an Ihre Ressourcen, die Ihnen das Gefühl der Verbundenheit geben, z. B. wichtige Menschen in Ihrem Leben, Familie, Freunde, Haustiere.

Woran merken Sie den Unterschied? Wie können Sie daraus eine stärkende Übungsroutine entwickeln?

Dass Wärme auf physischer wie psychischer Ebene entspannend wirkt, können Sie auch über Atemübungen nutzen:

Schließen Sie für einen Moment Ihre Augen und lassen Sie Ihre Schultern, Ihr Gesicht und Ihren Kiefer entspannen. Atmen Sie sanft und ruhig durch die Nase in den Bauch ein und durch die Nase wieder aus. Spüren Sie, wie die Luft durch das Einströmen durch die Nase angewärmt wird und warm durch Ihren Körper fließt und wie warme Luft auch wieder aus dem Körper hinausströmt. Lassen Sie die Wärme der Atmung nacheinander in jeden einzelnen Körperteil fließen. Beginnen Sie bei Ihrer Kopfhaut, gehen Sie weiter über den Oberkörper und die Arme und Hände und beenden Sie die Übung, wenn Sie bei Ihren Füßen angekommen sind. Lassen Sie am Ende das Gefühl der Wärme Ihren ganzen Körper einhüllen, als würden Sie die wohlige Wärme einer Daunendecke oder eines Bads genießen.

Wenn es Ihnen zu warm sein sollte, dann stellen Sie sich zusätzlich vor, wie ein sanfter, erfrischender Luftzug über Ihren Kopf und Ihr Gesicht streift.

Waldbaden

Das Waldbaden wird in Japan als besondere Naturheilmethode betrachtet („Shinrin-Yoku"), die die Lebensgeister in uns wieder in Einklang bringen soll. Tatsächlich belegen einige Studienergebnisse eine stress- und blutdruckregulierende Wirkung des Waldbadens, welche sich wohl vor allem auf das ausgiebige Spazieren stützt, bei dem die Spannung im Körper durch das fortwährende Laufen (dieselben Bewegungsmuster wie beim Fluchtverhalten) und eine tiefe und regelmäßige Atmung abgebaut wird. Durch das sinnliche Erleben der (angenehmen) Umgebung und die Körperwahrnehmung können sich Gedanken beruhigen.

ÜBUNG 5.18

Nehmen Sie sich, sooft es Ihnen möglich ist, eine halbe Stunde bis anderthalb Stunden Zeit für einen Waldspaziergang ohne Ablenkung wie Musik oder Gespräche. Halten Sie ein für Sie angenehmes Schritttempo bei und lassen Sie Ihre Atmung möglichst durch die Nase gleichmäßig in den unteren Bauchraum ein- und auch wieder aus der Nase ausströmen. Sie können auch ein paar Atemzügen lang seufzend durch den Mund ausatmen.

Tauchen Sie mit Ihren Sinnen voll in das Waldbaden ein:

- Lassen Sie die vielen Erd- und Grüntöne Ihre Augen erfreuen.
- Achten Sie auf die vielen verschiedenen Geräusche der Blätter, Bäume und Tiere und auf das Geräusch Ihrer Schritte auf den verschiedenen Böden.
- Riechen Sie die verschiedenen würzigen und frischen Aromen des Waldes.
- Spüren Sie die verschiedenen Bodenbeschaffenheiten beim Gehen. Sie können auch barfuß laufen. Berühren Sie die Pflanzen und Bäume, umarmen Sie einen Baum, wenn es sich für Sie sinnvoll anfühlt.
- Wenn Sie möchten, schmecken Sie ein paar Pflanzen, indem Sie sie leicht mit der Zungenspitze berühren. Achtung: Einige Pflanzen können giftig sein! Erkundigen Sie sich ggf. im Vorfeld oder wählen Sie nur bekannte Pflanzen, die eindeutig ungefährlich sind.

Sollte Ihnen kein Wald in der Nähe zur Verfügung stehen, können Sie Ihren sinnlichen Spaziergang natürlich auch auf einem Park oder einer anderen schönen Grünfläche oder entlang eines Gewässers genießen. Auch ein reiner „innerer Naturspaziergang" in der Vorstellung kann eine beruhigende Wirkung haben genauso wie Zimmerpflanzen oder das Betrachten von Waldbildern (eine geeignete Alternative für kurze Pausen im Arbeitsalltag). Zum Feierabend oder am Wochenende empfehlen wir Ihnen hingegen, lieber Ihre bequemen (Wander-)Schuhe anzuziehen und rauszugehen.

Kurze Pause

Die folgende Übung hilft Ihnen dabei, schnell und einfach eine kleine Pause zur Selbstregulation einzulegen. Insbesondere bei Menschen, die unter Stresssymptomen leiden und einen durchgetakteten Alltag haben, bieten sich kurze entspannende Körperübungen an, um Kraft zu tanken und sich neu zu zentrieren. Es ist empfehlenswert, sich für kurze Übungen zwischendurch eine Erinnerungsfunktion im Smartphone einzurichten.

ÜBUNG 5.19

Sie können diese Übung im Stehen oder Sitzen machen. Schließen Sie, wenn Sie mögen, die Augen. Nehmen Sie einige tiefe Atemzüge und lassen Sie die Luft durch die Nase bis in den unteren Bauchbereich fließen. Der Oberkörper sollte sich dabei kaum bewegen. Die Atmung wird weiter vertieft, indem Sie die Stimmritzen verengen und die Atmung rauschend ein- und ausfließt (vgl. „Atmen wie der Ozean“ oder „Ujjayi-Atmung“, Seite 117 f.).

Entspannen Sie die Schultern und das Gesicht bei jeder Ausatmung noch ein bisschen mehr und geben Sie das Körpergewicht nach unten in den Boden oder in die Sitzfläche ab.

Kreisen Sie den Kopf einige Male sanft, anschließend pendeln Sie mit dem Oberkörper (oder im Stehen mit dem gesamten Körper) langsam hin und her.

Wenn Ihnen danach ist, lassen Sie mit der Ausatmung in einer beliebigen Tonhöhe ein sanftes Brummen entstehen („Bienenatmung“ oder „Bhramari“, Seite 115 f.). Wenn das Summen situationsbedingt schwierig ist, können Sie stattdessen auch mit den Fingerspitzen sanft den Brustkorb abklopfen.

Zum Schluss legen Sie eine Hand auf Ihren Brustkorb und eine Hand auf den Bauch und atmen Sie noch einige Male tief und entspannt ein und aus, ehe Sie sich wieder mit geöffneten Augen im Raum orientieren.

Quelle der Ruhe

Durch die folgenden Tipps können Sie Ihr Körperbewusstsein schulen, um mehr innere Ausgeglichenheit und Ruhe zu erleben. Das Besondere: Sie können diese Anregungen sogar in Gesprächssituationen umsetzen und werden durch Ihre eigene Regulation auch für andere zu einer Quelle der Ruhe. Je mehr Ruhe, Sicherheit und Freundlichkeit wir in die Welt hinaustragen, umso mehr fühlen sich unsere Mitmenschen abgeholt und wohl, was sich wiederum auf unser Bindungs- und Selbstwertbedürfnis positiv auswirkt.

ÜBUNG 5.20

- Sitzen Sie aufrecht, aber entspannt und zugewandt. Achten Sie auf die Entspannung Ihrer Schultern, Hände und Gesichtszüge.
- Atmen Sie tief durch die Nase in den Bauch.
- Nutzen Sie Atempausen zwischen den Sätzen.
- Sprechen Sie in einem gemäßigten Tempo und tendenziell tiefer als sonst.
- Defokussieren Sie Ihren Blick gelegentlich oder lassen Sie den Blick Richtung Fenster schweifen.
- Nehmen Sie körperliche Bedürfnisse nach Wärme, frischer Luft, Bewegung usw. wahr und ernst.
- Nutzen Sie kurze Pausen zwischen den Sitzungen, um aus dem Fenster zu schauen, die Augen zu schließen und die Gedanken ziehen zu lassen oder für kurze Bewegungseinheiten.
- Unterbrechen Sie Sitzungen kurz, wenn Sie sich sehr angespannt oder erschöpft fühlen.
- Gehen Sie bei Bedarf mit Ihrem Gegenüber spazieren.

Yoga Nidra

Yoga Nidra bezeichnet den „yogischen Schlaf“, eine längere Entspannungsübung mit unterschiedlichen Wahrnehmungsprozessen, die eine tiefe Regeneration bewirken kann. Dabei sollen traditionsgemäß unbewusste Ängste gelöst und die Selbsterkenntnis sowie die tieferen Bewusstseinsebenen zugänglich gemacht werden. Studien weisen darauf hin, dass durch Yoga Nidra nicht nur ein meditativer Theta-Frequenzbereich im Gehirn erreicht wird, der für eine tiefe Regeneration sorgt, sondern auch der Dopaminspiegel deutlich erhöht wird, wodurch die kognitive Leistungsfähigkeit und die Handlungs- und Erfolgsorientierung steigen. Zudem erhöht sich auch die Anzahl der roten Blutkörperchen und der Blutdruck kann bei Hypertoniepatient:innen reduziert werden.

Nehmen Sie sich für diese Übung mindestens 30 Minuten Zeit. Bereiten Sie eine bequeme Liegefläche und eine Decke vor.

Die Übung gliedert sich in sieben Abschnitte. Die ausführliche Anleitung finden Sie über den QR-Code als Audiodatei, da die Übung nur mit viel Übung selbstständig durchgeführt werden kann. Im Folgenden können Sie das Transkript der Übung einsehen, um sich einen ersten Eindruck zu verschaffen, ob dieser Ansatz etwas für Sie sein könnte.

Yoga Nidra enthält in der Regel folgende Komponenten:

1. *Shavasana*: Tiefenentspannung im Liegen
2. *Sankalpa*: positive Selbstverbalisation oder Absicht
3. *Prana* erhöhen: Förderung der Vitalkraft und Lebendigkeit durch Stärkung der somatosensorischen Wahrnehmung
4. Ausgleich der Aktivität der Hirnhemisphären durch Gegensatzpaare
5. Visualisierungen
6. Wiederholung der positiven Selbstverbalisation (Sankalpa)
7. Reorientierung in der äußeren Situation

ÜBUNG 5.21

Beginnen Sie damit, Ihren Körper in diesem Moment wahrzunehmen. Atmen Sie einige Male tief und vollständig durch die Nase ein ... und wieder aus. Tief und vollständig durch die Nase einatmen und wieder ausatmen ... Lassen Sie mit jeder Ausatmung Ihr Körpergewicht nach unten sinken ... Entspannen Sie Ihre Schultern ... und Ihre Stirn ... Lassen Sie auch bewusst die Muskeln um Ihre Augen los ... Öffnen Sie Ihre Lippen ganz sanft ... sodass der Kiefer entspannen kann ... Lassen Sie Ihr Gesicht freundlich und weich werden ...

Nun lassen Sie Ihre Atmung leise und sanft fließen ... ganz ohne Anstrengung ... Dabei bewegt sich der Körper in unendlich kleinen Wellenbewegungen ... auf und ab ... ein und aus ...

Und während Ihre Ohren hören, welche Geräusche um Sie herum wahrnehmbar sind ... während Ihre Nase die Luft riechen kann ... während Ihr Geist sich weiterhin dieses und jenes überlegt ... während all dieser Erfahrungen verankert sich Ihre Aufmerksamkeit in der Mitte Ihres Körpers ... Dort, wo Sie die Atmung besonders klar wahrnehmen ... Für manche ist das im Bauch ... für manche im Herzen ... und für manche irgendwo dazwischen ... Finden Sie den Mittelpunkt Ihres Körpers ... den Mittelpunkt Ihrer Atmung ... Atmen Sie natürlich ein und aus ... und nehmen Sie sich vor, dass Ihr Körper nun schläft, während Sie selbst die ganze Zeit hellwach bleiben und hellwach werden ... Der Körper fällt in tiefe Ruhe, während der Geist hellwach bleibt ...

Nun formulieren Sie in Gedanken eine positive Absicht ... Etwas, was Sie in Ihrem Leben verankern möchten ... eine Kraftquelle, die wachsen soll ... Wählen Sie dazu einfache Worte ... leicht und klar verständlich ... und wiederholen Sie Ihren Wunsch in Gedanken dreimal ...

Und nun bringen Sie all Ihre Aufmerksamkeit auf jeden einzelnen Körperteil, den ich Ihnen gleich benenne ... Lassen Sie Ihren ganzen Fokus in diesen Teil Ihres Körpers fließen ... Spüren Sie als Erstes Ihre Zehen ... jeden einzelnen Zeh ... Spüren Sie dann die Fußsohlen ... den Fußrücken ... die Fersen ... und die Fußknöchel ... Spüren Sie Ihre Waden ... und Ihre Schienbeine ... Spüren Sie Ihre Kniescheiben ... die Kniekehlen ... Lassen Sie den Fokus in die vorderen Oberschenkel wandern ... und in die hinteren Oberschenkel ... Spüren Sie Ihr Gesäß ... die Hüfte ... und das Becken ... Atmen Sie ganz bewusst in den unteren Bauch ... Spüren Sie Ihre Bauchorgane ... den Bauchraum ... den Brustkorb ... Spüren Sie den unteren Rücken ... und den oberen Rücken ... Spüren Sie Ihre Schultern ... die Arme ... die Handrücken ... die Handinnenflächen ... jeden einzelnen Finger ... Spüren Sie Ihren Hals und wie der Atem durch den Hals fließt ... den Nacken ... den Hinterkopf ... die ganze Kopfhaut ... Spüren Sie Ihre Stirn ... die Augen ... die Nase ... die Wangen ... die Ohren ... und den Mund ... Spüren Sie Ihre Lippen ... und die Zunge ... Lassen Sie nun alles los ... Alles loslassen ... Der gesamte Körper lässt los ... Sie spüren den gesamten Körper ...

Lassen Sie nun Ihren gesamten Körper schwer werden ... immer schwerer ... und immer schwerer ... so schwer wie Blei ... und dann wird der Körper schwerelos ... immer leichter ... so leicht wie eine Feder ... Stellen Sie sich dann vor, wie der ganze Körper kalt wird ... immer kälter ... so kalt wie Eis ... und dann wird der Körper warm ... immer wärmer ... so warm wie die Sonne ... Lassen Sie dann Schmerz in Ihrem Körper entstehen ... er schmerzt immer mehr ... so schmerzvoll, dass Sie es kaum aushalten ... und dann spüren Sie Freude in Ihrem Körper ... tiefe Freude ... Sie sind erfüllt von Herzensfreude ...

Und nun stellen Sie sich einen uralten Baum vor ... dessen Wurzeln tief durch die Erde wachsen ... und dessen Zweige sich unendlich weit in den Himmel hinein ausbreiten ... Jetzt stellen Sie sich einen wunderschönen, lebendigen Fluss vor ... in den unendlich viele Bäche hineinplätschern ... Stellen Sie sich dann ein loderndes, kraftvolles Feuer vor ... dessen Flammen wild hin und her züngeln ... Lassen Sie dann unendliche Weite und klare Luft vor Ihrem inneren Auge sich ausbreiten ... einen hellblauen sonnigen Himmel ... und dann ein türkisblaues Meer, das in der Sonne glitzert ... und sich über den Horizont erstreckt ... Stellen Sie sich dann eine tiefblaue, klare Sternennacht vor ... unendlich tief und unergründlich ... Tauchen Sie dann ein in die unendliche Weite des gesamten Universums ... in die unendliche Tiefe ... und in die unendliche Stille ...

Rufen Sie sich dann noch einmal Ihren Herzenswunsch in Erinnerung ... Ihren Fokus ... und wiederholen Sie Ihren Wunsch in Gedanken noch dreimal ...

Bringen Sie dann Ihre Aufmerksamkeit wieder mit geschlossenen Augen in Ihren Körper zurück ... Spüren Sie Ihre Atmung ... die Grenzen und das Gewicht Ihres Körpers ... die Position Ihres Körpers hier im Raum ... Nehmen Sie auch den Raum um sich herum wahr ... die Luft ... die Temperatur ... die Beleuchtung ... die Geräusche ... und kommen Sie langsam wieder ganz im Hier und Jetzt an ... Bewegen Sie Ihre Hände und Füße ... und öffnen Sie dann Ihre Augen.

Ausdehnende Leere

Diese ausführliche Imaginationsübung kann Ihnen dabei helfen, auch in einer emotional erregten Situation innezuhalten und das Gemüt etwas herunterzufahren oder sogar einen meditativen Zustand anzustreben.

Es ist völlig normal für das Gehirn, unentwegt Erinnerungen hervorzuholen, Gedanken und Pläne zu entwickeln. Diese unermüdliche Aktivität des Gehirns wird fortbestehen, solange wir leben. Daher: Ein gedankenloser Zustand muss bzw. kann nicht das Ziel einer guten Meditation sein. Die erlebte Relevanz der Gedanken lässt sich aber durch einen beruhigten inneren Zustand auf angenehme Art verändern, sodass sich der Gedankenfokus erweitert und die neuronalen Netzwerke besser verknüpft werden. Dadurch ist eine kreativere Problemlösung möglich und auch unveränderlich erscheinende Schwierigkeiten lassen sich leichter akzeptieren (oder vielleicht doch lösen?), da die Perspektive ganzheitlicher wird und somit Stressfaktoren weniger im Fokus stehen.

Die Übung ist über den QR-Code als Audiodatei abrufbar.

ÜBUNG 5.22

Für diese Übung kann der Meditationssitz eingenommen (mit oder ohne Meditationskissen) oder auf einem Stuhl Platz genommen werden – mit aufgerichteter Wirbelsäule und entspannten Schultern. Die Hände sollten entspannt auf den Beinen liegen, möglicherweise berühren sich die Spitze des Zeigefingers und die Daumenspitze.

Atmen Sie einige Male tief und vollständig durch die Nase in den Bauch ein und aus. Lassen Sie mit jeder Ausatmung Ihr Körpergewicht nach unten sinken ... Entspannen Sie Ihre Schultern ... und Ihre Stirn ... Lassen Sie auch bewusst die Muskeln um Ihre Augen los ... Öffnen Sie Ihre Lippen ganz sanft ... sodass der Kiefer entspannen kann ... Lassen Sie Ihr Gesicht freundlich und weich werden ...

Nun lassen Sie Ihre Atmung leise und sanft fließen ... ganz ohne Anstrengung ... Dabei bewegt sich der Körper in kleinen Wellenbewegungen ... auf und ab ... ein und aus ... Für eine Weile darf die Atmung von ganz alleine fließen ...

Und während Ihre Ohren immer noch hören, welche Geräusche um Sie herum wahrnehmbar sind ... und Geräusche gehört werden, die jetzt gerade präsent sind ... während Ihre Nase die Luft riechen kann ... und die Gerüche wahrgenommen werden ... und während Ihr Körper sich als Ganzes wahrnimmt ... von oben bis unten ... während Ihr Geist sich weiterhin dieses und jenes überlegt ... mal hier und mal dort ist ... während all dieser Erfahrungen verankert sich Ihre Aufmerksamkeit in der gefühlten Mitte Ihres Körpers, wie ganz von alleine ... Ohne, dass Sie etwas Bestimmtes tun müssen ... Dort, wo Ihre Atmung besonders klar wahrgenommen werden kann ... Für manche könnte das im Bauch sein ... für manche im Herzen ... und für manche dazwischen ... Der Mittelpunkt Ihres Körpers findet sich wie von allein ... der Mittelpunkt Ihrer Atmung ... Ihr eigenes Zentrum ... und der Atem fließt ganz natürlich durch Ihren ganz eigenen Mittelpunkt ... Es passiert einfach ganz von alleine, Ihr Körper weiß, wie es geht ... Zentrierung ... Ruhe ... Fokus ... Stille ...

Und so, wie sich in der Mitte eines Wirbelsturms völlige Windstille findet ... kann trotz all der Sinneswahrnehmungen und Gedanken in Ihrem Zentrum eine angenehme Ruhe erfahren werden ... eine Stille ... eine Leere ... so, als wäre da ein friedvolles Nichts ... ein Vakuum ... die Pause zwischen zwei Worten ... die Atemstille zwischen der Ein- und Ausatmung ... das Universum zwischen den Planeten ... einfach Raum ... Ruhe ... Stille ... alles und nichts ... Und mit jeder gedehnten Ausatmung ... kann sich diese Leere ein wenig ausbreiten ... so wie sich das Universum pulsierend ausdehnt ... die Stille sich ausdehnen lassen ... Mit jeder Ausatmung wird Ihr gesamtes Wesen von dieser besonderen Stille berührt ... Ihr Körper wird von der beruhigenden Stille berührt ... Ihre Gefühle ... still ... ruhig ... Ihre Gedanken ... leer ... Lassen Sie sich einfach einhüllen ... in diese Pause zwischen den Worten ... und den unendlichen Raum ... in die Leere ... in die Stille ...

Und nach einer Weile zieht sich die Leere wieder in Ihr Zentrum zurück ... Mit jeder Einatmung konzentriert sich die Stille wieder auf Ihren Mittelpunkt ... Und während die innere Stille im Mittelpunkt Ihres Körpers bleibt, um Sie weiter zu begleiten, nehmen Sie über Ihre Sinne wieder den Raum um sich herum wahr ... und Ihre Gedanken werden wieder auf eine hörbare Lautstärke gestellt ... während die ewige Stille Ihres Zentrums Ihnen unterstützend erhalten bleibt ...

Ich zähle nun von 3 bis 0 zurück und bei 0 sind Sie wieder ganz im Hier und Jetzt.

3 – Sie nehmen den Raum um sich herum wahr.

2 – Sie spüren das Gewicht und die Begrenzung Ihres Körpers.

1 – Sie bewegen Ihre Hände und Füße.

0 – Sie öffnen die Augen und sind hell und klar.

Wie ein Boot auf dem Meer

Wenn wir ein Baby beruhigen, schaukeln wir es sanft hin und her, meist begleitet von einem leisen Summen oder Singen. Intuitiv spüren wir, dass Schaukel- und Pendelbewegungen unser Nervensystem beruhigen und wir uns wieder „in der Mitte einpendeln" können.

Mit dieser Übung gelingt es Ihnen möglicherweise leicht, sich in einen zentrierten und beruhigten Zustand zu versetzen.

Die Übung kann auch passiv erfolgen – durch tatsächliches Schaukeln auf einer Schaukel, in einer Hängematte oder einem Hängesessel.

Bei Reiseübelkeit könnte die Vorstellung des Bootes auf dem Meer auch aversiv sein. In diesem Fall versuchen Sie, ausschließlich Ihren Oberkörper langsam hin- und herzuschaukeln.

ÜBUNG 5.23

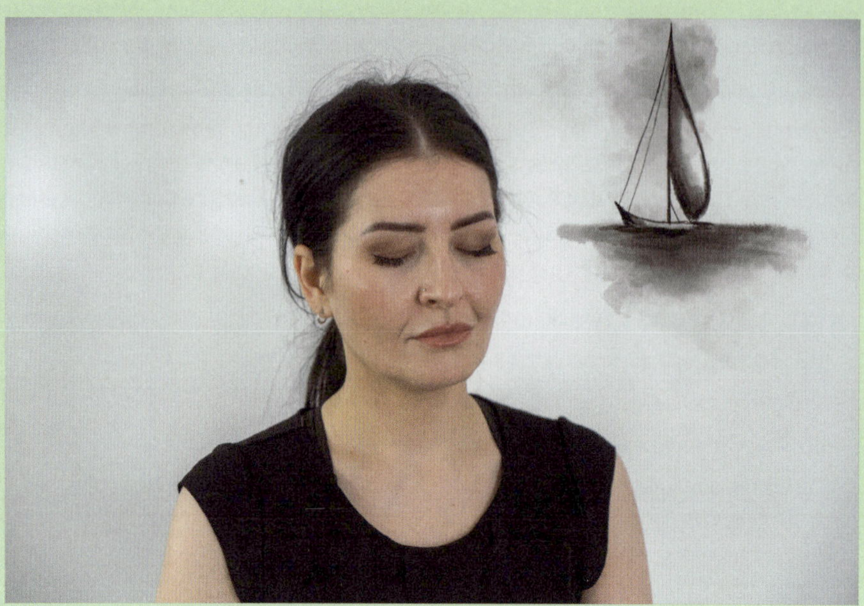

Erinnern Sie sich daran, wie Sie als Kind gewiegt worden sind, schaukeln waren oder in einer Hängematte entspannen konnten. Nehmen Sie dann eine aufrechte Sitzposition ein und atmen Sie ruhig und sanft, aber tief in den Bauch ein und aus. Entspannen Sie die Schultern, den Kiefer und das Gesicht. Beginnen Sie dann, mit Ihrem Oberkörper sanft hin- und herzupendeln, mit der Weite der Bewegung zu spielen und die Richtung intuitiv zu bestimmen. Stellen Sie sich dabei hilfreiche Bilder vor, wie etwa ein kleines Boot auf ruhiger See, eine Schaukel in einem schönen Park, eine Hängematte im Garten oder das schwere Pendel einer alten Standuhr.

6. Gelb oder schon tieforange? Stress, Übererregung und Alarmmodus

Es mag Sie vielleicht überraschen, aber „Stress" ist nicht die Eile im Alltag, der Zeitdruck auf der Arbeit, die Doppelbelastungen von Privatleben, Familie und Beruf oder die Pflege hilfsbedürftiger Menschen. Das sind zwar alles äußere Faktoren, die dazu beitragen *können* (aber nicht müssen), dass wir innerlich Stress erleben, aber nicht der Stress an sich. Unter Stress im engeren Sinne verstehen wir ein Ungleichgewicht zwischen den zur Verfügung stehenden Ressourcen und den äußeren Anforderungen. Bezogen auf das körperliche und psychische Erleben bedeutet das, dass unser Nervensystem den gesamten Körper und natürlich auch das Gehirn in einen Alarmmodus versetzt. Der Körper reagiert je nach Auslöser mit unangenehmen, *aversiven* Gefühlen wie Wut, Ärger und Angst, manchmal auch Traurigkeit, Ekel oder Verachtung in verschiedenen Ausprägungen und Facetten. Dabei müssen die Auslöser gar nicht zwangsläufig im Hier und Jetzt oder in der äußeren Realität stattfinden: Innere oder zeitlich zurückliegende Auslöser wie Erinnerungen an eine alte Verletzung in der Vergangenheit können genauso dafür sorgen, dass eine intensive Stressreaktion ausgelöst wird.

Stress erzeugt eine ganze Reihe von körperlichen und seelischen Symptomen, die unterschiedlich belastend sein können. Ein beschleunigter Herzschlag oder angespannte Muskeln sind ein Anzeichen für den Versuch Ihres Körpers, Ihr Überleben und Wohlergehen zu sichern (Energiebereitstellung). Erst bei anhaltender Belastung werden Stresssymptome zu einer Gefahr für Ihre Gesundheit. Das bedeutet, dass wir vorübergehenden Alltagsstress gut verkraften und sogar daran wachsen können. Erst, wenn unsere Bewältigungsversuche erfolglos bleiben und das innere Bedrohungserleben nicht abnimmt, wird die normale, aktivierende Stressreaktion zum gesundheitlichen Risikofaktor.

Abhängig davon, wie stressresistent bzw. resilient wir im Verlauf unseres Lebens werden, geraten wir schneller oder langsamer an die Grenzen unseres inneren Gleichgewichts. Unsere Stressresistenz ist zum Teil angeboren und zum Teil erlernt. Wer schnell und sehr emotional reagiert, bei dem kann von hohen Neurotizismus-Werten gesprochen werden (mehr zu diesem Thema können Sie im ersten Kapitel nachlesen). Auch die prägenden emotionalen Regulationserfahrungen im Verlauf unseres Lebens, insbesondere in den ersten Lebensjahren, bilden ein sicheres oder instabiles Gerüst für unsere psychische Widerstandskraft. Manche Kinder kommen bereits mit einem entspannteren Gemüt zur Welt und reagieren auf Herausforderungen weniger gestresst, worauf auch ihre Umwelt positiv reagiert. Kinder, die schneller gestresst reagieren und emotional eher fordernd sind, bringen unwillentlich ihr Umfeld an Belastungsgrenzen und machen somit auch weniger positive Erfahrungen. Es kann sein, dass diese Wechselwirkung die Entwicklung der selbstständigen Regulationskompetenz erschwert. Wir fühlen uns in unserem Körper, im Umgang mit unseren Gefühlen und in unserem Umfeld umso sicherer, je mehr unsere unmittelbaren Bezugspersonen für unsere physischen und emotionalen Bedürfnisse einen wohlwollenden und nährenden Raum schaffen. Das Sicherheitsgefühl brauchen wir, um zu lernen, uns selbst aus einer Stressreaktion rauszubringen. Die Fähigkeit, seine eigenen Stressgefühle selbstwirksam zu regulieren, wird also zu einem gewichtigen Teil erlernt.

Auf der emotionalen Ebene kann sich Stress als Angst, Wut oder Trauer manifestieren. Eine genauere Auseinandersetzung mit diesen Emotionen, die natürlich auch in unserem Verhalten Ausdruck finden, hilft uns, mehr Akzeptanz für diese Gefühle aufzubauen, und ein Verständnis für die körperlichen Vorgänge kann die Intensität der emotionalen Belastung minimieren. Die beteiligten Gefühle sind zwar häufig unangenehm, aber sie haben eine wichtige Funktion: Sie sind da, um uns vor Gefahren zu schützen und uns am Leben zu halten.

6.1 Das innere Gleichgewicht in Gefahr: Angst, Wut und Trauer

6.1.1 Angst verstehen

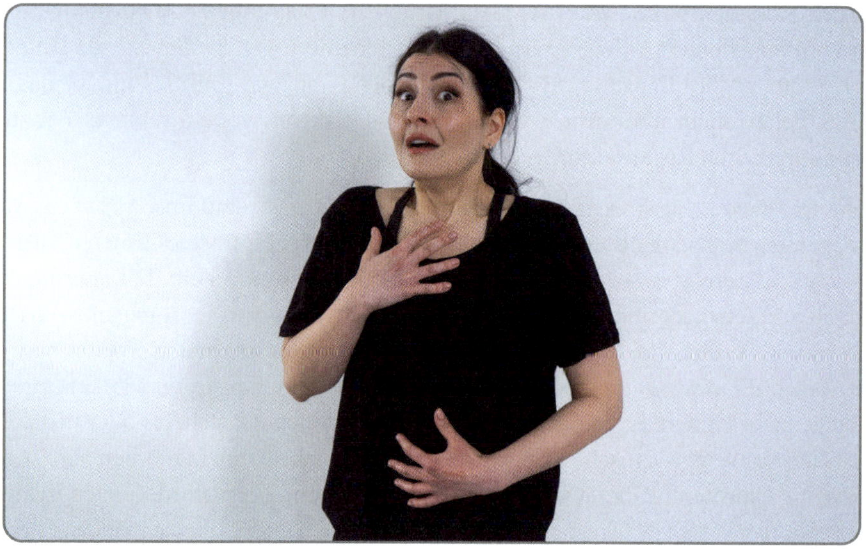

Angst ist eine Grundemotion, die uns vor Gefahren schützen soll und in einer als gefährlich eingeschätzten Situation automatisch, das heißt sehr schnell und nicht bewusst gesteuert, für Energiebereitstellung sorgt, damit eine Fluchtreaktion eingeleitet werden kann. Die Gefahr muss nicht real sein, es reicht schon ein Gedanke an etwas Gefährliches, um die körperliche Angstreaktion auszulösen. Dabei haben gerade die ängstlichen Menschen häufig eine sehr lebendige und gute Vorstellungskraft. Sie malen sich die potenziellen Gefahrenquellen und möglichen Katastrophenszenarien so plastisch und bunt aus, dass sie sich *wie echt* anfühlen: Das Gehirn kann tatsächlich nur schwer unterscheiden, ob die inneren Bilder die reale Welt wiedergeben oder nur vorgestellt sind.

Damit die Angstreaktion beendet werden kann, muss die bereitgestellte Energie verbraucht werden, sodass der Körper ganz natürlich Sicherheit und Ruhe im Hier und Jetzt erneut erleben kann.

Die bereitgestellte Energie konzentriert sich im Rumpf: Die Psoasmuskelgruppe, die die Beine mit dem Rumpf verbindet, spannt sich intensiv an, um die Flucht zu ermöglichen und zu bewältigen; der Oberkörper zieht sich zusammen zum Schutz der inneren Organe. Die Arme werden häufig schwach, Beine werden zuerst unruhig (Fluchtreaktion), dann mit zunehmender Intensität der Emotion schwächer und weniger kontrollierbar; Ein- und Ausatmung werden flach und schnell, es wird vor allem durch den Mund geatmet.

Haben Sie öfter mit Angstzuständen zu tun? Dann beobachten Sie Ihre Haltung der Angst gegenüber und stellen Sie sich folgende Fragen:

Ist Ihre Angstreaktion angemessen oder wurde sie irgendwann einmal zu einem Dauerzustand?

Wie viel von der aktuellen Angstreaktion kommt wirklich aus der Gegenwart? Wie viel gehört in die Vergangenheit? Wie viel davon ist nur eine Angstvorstellung?

Wie erleben Sie die Angst, wenn sie ein niedriges, ein mittleres oder ein hohes Intensitätsniveau erreicht?

Wenn die Angst explodiert: So entstehen Panikattacken

Das Herz beginnt zu rasen, Schweiß bricht aus, man fühlt sich zittrig und alles dreht sich – plötzlich auftretende, sehr intensive und schnell zunehmende starke Angst ist das beherrschende Gefühl während einer Panikattacke. Wer sie erlebt, hat oft den Eindruck, die Kontrolle über sich selbst zu verlieren.

Aus psychophysiologischer Sicht stellt Panik (oder stellen Panikattacken) eine extreme Ausprägung einer Angstreaktion dar, die der Organismus als massive Bedrohung erlebt. Man könnte sagen, dass die starke Angst dem Organismus selbst Angst bereitet.

Bei der Entstehung von Angst und Panik spielen biologische, psychologische und soziale Ursachen eine Rolle. Risikofaktoren für extreme Angstgefühle sind u. a.:

- andauernde (mehr oder weniger bewusste), meist subjektiv als schwer kontrollierbar erlebte Situationen (belastender Arbeitsdruck oder schwierige private Verhältnisse, Krankheiten, Verluste) oder zurückliegende Erfahrungen von Kontrollverlust
- starke Somatisierungstendenzen (z. B. Bauchschmerzen oder Kopfschmerzen bei Belastung, Bluthochdruck, Verdauungsprobleme etc.) sowie eine hohe Sensibilität für körperliche Veränderungen (Betroffene beachten Signale wie den eigenen Herzschlag stärker und neigen dazu, ihn schneller als Gefahr zu interpretieren)
- wenig Frustrationstoleranz für Stressgefühle und Ambivalenzen
- wenig Bewegung im Alltag

Durch eine chronische Konfrontation mit einem belastenden Thema, manchmal bewusst schwer zugänglich, besteht eine dauerhafte psychophysiologische Übererregung, die durch weitere physiologische oder psychophysiologische Reize (wie z.B. erhöhter Herzschlag) rapide ansteigt und den Paniklevel erreicht. Zudem erlebt der Organismus durch das andauernde Erregungsniveau ohne erkennbaren Auslöser Stress und bewertet die Erregung somit als Gefahr, was die Erregung weiter ansteigen lässt.

Eine Panikattacke zu erleben, bedeutet für Betroffene Kontrollverlust, der in Folge leicht mit Situationen, in denen potenziell Panik entstehen könnte (z. B. öffentliche Verkehrsmittel bei Agoraphobie), verbunden wird und das Regulationserleben verunsichern kann, wodurch wiederum dauerhafte überhöhte Wachsamkeit und Erregung entstehen. Ein Teufelskreis!

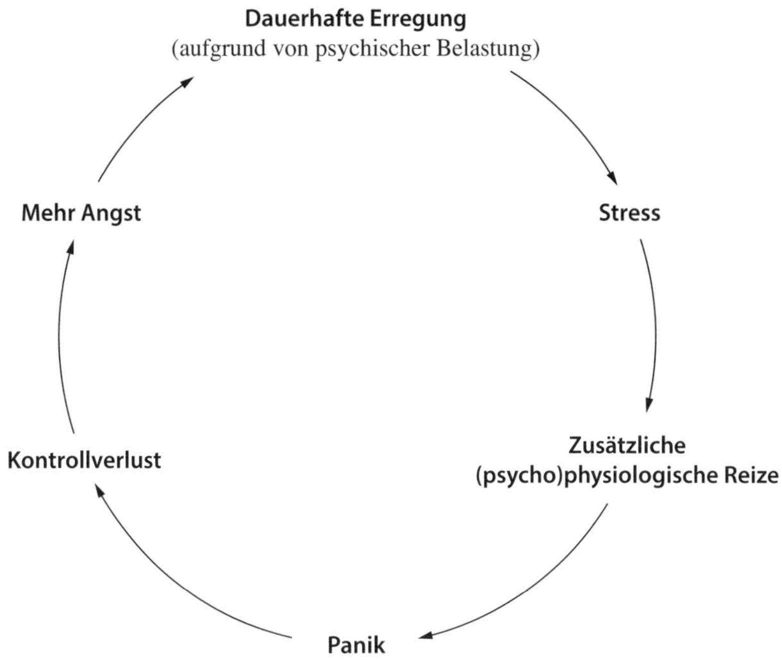

Abbildung 6.1: Der Teufelskreis der Angst

6.1.2 *Wut verstehen*

Die zweite sympathisch gesteuerte Möglichkeit, auf eine wahrgenommene Bedrohung zu reagieren, ist die durch Wut eingeleitete Kampf- und Verteidigungsreaktion. Wut ist eine Grundemotion, die unseren Organismus in Kampfbereitschaft versetzt, damit wir eine Bedrohung abwehren, unsere Ressourcen schützen und erhalten und unsere Grenzen aufzeigen und verteidigen können. Auch hier spielt die angemessene Intensität der Emotion eine entscheidende Rolle: Zu starke Wut und inadäquate Aggression können Ihre Lebensqualität deutlich einschränken und sich zerstörerisch auf Ihre Beziehungen auswirken. Damit die Wutreaktion beendet werden kann, muss überschüssige Energie abgebaut werden und ein körperliches Erleben von Sicherheit im Hier und Jetzt einsetzen als Zeichen dafür, dass die eigenen Grenzen nicht mehr verletzt oder bedroht werden. Das braucht innere Distanz und Kontaktaufnahme zu den verletzten Bedürfnissen und Grenzen, die Ihr Nervensystem mit der Kraft der Wut zu verteidigen versucht. Eine gezielte Körperachtsamkeit schafft bereits eine gewisse Distanz zum eigenen Erleben und stärkt das Gefühl der Selbstwirksamkeit und der Selbstkontrolle. Im Gegensatz zu Angst und Trauer macht uns Wut hellwach und energiegeladen. Unterdrücken wir diese Aggressionsenergie der Wut, bahnt sie sich möglicherweise ihren Weg nach draußen über somatische Beschwerden, Angstzustände oder depressive Verstimmung.

Häufig ist es wichtig, frühzeitig, noch bevor die Wut als „Grenzschutz“ auftauchen *muss*, dafür zu sorgen, dass wir uns angemessen und sozial kompetent abgrenzen und für unsere Bedürfnisse einstehen können. Um die überschüssige, bereits bereitgestellte Energie auf eine angemessene Weise körperlich auszuagieren, eignen sich u.a. energieintensive Ausdrucksformen wie energisches Stampfen in den Boden, Brüllen sowie Trommeln und Kraftsport. Boxen, Ringen oder andere Kampfsportarten können ebenfalls hilfreich sein, sind aber nicht für Menschen geeignet, die zur Aggressivität neigen, da sie die aggressiven und impulsiven Verhaltenstendenzen ggf. verstärken könnten. Auch einige Yoga-Asanas, z.B. die Krieger-Positionen, bieten sich an, um Abgrenzung und Stärke körperlich zum Ausdruck zu bringen und auf der somatischen Ebene zu erspüren.

Empfinden Sie in Ihrem Alltag öfter Wut und wissen nicht recht, wie Sie diese angemessen zum Ausdruck bringen sollen? Beobachten Sie Ihre Haltung der Wut gegenüber und stellen Sie sich folgende Fragen:

Ist Ihre Wutreaktion angemessen oder wurde sie zu irgendeinem Zeitpunkt zu einem Dauerzustand? Wann setzte dieser Dauerzustand ein?

Wie viel von der aktuellen Wutreaktion kommt wirklich aus der Gegenwart? Wie viel gehört in die Vergangenheit?

Wie erleben Sie die Wut, wenn sie ein niedriges, ein mittleres oder ein hohes Intensitätsniveau erreicht?

Wenn die Wut als normale und überlebenswichtige Emotion wieder mehr Akzeptanz in Ihrem Erleben findet, kann es Ihnen leichter fallen, auch eine angemessene Verhaltensantwort zu finden. Wut muss nicht zerstören, Sie kann uns konstruktiv beflügeln. Also fragen Sie sich immer wieder, wenn Sie Wut verspüren: „Was möchte das Gefühl bewirken? Kann ich etwas verändern? Wenn ja, was? Wenn nicht, wo muss ich Akzeptanz üben?“

6.1.3 Trauer verstehen

Traurigkeit und Trauer spielen im menschlichen Erleben eine ganz besondere (schwere) Rolle. Das kräftezehrende Gefühl aktiviert unser inneres (sympathisches) Stresserleben, legt unsere Bewältigungskräfte aber gleichzeitig lahm. Man könnte also sagen, der Schmerz findet keine Lösung. Und genau das ist auch die Funktion von Trauer. Sie scheint von uns zu verlangen, stehen zu bleiben, sich fallen zu lassen, Halt, Zuwendung und Unterstützung zu suchen, sich auszuruhen und sich dann wieder neu zu orientieren. Da, wo Angst und Wut uns befähigen, mögliche Verluste abzuwenden, müssen wir bei Trauer und Traurigkeit eingestehen, dass wir nichts mehr verändern können. Wir werden emotional und physisch klein (eingesunken), schwer und kraftlos. Das Weinen zeigt uns und der Umwelt, dass wir keine Kampfressourcen haben, dass wir leiden und Hilfe benötigen. Es bietet uns die Chance, unerträgliche Spannung abzubauen und den Körper noch einmal mehr zu erschöpfen, sodass wir möglicherweise einschlafen (etwa, wenn wir uns „in den Schlaf weinen") und unser Gehirn im Schlaf die neue Situation verarbeiten kann.

Um Schritt für Schritt aus der Trauer und Traurigkeit herauszukommen, benötigt es keine Übungen, sondern vor allem Zeit, Geduld, emotionale und physische Wärme und ein langsames „Sich-wieder-Aufrichten". Wann immer Sie einen Impuls spüren, sich zu bewegen, öffnen und strecken Sie sich, atmen Sie tief ein und aus, öffnen Sie dabei den Brustkorb und die Arme, sodass der Körper wieder Platz schafft für das Leben. Aber vor allem: Vertrauen Sie Ihrem Körper und Ihrer Psyche, mit der Zeit auch tiefen Schmerz verarbeiten zu können, wenn Sie lernen, den Schmerz anzunehmen, sodass er von allein ausheilen kann.

6.2 Übungen, um die innere Balance zurückzuerlangen

	Titel der Übung	Inhalt	Wann geeignet?
6.2.1 Allgemeine Übungen zur Regulierung emotionaler Belastung			
6.1	Innere Distanz aufbauen	Schulung der Beobachterperspektive	Um Abstand zu belastenden Emotionen zu bekommen und handlungsfähig zu bleiben
6.2	Shake it until you make it	Neurogenes Zittern	Um Anspannung abzubauen
6.3	Starke Emotionen verarbeiten	Lösen von belastenden Erlebnissen	Um alte Wunden heilen zu lassen
6.4	Muskel der Seele entspannen: mit Dehnübungen die Psoasanspannung loslassen	Den Muskel der Seele positiv beeinflussen	Um verspannte Muskeln im Hüftbereich zu lockern
6.5	Körperliche Neutralisierung	Neutrales körperliches Erleben	Um intensive Emotionen selbstwirksam zu unterbrechen
6.6	Bilaterales Klopfen	Klopfberührungen	Zum Abbau vegetativer Übererregung
6.7	Belastung somatisch verarbeiten	Neurotransmittervorrat aufbrauchen	Zur Abnahme der emotionalen Intensität
6.2.2 Übungen für einen entlastenden Umgang mit Ängsten			
6.8	Starke Mitte spüren	Anspannung der Körpermitte	Um sich wehrhaft zu fühlen
6.9	Fokus zu den Füßen bringen	Stressniveau in der oberen Körperhälfte abbauen	Um den Aufmerksamkeitsfokus zu verschieben
6.10	Der Angst mit Sicherheit begegnen	Nach Sicherheitsanzeichen Ausschau halten	Zur Ressourcenfokussierung

	Titel der Übung	Inhalt	Wann geeignet?
6.11	Mit Drachenkraft gegen die Angst	Ängste in Kraft umwandeln	Um Zugang zu der den Ängsten innewohnenden Energie zu bekommen
6.12	Schneller als die Angst werden	Bewegungs- und Fluchtenergie der Emotion Angst	Um den angst- und stresslösenden Effekt von Bewegung zu nutzen
6.13	Nähe und Distanz erkunden: eigene Grenzen verteidigen	Rollenspiel	Um neue stärkende Verhaltensweisen einzuüben
6.14	Gegendrücken	Kraftvolle Bewegung	Zur Stärkung eigener Grenzen
6.2.3	**Übungen für einen konstruktiven Umgang mit Wut**		
6.15	Playfight	Interaktive Übung zum Abbau aggressiver Kampfimpulse	Zur Umwandlung aggressiver Impulse in humorvolle
6.16	Krieger des Lichts	Embodiment	Um die Kraft der Wut in Energie für eigene Werte umzuwandeln
6.17	Trommeln	Rhythmus und Klangqualität des Trommelns nutzen	Um Herzschlag und Erregungsniveau positiv zu beeinflussen
6.18	Körpergrenzen spürbar machen	Funktion der Wut aufgreifen	Um ein frustriertes Bedürfnis zu entdecken und konstruktiv zu befriedigen
6.19	Mut zur Wut	Verdrängung von Wut konstruktiv entgegenwirken	Um bisher verdrängten Ärger konstruktiv auszuleben
6.20	Wutenergie im Körper verdünnen	Bewusste und leicht distanzierte Haltung zur Wut trainieren	Um Wut konstruktiv auszuleben
6.21	Wutfokus steuern	Fokussierung auf gegenwärtige Reize	Um Distanz zur Wut aufzubauen und im Toleranzfenster zu bleiben

	Titel der Übung	Inhalt	Wann geeignet?
6.22	Intensive Wutenergie zum Stillstand bringen	Abbau von Wut	Um Stresshormone durch intensive Bewegung abzubauen
6.23	Löwenatmung und Tigerbrüllen	Spielerischen Kontakt zur Wut herstellen	Um sich seiner Wut annähern zu können
6.24	Wut in Kraft verwandeln	Behavioral Activation System	Um die der Wut innewohnende Kraft nutzen zu können
6.25	Konstruktive Kraft der Wut spüren	Gehemmtes Wuterleben	Um gehemmtes Wuterleben zu erfassen
6.26	Körper an die Stärke der Wut erinnern	Körperliche Muster der Wut wahrnehmen und nutzen	Um eine gute Verbindung zum eigenen Wuterleben zu bekommen

Tabelle 6.1: Schnellübersicht aller Übungen in Kapitel 6

6.2.1 *Allgemeine Übungen zur Regulierung emotionaler Belastung*

Innere Distanz aufbauen

Egal, ob es sich um belastende Ängste, hitzige Wut oder lähmende Traurigkeit handelt – allein das Beobachten und Beschreiben der eigenen Empfindungen kann bereits etwas Distanz zu den vorherrschenden Emotionen schaffen. Eine kontinuierliche Arbeit am Aufbau einer Beobachterperspektive ist daher unerlässlich, um eine angemessene Emotionsregulationskompetenz aufzubauen. Ein innerer Abstand zu emotionalen Prozessen bedeutet, mit den auftretenden Gefühlen nicht mehr *verschmolzen* zu sein: Es macht einen großen Unterschied, ob ich wütend *bin,* also mich mit meinen Emotionen komplett identifiziere, oder ob ich Wut *spüre* und mein Gefühl mich nicht vollkommen ausmacht und steuert. Natürlich ist dies primär zur Entlastung bei unangenehmen, *aversiven* Gefühlen wichtig. Mit der Freude auf eine gesunde, nicht übertriebene Art eine Zeit lang zu verschmelzen kann ein schönes und stärkendes Erlebnis sein.

Sie können diesen Prozess auch mit hilfreichen Bildern unterstützen: Ihr innerer Beobachter kann auf die Lampe an der Decke, in die Ecke des Zimmers, vor das Fenster, an Ihren Wohlfühlort usw. platziert werden und ganz von außen Ihre Emotionen beobachten.

ÜBUNG 6.1

Spüren Sie erst einmal, dass Ihr Körper Kontakt mit dem Boden und mit der Sitzfläche hat. Beobachten Sie, wo der Kontakt besteht. Es geht nur darum, die Aufmerksamkeit bewusst und absichtsvoll auf diese Empfindung zu lenken und diese Wahrnehmung zu registrieren.

Nehmen Sie dann wahr, dass Ihr Körper atmet, nehmen Sie die Atembewegungen wahr. Beobachten Sie, dass sich der Brustkorb mit dem Einatmen sanft hebt und mit dem Ausatmen wieder senkt.

Machen Sie sich bewusst, dass Sie gerade jetzt schon mit Ihrem inneren Beobachter verbunden sind und die Fähigkeit des Beobachters nutzen, um den Kontakt des Körpers zum Boden und die Atembewegung bewusst zu registrieren. Sie können die Rückenlehne im Rücken spüren, sich innerlich zurücklehnen und aus dieser Haltung heraus beobachten, was Sie im Körper wahrnehmen. Welche körperlichen Empfindungen sind da? Wie würden Sie Ihren inneren Stresslevel einschätzen?

Diese Fähigkeit, die körperlichen Empfindungen zu beobachten und sie in Worte zu fassen, bedeutet, dass Sie mit Ihren somatischen Erfahrungen und Ihren Emotionen nicht verschmolzen sind. Es gibt eine innere Distanz zwischen Ihrem Bewusstsein und Ihrem Erleben.

Üben Sie, diese innere Distanz noch etwas zu vergrößern. Stellen Sie sich vor, Sie entfernen sich innerlich von Ihren Empfindungen etwas weiter. Ein Teil von Ihnen zoomt sich raus, nimmt innerlich Abstand und beobachtet von dort aus, was sich im Körper zeigt.

Denken Sie an ein Thema, das etwas Anspannung bei Ihnen auslöst. Beobachten Sie, welche körperlichen Empfindungen Sie gerade wahrnehmen können. Woran merken Sie den Stress? Achten Sie darauf, nicht vollkommen in Ihre Empfindungen einzutauchen, sondern üben Sie die innere Distanzierung: Ein Teil von Ihnen bleibt in der Beobachterposition und sorgt so für den inneren Abstand zum Erleben.

Was verändert sich dadurch in Ihrem Stresslevel, wo sind Sie jetzt auf der Stressskala? Woran bemerken Sie das? Beobachten Sie, welche körperlichen Empfindungen Sie gerade wahrnehmen können.

Atmen Sie zum Abschluss wieder bewusst durch, bringen Sie die Aufmerksamkeit zur Atembewegung und spüren Sie den Boden unter den Füßen, bewegen Sie den Körper und richten Sie Ihre Aufmerksamkeit wieder nach außen.

Shake it until you make it

Wenn sich unser Körper und unsere Psyche im stark gestressten Zustand befinden, zum Beispiel bei traumatischen Erlebnissen, aber auch bei andauernden leichteren Stresssituationen wie beruflichen oder persönlichen Konflikten, aktiviert unser Körper unabhängig von den tatsächlichen Gefahren eine Kampf- oder Fluchtreaktion. Die Energie verteilt sich dabei zur Kampfeslust auf die Bauch- und Rumpfmuskulatur, die Arme und Hände und das Gesicht (vor allem den Kiefer und die Augen). Bei vorwiegenden Fluchtimpulsen aktiviert sich eher die Laufmuskulatur, an der der untere Rücken, die Hüfte, das Becken und die Beine beteiligt sind. Aber auch Spannung im Schulter- und Nackenbereich kommt häufig vor, um die überlebenswichtige Halsschlagader durch angezogene Schultern zu schützen.

Nach einem Stressereignis verbleibt der Körper oft in dieser Grundspannung, weil ja in der Regel keine physische Flucht möglich oder notwendig ist, um den Gefahren des modernen Lebens zu entkommen. Eine besonders wirksame Möglichkeit, Stress abzubauen und die Entspannung zu fördern, ist „neurogenes Zittern". Zittern ist eine natürliche physiologische Reaktion, um bei einer ausbleibenden Fluchtmöglichkeit die im Körper festgefahrene Spannung durch abwechselnde An- und Entspannung wieder abzubauen. Das neurogene Zittern ist angelehnt an die Tension and Trauma Release Exercises (TRE) von David Berceli, die sich auf das Lösen von Spannungen im Psoasmuskel konzentriert, der sich bei Angstgefühlen stark anspannt. Das unwillkürliche Zittern braucht manchmal Zeit und geschieht leichter, wenn die Muskeln bereits ermüdet sind (z. B. nach dem Sport).

Sie können die Übung auch mit dem Abklopfen des Körpers kombinieren. Rhythmische Musik kann unterstützend sein.

ÜBUNG 6.2

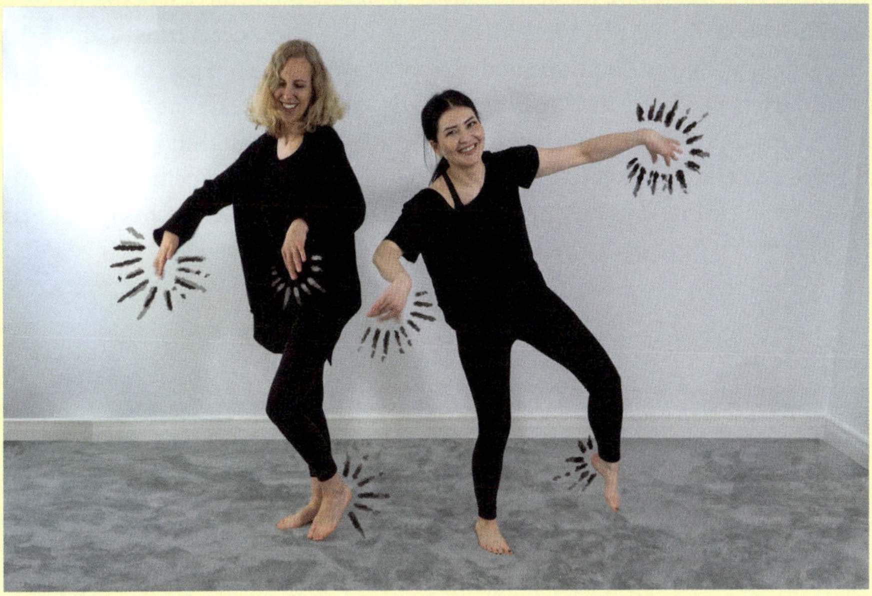

Stehen Sie hüftbreit und stabil. Spüren Sie Ihre Füße auf dem Boden und lösen Sie Ihre Aufmerksamkeit von Ihren Gedanken weg hin zu dem körperlichen Erleben der inneren Unruhe.

Bringen Sie Ihren Körper in Bewegung: zuerst die Hände und die Arme ausschütteln, dann die Beine in die Schüttelbewegung integrieren, schließlich mit dem gesamten Körper wackeln / rütteln. Die Knie bleiben dabei locker oder leicht gebeugt, um die Beweglichkeit zu unterstützen. Sie können auch rhythmisch die Fersen vom Boden anheben und wieder absetzen, um den ganzen Körper in die Schüttelbewegung zu bringen. Der Schwerpunkt bleibt dabei bei den Fersen.

Anschließend können Sie sich auf den Rücken legen, die Fußsohlen gegeneinander legen, die Knie weit auseinanderfallen lassen und das Becken so hoch wie möglich vom Boden abheben. Nach einer Minute bewegen Sie die Knie ein paar Zentimeter aufeinander zu und warten Sie, bis im Hüft- und Oberschenkelbereich ein unwillkürliches Zittern entsteht. Unterstützen Sie die natürliche Zitterbewegung und führen Sie die Übung so lange fort, bis Sie merken, dass die Überspannung nachlässt und die Erregung abgebaut wird (Wärme, Ruhe, Weite, Loslassen muskulärer Anspannung und Schwere, verlängerter, ruhigerer Atem). Beenden Sie die Übung mit tiefer Bauchatmung, eine Hand liegt dabei auf dem Brustkorb, die andere auf dem Bauch.

Starke Emotionen verarbeiten

Manche Erfahrungen prägen unsere Erinnerung und unser Erleben auf besonders emotionale Art. Dabei fällt es uns oft schwer, sich innerlich von den besonders belastenden Erlebnissen zu lösen. Viele Menschen erleben dann den Wunsch, das Erlebte „aufzuarbeiten". Starke Emotionen oder emotionale Blockaden psychophysiologisch zu verarbeiten bedeutet, die Gefühle und die zugehörigen Gedanken bewusst zu erleben, den Unterschied zum Hier und Jetzt herzustellen und möglichst auch Lösungsideen zu erforschen. Sich dafür einen bewussten Raum zu nehmen, in dem alte Gefühle noch einmal da sein dürfen, manchmal vielleicht auch in Begleitung einer vertrauensvollen Bezugsperson, kann viele alte Wunden zum Heilen bringen.

ÜBUNG 6.3

Sitzen Sie aufrecht und entspannt und atmen Sie ruhig, langsam und tief in den unteren Bauch. Entspannen Sie Ihre Schultern und Ihre Mimik.

Nehmen Sie das Gefühl zu dem Thema, das Sie zurzeit belastet, im Körper wahr und lassen Sie Ihren Körper intuitiv eine Körperhaltung annehmen, die am besten zu diesem Gefühl passt. Versuchen Sie sich, soweit das möglich ist, in dieser Position zu entspannen.

Öffnen Sie Ihre Augen und lassen den Blick durch den Raum schweifen, bis auch die Blickrichtung und die Kopfposition gefunden sind, die zu dem Gefühl passen.

Lassen Sie dann sämtliche Gefühle, Bilder, Gedanken und Ideen aufkommen, die Ihnen zu dem Thema einfallen, ganz egal, ob Ihre Eingebungen Ihnen in diesem Moment sinnvoll erscheinen oder nicht.

Wenn Lösungsideen auftauchen, fragen Sie sich, ob Körperhaltung, Kopfhaltung und die Blickrichtung verändert werden möchten.

Schließen Sie noch einmal die Augen und entspannen Sie den gesamten Körper bei tiefer Atmung.

Ballen Sie dann die linke und die rechte Hand ca. zehnmal abwechselnd zu Fäusten und strecken Sie sie wieder (bilaterale Aktivierung). Öffnen Sie die Augen wieder und nehmen Sie den Raum um sich herum wahr. Vergegenwärtigen Sie sich, dass das soeben wiedererlebte Gefühl in der Vergangenheit liegt und die Gegenwart im Hier und Jetzt anders sein kann. Spüren Sie, ob und was sich in Ihrem emotionalen Erleben verändert hat.

Ordnen Sie Ihre Erinnerung dann bewusst als einen Teil Ihrer Geschichte ein, die jeden Tag aufs Neue weitergeschrieben wird.

Muskel der Seele entspannen: mit Dehnübungen die Psoasanspannung loslassen

Bei dieser Übung werden wir an der Dehnung von verspannten Körperbereichen arbeiten. Eine chronisch verspannte Muskulatur wirkt auf unseren Körper wie ein Bereitschaftssignal: Die Situation, in der wir uns befinden, ist nicht sicher – wir müssen bereit sein, schnell zu reagieren und uns zu verteidigen oder zu fliehen. Dadurch bleibt Ihr innerer Stresslevel erhöht.

Je beweglicher und freier die Körpermuskulatur wird, desto besser für die inneren interozeptiven Prozesse: Sie werden sich auf der mentalen Ebene ebenfalls offener und ausgeglichener fühlen. Daher kann es sinnvoll sein, Dehnungsübungen als einen festen Bestandteil Ihrer Wohlfühlroutine einzuführen. Selbst, wenn es nur ein paar Minuten täglich sind, werden es Ihnen Ihre Muskeln, Ihre Faszien und Ihr Nervensystem danken.

Bei den folgenden Übungsvorschlägen fokussieren wir uns auf den Abbau muskulärer Anspannung im Hüftbereich mit einem besonderen Blick auf den Psoasmuskel. Als eine Muskelgruppe, die die Rolle des größten Hüftbeugers und Beinhebers einnimmt, verbindet der Psoas die obere mit der unteren Körperhälfte. Er setzt am 12. Brustwirbel an, zieht sich über die unteren Lendenwirbel, führt seitlich von der Lendenwirbelsäule über den Unterbauch und das Becken bis zum oberen Teil des Oberschenkelknochens und sorgt so nicht nur für eine ausreichende körperliche Stabilität (v. a. durch die Stabilisierung der Wirbelsäule und Organe im Unterbauch), sondern auch für die Bewegung der Beine. Da der Psoas eine so zentrale Lage im Körper einnimmt, hat er auch einen großen Einfluss auf das (psychische) Wohlbefinden, weswegen er manchmal auch der *Muskel der Seele* genannt wird: Er beeinflusst die Durchblutung und Entspannung der inneren Organe und die Atmung, da er über die Faszien mit dem Zwerchfell verbunden ist. Er wird besonders stark aktiviert, wenn wir in Stress geraten. Befindet sich das vegetative Nervensystem in einem (chronisch) übererregten Zustand, wird der Psoas unbewusst stark an- und schließlich verspannt, was die inneren Organe einengt und die Atmung verflacht. Nicht nur die stressbedingte sympathische Aktivierung und innere Anspannung sorgen dafür, dass der Psoas sich verspannt. Auch andere Lebensstilfaktoren, wie monotone sitzende Tätigkeit vor allem mit überschlagenen Beinen und ohne Fersenkontakt zum Boden (gerade bei Frauen, die hochhackigen Schuhe tragen, ein Thema) führen dazu, dass der Psoasmuskel nur unzureichend gedehnt wird und immer weiter verspannt, bis er seine Kraft und Beweglichkeit verliert.

Die folgenden Übungen zur Dehnung und Entspannung der Psoasmuskulatur kommen aus dem Yin-Yoga, einem sehr sanften, achtsamen und modernen Yogastil, der vor allem auf die Dehnung der Faszien angelegt ist. Faszien sind das Bindegewebe, das fast alle Organe, Gelenke und Muskeln im Körper umfasst und für Stabilität und Beweglichkeit im gesamten Körper sorgt. Die Übungspositionen werden beim Yin-Yoga ganz ohne Muskelkraft gehalten. Das bedeutet, dass Sie sich in der Übungspraxis in eine bestimmte Körperhaltung begeben und in der Haltung passiv für mehrere Minuten verbleiben. Typisch ist eine längere Zeitspanne zwischen zwei und 20 Minuten, da das fasziale Gewebe deutlich mehr Zeit als die Muskulatur benötigt, um zu entspannen. Wichtig ist, zuerst nur so weit in die vorgeschlagene Haltung reinzugehen, dass eine sanfte Dehnung verspürt wird, und in dieser Stellung zu verbleiben, auch wenn der leistungsgetriebene Geist gerne mehr machen möchte. Allein das ist schon eine gute Übung für das achtsame Erkennen und Einhalten eigener Grenzen!

Dabei können auch verschiedene Hilfsmittel eingesetzt werden wie Yogabolster, Decken, Kissen oder Yogablöcke, damit die Haltungen individuell angepasst werden können. Dabei üben Sie auch einen mitfühlenden, selbstfürsorglichen Umgang mit sich selbst.

Die Faszien werden durch die länger gehaltenen Positionen effektiv gedehnt und belebt, was die Beweglichkeit steigern und Verspannungen lösen kann. Auch die ruhige Übungsphase mit sehr eingeschränkten äußeren Reizen kann Sie dabei unterstützen, das parasympathische Nervensystem zu stimulieren.

ÜBUNG 6.4

Testen Sie verschiedene Übungsversionen aus und beobachten Sie, wie sich Dehnung und Entspannung der Muskulatur im Hüftbereich anfühlen. Beobachten Sie Ihren Körper, schauen Sie, welche Empfindungen oder Emotionen auftauchen. Es wäre nicht überraschend, wenn bei sogenannten Hüftöffnern, also bei Übungen, die die Hüfte dehnen und wieder beweglich und locker machen, intensivere Emotionen auftauchen. Es geschieht nicht selten, dass Menschen bei der körperlichen Übungspraxis wie aus dem Nichts traurig werden oder weinen müssen. Lassen Sie es zu, betrachten Sie es als eine psychosomatische Aufräumaktion, in der Sie Emotionen loslassen, von denen Sie nicht mal wussten, dass sie noch nicht verarbeitet und integriert wurden.

Nachfolgend finden Sie verschiedene Dehnübungen:

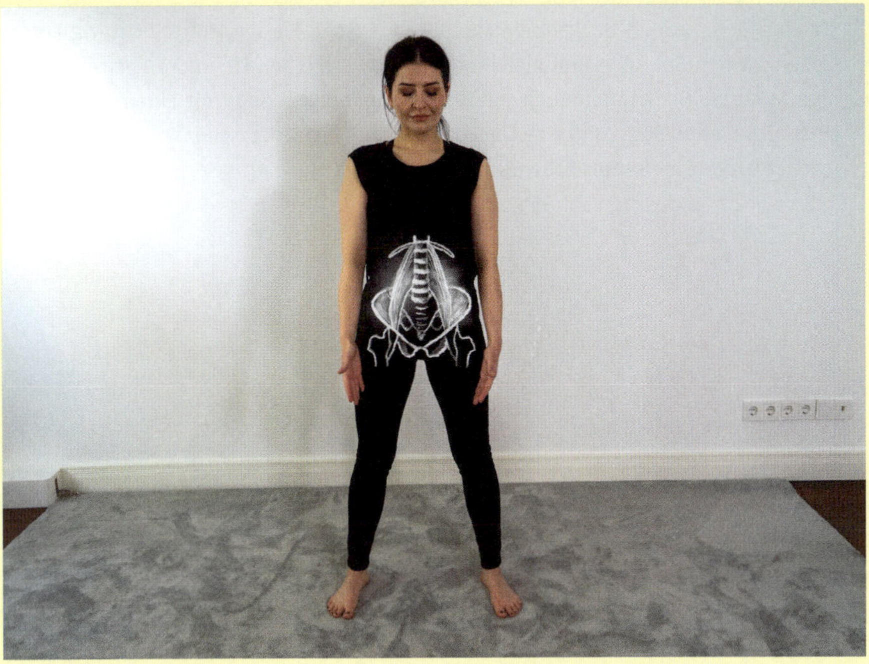

- Füße auf dem Boden: Legen Sie sich auf den Rücken und stellen Sie Ihre Beine auf, die Füße bleiben flach auf dem Boden. Lassen Sie die Knie aneinanderfallen, als ob die Beine zusammensinken würden. Die Knie berühren sich. Bleiben Sie zehn bis 15 Minuten in der Position.
- Füße an der Wand: Bleiben Sie auf dem Rücken liegen, aber diesmal in der direkten Wandnähe. Stellen Sie die Füße an die Wand, sodass die Beine einen 90-Grad-Winkel bilden. Lassen Sie ein Knie Richtung Boden fallen, sodass eine passive Dehnung im Becken- und Innenschenkelbereich entsteht. Bleiben Sie wieder fünf bis zehn Minuten in der Position und wechseln Sie anschließend das Bein.
- Rückenlage: Legen Sie sich auf den Rücken und strecken Sie beide Beine aus. Ziehen Sie erst ein Knie Richtung Brustkorb, dann das andere. bleiben Sie fünf bis zehn Minuten in der Position.

- Frosch: Kommen Sie in den Vierfüßlerstand. Bewegen Sie Ihre Arme langsam nach vorne und die Brust Richtung Boden. Ihre Knie bewegen Sie dabei nach außen, bis Sie eine Dehnung im Beckenbereich spüren. Lassen Sie die Hüfte Richtung Fersen sinken. Atmen Sie ruhig und gleichmäßig und verbleiben Sie in der Position für einige Minuten. Sie können auch mit einem Yogabolster oder mit einem Kissen den Oberkörper abpolstern und eine Decke unter die Knie, Unterschenkel und Fußrücken legen. Bleiben Sie fünf bis zehn Minuten in der Position.

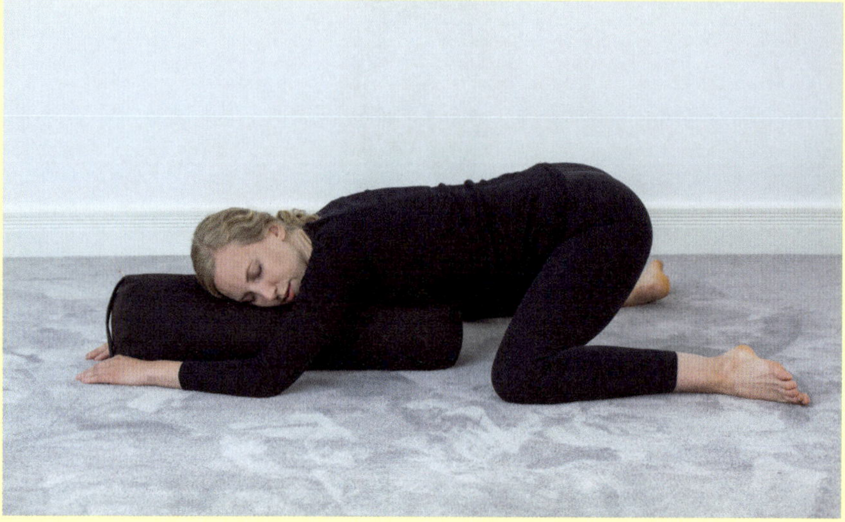

- Ausfallschritte: Stellen Sie sich hüftbreit hin, die Füße nach vorne ausgerichtet, und machen Sie mit einem Fuß einen großen Schritt nach vorne, das andere Bein strecken Sie durch, bis Sie eine Dehnung verspüren. Halten Sie die Position fünf bis zehn Minuten und wechseln Sie das Bein.
- Drache: Sie fangen wieder im Vierfüßlerstand an, stellen einen Fuß zwischen die Hände und gehen mit dem vorderen Fuß nach vorne. Das Knie soll über der Ferse bleiben, das hintere Knie schieben Sie so weit wie möglich nach hinten und strecken das hintere Bein. Lassen Sie Ihr Becken mit der Schwerkraft Richtung Boden sinken. Bleiben Sie fünf bis zehn Minuten in der Position und wechseln Sie dann die Beine.

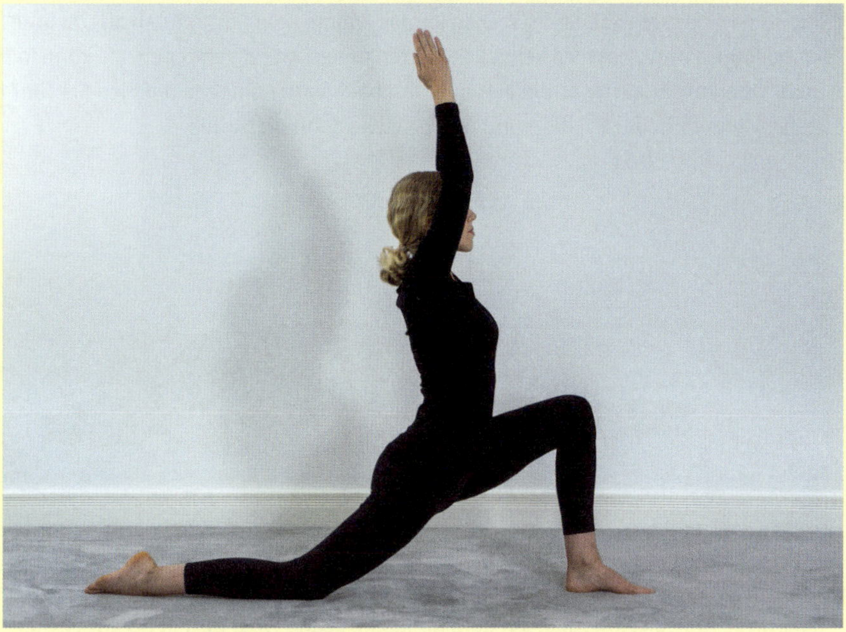

- Regenbogenbrücke: Legen Sie sich auf den Rücken, stellen Sie die Füße auf und heben Sie das Becken, um einen Bolster oder ein Kissen unter das Kreuzbein zu platzieren. Strecken Sie die Beine wieder aus und legen Sie die Hüfte auf dem Bolster ab. Die Arme können Sie so fallen lassen, wie es sich bequem anfühlt. Bleiben Sie fünf bis zehn Minuten in der Position und atmen Sie tief und langsam ein und aus.

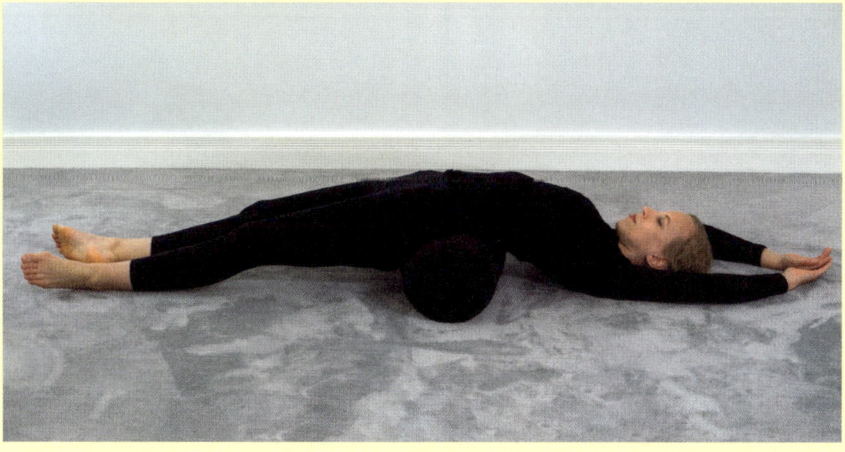

- Schwan: Beginnen Sie im Vierfüßlerstand. Legen Sie Ihr rechtes Knie hinter Ihrem rechten Handgelenk ab und strecken Sie das andere Bein nach hinten aus. Achten Sie unbedingt darauf, dass Sie keine Schmerzen in den Knien verspüren. Sie können mit dem Oberkörper aufrecht bleiben oder ihn nach vorne ablegen. Bleiben Sie fünf bis zehn Minuten in der Position und wechseln Sie dann die Seite.

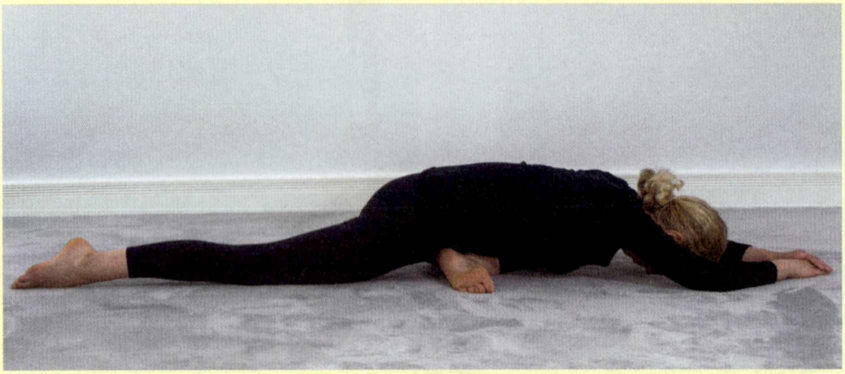

- Frosch-Sphinx (Chamäleon): Legen Sie sich auf den Bauch, winkeln Sie das linke Bein an und ziehen Sie es seitlich auf dem Boden Richtung Oberkörper, bis auf Beckenhöhe. Gerne können Sie das Knie mit einer Decke gegen den harten Boden abpolstern. Heben Sie den Oberkörper, sodass die Schultern entspannt über den Ellenbogen ruhen. Bleiben Sie fünf bis zehn Minuten in dieser Position, dann legen Sie den Oberkörper wieder ab, schieben Sie das linke Bein wieder zurück und spüren Sie nach. Wechseln Sie die Seiten und wiederholen Sie die Übung mit dem rechten Bein.

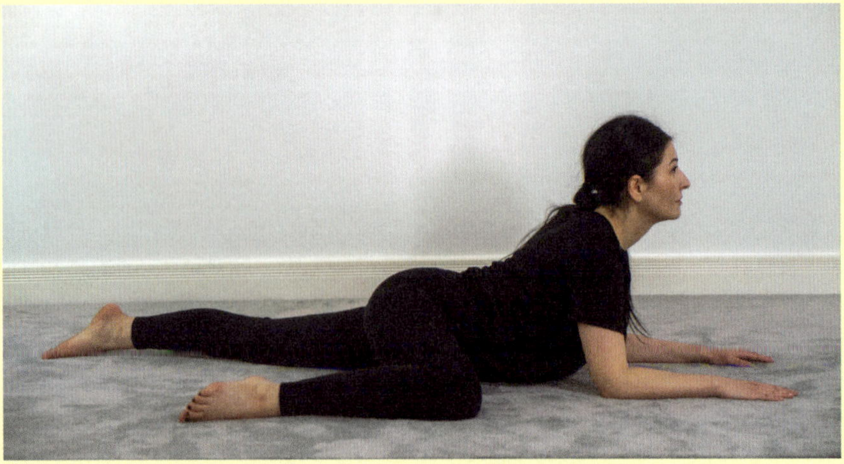

- Schmetterling: Beginnen Sie im Schneidersitz. Bringen Sie Ihre Fußsohlen aneinander und entscheiden Sie dabei selbst, wie weit oder nah die Füße vom Körper platziert werden sollten. Lassen Sie sich mit runder Wirbelsäule über die Beine sinken, legen Sie die Arme so ab, wie es sich natürlich und bequem anfühlt. Entspannen Sie sich in diese Haltung hinein und lassen Sie die Schwerkraft für sich arbeiten. Wenn diese Position für Sie nicht möglich ist, können Sie auch auf einem Kissen sitzen. Zum Abschluss richten Sie sich langsam und achtsam Wirbel für Wirbel wieder auf, strecken Sie die Beine und lockern Sie alles.

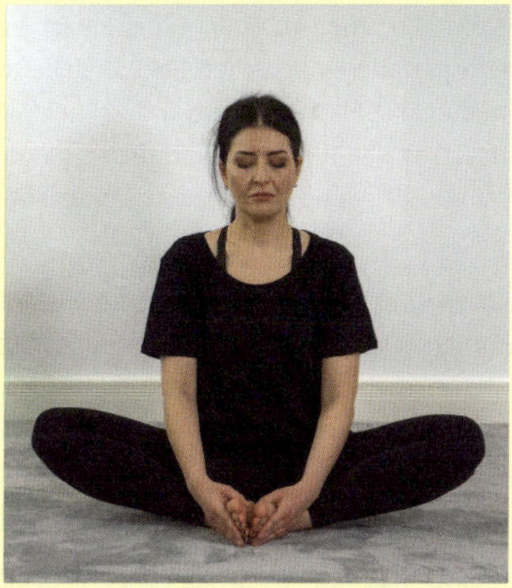

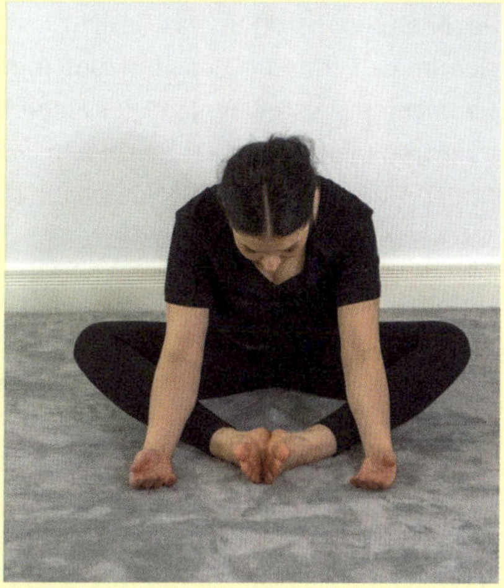

Spüren Sie vor und nach der jeweiligen Übung in sich hinein: Beobachten Sie, welche körperlichen Empfindungen auftauchen, welche Emotionen da sind und in welche Richtung Ihre Gedanken wandern. Was hat sich verändert? Was ist anders?

Körperliche Neutralisierung

Wenn Sie Ihre Aufmerksamkeit auf ein neutrales körperliches Erleben ausrichten und eine Zeit lang bei der Beobachtung bleiben, können Sie intensive Emotionen selbstwirksam unterbrechen. Das Gefühl, eigenständig etwas tun zu können und den Emotionen nicht hilflos ausgeliefert zu sein, wirkt sehr stabilisierend und beruhigend. Bei der folgenden Übung konzentrieren Sie sich auf den Bewegungsablauf und setzen gleichzeitig somatische Reize durch Selbstberührung. Das sind so viele verschiedene Informationen, die Ihr Gehirn in unterschiedlichen Gehirnarealen verarbeiten muss, dass der komplette Aufmerksamkeitsfokus unmöglich nur bei der unangenehmen Emotion bleiben kann. Umso besser, dass der Fokus der Aufmerksamkeit wie eine Taschenlampe funktioniert, die nur eine Sache zu einer Zeit beleuchten kann!

ÜBUNG 6.5

Stellen Sie sich hin, die Füße sind parallel zueinander und stehen hüftbreit, die Knie sind leicht gebeugt. Ihr Rücken ist aufgerichtet, Schultern bleiben entspannt unten, der Brustkorb ist offen. Das Gesicht lassen Sie vollkommen entspannt, der Blick richtet sich in die Ferne auf den Horizont mit einem peripheren visuellen Fokus (siehe Kasten rechts): Sie stellen nicht nur einen kleinen Ausschnitt im Zentrum des Blickfeldes scharf, sondern sehen das ganze Bild, auch das, was weit links und weit rechts passiert. Atmen Sie langsam und tief durch die Nase ein und aus und beobachten Sie die kurzen Pausen zwischen den Atemzügen.

Optional können Sie Ihren Fokus noch auf Ihre Mimik lenken. Entspannen Sie Ihre Gesichtsmuskulatur bewusst, z. B. durch Zusammenziehen und anschließendes Loslassen der Muskeln (im Sinne der Progressiven Muskelentspannung), durch mehrfaches Abreiben des Gesichts mit den Händen (Hände vorher aufwärmen durch Aneinanderreiben) oder durch sanftes Abklopfen mit den Fingerkuppen. Lassen Sie vor allem die Anspannung um die Augen herum los.

Jetzt nehmen Sie eine Armbewegung dazu: Beim Einatmen strecken Sie Ihre Arme nach oben und bringen Sie die Handflächen über dem Kopf zusammen. Beim Ausatmen bringen Sie einen Arm abwechselnd nach unten, mal links, mal rechts und die Handfläche klopft auf die Hüfte. Beim Einatmen kommt der Arm wieder hoch und der andere Arm wandert nach unten. Probieren Sie verschiedene Bewegungstempos aus. Grundsätzlich gilt: Je langsamer Sie werden, desto mehr parasympathische Aktivierung. Sie können aber ruhig mit einer sehr energischen Bewegungsabfolge anfangen, wenn Sie es brauchen, und im Laufe der Übung immer langsamer werden.

Eine andere Option könnte so aussehen: Sie verschränken Ihre Hände locker vor dem Körper, die Arme sind ausgestreckt. Beim Einatmen führen Sie die Arme vor dem Körper nach oben bis hinter den Kopf. Wenn Sie im hinteren Bereich sind, knicken die Ellenbogen nach hinten ab und die Hände berühren Ihren Nacken oder oberen Rücken. Beim Ausatmen werden die Arme in die Ausgangsposition zurückgeführt. Fokussieren Sie sich darauf, den Atem mit der Bewegung zu synchronisieren, was ziemlich viel Konzentration erfordert, und führen Sie die Bewegung langsam durch. Setzen Sie die Übung so lange fort, bis Sie eine Entlastung im emotionalen Erleben merken.

Peripheres Sehen

Peripheres Sehen bezeichnet die Fähigkeit, Objekte und Bewegungen außerhalb unseres zentralen Blickfeldes wahrzunehmen. Dadurch können wir Bewegungen und Veränderungen in unserer Umgebung erkennen, z. B. die Silhouette eines Raubtiers oder einen heranfliegenden Ball. Das periphere Sehen hilft uns auch dabei, das Gleichgewicht und die räumliche Ausrichtung aufrechtzuerhalten.

Dieser weite Blick ist das Gegenteil des sonst so wichtigen Fokussierens. Das bewusste Wechseln zwischen einem zentrierten und einem weiten Fokus trainiert die Fähigkeit, sich von inneren Fixpunkten zu lösen und den eigenen Horizont buchstäblich zu erweitern.

Im Coaching wird das periphere Sehen sogar als Quelle für mehr Resilienz genutzt, da es den Zugang zu den eigenen Ressourcen eröffnen kann und im Idealfall für unerwartete Gedanken oder neue Ideen sorgt.

Bilaterales Klopfen

Das Abklopfen des Körpers, vor allem wenn es abwechselnd auf der rechten und linken Seite eingesetzt wird, hat sich beim Abbau vegetativer Übererregung, innerer Unruhe oder bei Belastung durch unangenehme Emotionen bereits in vielen Variationen bewährt. Hinter der bilateralen sensorischen Stimulation stehen verschiedene Wirkhypothesen, unter anderem auch das Meridianenkonzept aus der Traditionellen Chinesischen Medizin (TCM). Aber auch, wenn wir nur bei den neurophysiologischen Prozessen bleiben, ist das Abklopfen des Körpers äußerst vielversprechend: Durch das bilaterale Klopfen werden sensorische (die Wahrnehmung der Klopfberührung) und motorische Reize (die Ausführung der Klopfbewegung) auf beiden Körperseiten aktiviert, was viele neuronale Ereignisse in beiden Gehirnhälften erzeugt. Man könnte sagen, wir sorgen selbst für ein synaptisches Feuerwerk im Gehirn, sodass unsere neuronale Aufmerksamkeit gezwungen wird, sich deutlich breiter zu verteilen. Voila! Wir haben die intensive Emotion „verdünnt". Nicht unwichtig ist auch die Erfahrung der Selbstwirksamkeit: Sie merken, dass Sie selbst aktiv Einfluss auf das emotionale Erleben nehmen können. Dadurch verabschieden wir uns vom Ohnmachts- und Hilflosigkeitsgefühl, das einen Kontrollverlust bedeutet und für zusätzliches psychosoziales Stresserleben sorgt.

ÜBUNG 6.6

Orientieren Sie sich im Raum. Spüren Sie die Kontaktpunkte Ihres Körpers zu der Sitzfläche und zum Boden, atmen Sie langsam und tief durch.

Schmetterlingsübung: Legen Sie Ihre Arme gekreuzt auf die Brust, sodass die Hände auf den gegenseitigen Oberarmen, Brustseiten oder Schultern liegen: rechte Hand auf der linken Seite, linke Hand auf der rechten Seite. Heben Sie die Hände abwechselnd hoch und klopfen Sie mit den Fingern und den Handinnenflächen auf die Oberarme, die Brust oder die Schultern.

Sie können ausprobieren, ob es hilfreich ist, die Position der Hände und die Geschwindigkeit der Bewegung beim Klopfen zu verändern. Im Verlauf der Übung können Sie klopfend die Arme hinunterwandern und bei den Händen enden. Lenken Sie Ihren Fokus immer wieder auf die abwechselnde, bilaterale sensorische Empfindung beim Klopfen.

Führen Sie die Übung so lange fort, bis Sie merken, dass die körperlich erspürte Unruhe nachlässt und die sympathikotone Energie, also der Erregungszustand des sympathischen Nervensystems, abgebaut wurde. Halten Sie dafür Ausschau nach folgenden somatischen Hinweisen: Wärme, Ruhe, Weite, Loslassen muskulärer Anspannung und Schwere, verlängerter, ruhigerer Atem.

Beenden Sie die Übung mit tiefer, langsamer Bauchatmung. Sie können dabei eine Hand auf den Brustkorb und die andere auf den Bauch legen.

Andere Übungsvarianten:

Klopfen Sie abwechselnd die Handrücken, Handinnenflächen und Handkanten aneinander.

Sie können auch nachspüren, in welchem Körperbereich die unangenehmen Gefühle besonders präsent sind, und die bilaterale Stimulation auf diese Körperteile fokussieren.

Probieren Sie auch aus, den ganzen Körper auf diese bilateral abwechselnde Weise abzuklopfen.

Belastung somatisch verarbeiten

Häufig geben wir uns selbst gar nicht ausreichend Zeit, um die Stressreaktion, die auf einen aufwühlenden Auslöser folgt, auf der körperlichen Ebene abzuschließen und den parasympathischen Ruhezustand wiederherzustellen. Dabei folgen unsere Emotionen immer dem gleichen physiologischen Muster: Eine emotionale Reaktion wird als Antwort auf einen äußeren (z. B. eine Situation oder ein Erlebnis) oder inneren Auslöser (z. B. eine Erinnerung, ein Gedanke an eine bestimmte Situation aus der Vergangenheit oder in der Zukunft, eine Vorstellung, ein inneres Bild) durch Ausschüttung bestimmter Neurotransmitter initiiert. Die Neurotransmitter sorgen dafür, dass psychophysiologische Veränderungen eintreten, die wir auf der psychischen Ebene als konkrete Gefühle erleben, indem wir die somatischen Wahrnehmungen (Herzklopfen, Kribbeln im Magen, Enge in der Brust etc.) je nach Kontext interpretieren. Beispielsweise spüren wir ein intensives Herzklopfen, wenn wir eine Person sehen, die uns attraktiv vorkommt, und interpretieren das als Verliebtheit / Schwärmerei. Das gleiche Herzklopfen tritt aber auch auf, wenn wir einen Horrorfilm schauen. Dann ist es für uns aber Angst oder zumindest Angstlust. Oder beim Joggen – dann bedeutet die Wahrnehmung für uns normalerweise nur, dass wir gerade nicht in der besten Form sind.

Neurotransmitter werden etwas auf Vorrat „vorproduziert“ und in kleinen neuronalen „Depots“ gelagert, damit sie uns sofort zur Verfügung stehen, wenn sie für eine bestimmte Emotion benötigt werden. Wird die emotionale Reaktion tatsächlich gestartet und hält so lange an, dass die Neurotransmitter aus den Depots „aufgebraucht“ werden, dann erleben wir das als Abnahme der emotionalen Intensität. Das ist sehr erleichternd, sofern die Emotionen unangenehm und belastend sind, und zeigt uns, dass kein Gefühl ununterbrochen vorherrscht. Der einfachste und natürlichste Weg, den Neurotransmittervorrat aufzubrauchen, besteht darin, bei dem Gefühl zu bleiben, es zu spüren und die körperliche Komponente des Gefühls zu beobachten, ohne durch neue Gedanken immer neue emotionale Inhalte zu erzeugen. So kann die vegetative sympathische Erregungsreaktion abgeschlossen werden und Sie erleben, wie sich das Nervensystem wieder beruhigt. In dieser Form kann die psychophysiologische Stressreaktion somatisch verarbeitet werden.

ÜBUNG 6.7

Machen Sie ein paar langsame Atemzüge, um Ihren Körper ein wenig zu regulieren. Lenken Sie Ihre Aufmerksamkeit auf Ihren Körper und fragen Sie ihn, wie es ihm jetzt, während Sie belastet sind, geht. Sollte Ihr Verstand sehr beschäftigt sein mit den rasenden oder kreisenden Gedanken, dann sagen Sie sich: „Das ist vollkommen normal in Zeiten starker Belastung. Ich muss das nicht ändern, aber ich kann eine Pause von den Gedanken einlegen."

Gleich schieben Sie die Gedanken für einen Moment beiseite, Sie können später zu den Gedanken zurückkehren, aber jetzt beschäftigen Sie sich mit dem körperlichen Erleben.

Denken Sie kurz an das aktuell belastende Thema und versuchen Sie dabei, Ihre Aufmerksamkeit auf Ihren Körper zu lenken. Welche körperlichen Empfindungen nehmen Sie wahr? Wo ist der Stress im Körper genau lokalisiert? Wie erleben Sie den empfundenen Stress, die emotionale Belastung oder den Schmerz? Beobachten Sie aufmerksam und lassen Sie alles zu, was auftaucht, als ob Sie herausfinden möchten, worum es dem Körper geht. Was auch immer auftaucht, versuchen Sie, die Aufmerksamkeit auf die vorhandenen körperlichen Empfindungen zu lenken. Fast so, als ob Sie zu dem Gefühl sagen würden: „Das ist wichtig für mich und ich will herausfinden, worum es hier geht."

Dann versuchen Sie, sich selbst Ihre körperlichen Empfindungen genauer zu beschreiben. Wie würde das Gefühl aussehen, wenn es ein Objekt wäre? Wo genau befindet es sich im Körper? Welche Form hat es? Ist es hart, weich, klein, groß? Welche Farbe hat es? Gibt es eine Bewegung? Gibt es dort Energie oder ist es eher ein Fehlen von Energie? Können Sie es als ein Symbol, eine Sache oder einen Gegenstand beschreiben? Beobachten Sie die körperlichen Empfindungen weiter und lassen Sie Bilder und Gedanken auftauchen, die kommen möchten. Lassen Sie dem Körper und dem Spüren Zeit.

Welche Gedanken ... welche Bilder tauchen auf? Was ist das Hauptthema des Gefühls? Was ist das Wichtigste an diesem Gefühl? Was ist das Schlimmste an diesem Gefühl? Beobachten Sie weiter ... Bleiben Sie dran. Bleiben Sie auf der Körperebene. Was brauchen Sie, wenn Sie sich so fühlen? Was braucht dieses Gefühl? Vielleicht ist es Trost ... Stärke ... Sicherheit ... Wärme ... Verbundenheit ... oder Akzeptanz? Was steht in diesem Moment zwischen Ihnen und Ihrem Wohlbefinden? Lassen Sie den Körper antworten. Statt die Antwort im Kopf zu suchen, bleiben Sie beim Körper. Beobachten Sie und schauen Sie, welche Antwort der Körper auf diese Frage gibt.

Bleiben Sie dran, bis Sie merken, dass sich in Ihrem Empfinden etwas positiv verändert.

Beenden Sie dann die Übung in Ihrem eigenen Tempo. Richten Sie die Aufmerksamkeit langsam wieder nach außen. Nehmen Sie wieder mehr die Geräusche im Raum und die Geräusche im Haus und auf der Straße wahr. Öffnen Sie die Augen wieder, falls sie geschlossen waren, und lassen Sie den Blick durch den Raum wandern, bis Sie merken, dass Sie wieder ganz im Außen, im Hier und Jetzt angekommen sind.

6.2.2 Übungen für einen entlastenden Umgang mit Ängsten

Starke Mitte spüren

Wenn Sie sympathisch aktiviert sind und Ihr vegetatives Nervensystem eine Gefahrenwarnung verkündet, ist es sinnvoll, sich die eigene innere Stärke und Abgrenzungsfähigkeit bewusst zu machen. Durch achtsame Wahrnehmung bereits kleiner körperlicher Haltungsveränderungen und muskulärer Aktivierung können Sie selbst das Gefühl verstärken, dass Sie widerstandsfähig genug sind, um sich der Herausforderung zu stellen.

ÜBUNG 6.8

Stehen Sie auf. Spüren Sie, wie fest Ihre Füße den Boden berühren, wie stark Ihre Beine sind. Stampfen Sie gerne auch mal mit dem linken und dem rechten Bein in den Boden. Fokussieren Sie sich darauf, wie viel Energie dabei entsteht.

Dann versuchen Sie, sich auf ein Bein zu stellen und dabei das Gleichgewicht zu halten. Spüren Sie, wie Ihr Körper sein Gleichgewicht von allein findet. Selbst wenn Sie das Gleichgewicht ein wenig verlieren, balanciert Ihr Körper sich wieder aus. Wie macht er das? Passiert es durch eine bestimmte Bewegung oder spannt Ihr Körper automatisch, ohne dass Sie sich bewusst den Kopf darüber zerbrechen müssen, bestimmte Muskelgruppen und Körperteile an?

Richten Sie Ihren Fokus auf Ihre Körpermitte, also auf den Bereich zwischen Ihrem Nabel und dem Brustkorb, und bauen Sie dort ein wenig Spannung auf. Spannen Sie die Bauchmuskeln an, stampfen Sie mit der starken Mitte wieder in den Boden. Probieren Sie aus, sich wieder auf ein Bein zu stellen, und spüren Sie den Unterschied. Beobachten Sie, ob Sie das Gleichgewicht besser halten können, jetzt, da Ihre Bauchmuskeln angespannt sind und Sie mehr Kraft und Halt in der Körpermitte aufgebaut haben. Beobachten Sie, wie es sich anfühlt, und spüren Sie nach, wie Sie von Ihrem starken, kraftvollen Zentrum profitieren.

Wenn in der Zukunft Situationen der Bedrohung und Verunsicherung auftauchen, denken Sie wieder an das kleine Experiment und spannen Sie einfach nur Ihre Körpermitte an. Spüren Sie die Kraft Ihrer Muskeln und werden Sie sich Ihres starken Zentrums bewusst. Stärke bedeutet eben nicht immer Angriffsfähigkeit, sondern beschreibt vor allem die innere Widerstandskraft.

Wenn Sie ein neues Hobby suchen: Kampfsportarten eignen sich immens gut, um die körperliche und psychische Widerstandskraft zu stärken. Auch durch ein regelmäßiges Training der Bauchmuskulatur können Sie die Wahrnehmung der starken Mitte deutlich unterstützen.

Fokus zu den Füßen bringen

Wahrscheinlich kennen Sie das auch, wenn bestimmte Gedanken sehr belastend sind und unsere Aufmerksamkeit ständig um sie herumkreist. Wir grübeln, machen uns Sorgen um die Zukunft, verlieren uns in ausgedachten Horrorszenarien und sind gar nicht mehr präsent. Weder spüren wir unseren Körper noch nehmen wir die Gegenwart bewusst wahr. Der komplette Aufmerksamkeitsfokus ist im Kopf. Indem wir ihn umlenken von Kopf und Oberkörper zu der unteren Körperhälfte, wird unsere Wahrnehmung ausgeglichener. Das kann Sie dabei unterstützen, die übermäßige Fixierung auf Gedanken und andere kognitive Vorgänge zu unterbrechen.

Stellen Sie sich selbst die Frage, wo sich bei einem hohen Stresserleben besonders viel Energie im Körper sammelt: In der oberen oder unteren Körperhälfte? Häufig manifestiert sich ein hohes Stressniveau in der oberen Körperhälfte: im Kopf als rasende Gedanken oder im Schulter- und Nackenbereich als muskuläre Anspannung oder gar Verspannung, wenn es länger anhält. Nehmen Sie sich vor, genauer darauf zu achten, wenn Sie wieder in ein stressiges Erleben geraten. Lockern Sie die angespannten Körperbereiche, lassen Sie die Schultern kreisen und bringen Sie den Fokus der Aufmerksamkeit zu den Füßen, damit Sie die Energieverteilung im Körper wieder ausgeglichener gestalten.

ÜBUNG 6.9

Orientieren Sie sich im Raum. Spüren Sie die Kontaktpunkte Ihres Körpers zu der Sitzfläche und zum Boden, atmen Sie langsam und tief durch.

Dann versuchen Sie wahrzunehmen, wie sich die Energie in Ihrem Körper verteilt: Wohin wandert die Aufmerksamkeit von ganz alleine? Wo ist mehr los? Ist die Energieverteilung eher kopflastig? Oder spüren Sie den ganzen Körper gleich gut?

Wenn sich die Energie in der oberen Körperhälfte, vor allem im Kopf, konzentrieren sollte, entscheiden Sie sich, dass Sie das verändern wollen, und bringen Sie Ihre Aufmerksamkeit gezielt zu den Füßen, weg vom Kopf. Es wird einfacher, wenn Sie Ihre Füße leicht bewegen. Dann sorgen Sie für mehr Reize in den entsprechenden Arealen im Gehirn. Sie können abwechselnd die Fersen in den Boden drücken, den Vorderfuß anheben, die Zehen bewegen, die Füße kreisen lassen oder sich vorstellen, dass die Füße eine Wanderung machen oder tanzen gehen, auch wenn der Rest des Körpers sitzen bleibt. Beobachten Sie, wie sich die Energie im Körper nach und nach im Oberkörperbereich verdünnt und nach unten bewegt. Beenden Sie die Übung erst, wenn Sie tatsächlich spüren können, dass Ihre untere Körperhälfte schwerer und Ihr Kopf zumindest etwas leerer geworden ist.

Der Angst mit Sicherheit begegnen

Damit eine Angstreaktion auf natürliche Weise abgeschlossen wird, muss ein körperlich spürbares Sicherheitserleben initiiert werden. Falls sich Ihre Angst im niedrigen Intensitätsbereich befindet, können Sie sich entlasten, indem Sie nach „Sicherheitsanzeichen“ Ausschau halten. Das kann über den sogenannten Bottom-up-Zugang (reizgesteuerte Verarbeitung) geschehen, indem Sie sich zum Beispiel auf eine ruhige Atmung, einen gleichmäßigen Herzschlag oder eine angenehme Wärme irgendwo im Körper konzentrieren. Oder Sie nutzen kognitive und imaginative Top-down-Prozesse (konzeptgesteuerte Wahrnehmung), wie das gezielte Verschieben der inneren Aufmerksamkeit auf Gedanken, die Halt und Sicherheit vermitteln, sowie Ressourcenfokussierung. Bemerken Sie dabei gezielt alle Veränderungen im körperlichen Erleben, die auf ein Umschalten auf der vegetativen Ebene hindeuten, wie Wärme, Ruhe, das Gefühl von Weite, ein Loslassen muskulärer Anspannung, eine Schwere oder ein verlängerter, ruhigerer Atem. Pendeln Sie mit Ihrer Aufmerksamkeit wiederholt zwischen dem Angst- und dem Sicherheitserleben.

Sollte die Angstintensität jedoch höher sein, ist es häufig sinnvoller, Aktivierungsenergie auf der physiologischen Ebene abzubauen, bis die Angstintensität auf ein niedrigeres Niveau sinkt, zum Beispiel indem Sie auf der Stelle laufen, Hampelmänner machen oder sich einer anderen anstrengenden Tätigkeit widmen. Gehen Sie erst dann zum oben beschriebenen Schritt über und starten Sie die Suche nach dem Sicherheitserleben.

ÜBUNG 6.10

Nehmen Sie kurz Ihren Körper in der aktuellen Sitzposition wahr und atmen Sie bewusst und langsam ein und aus.

In dieser Übung trainieren Sie, die Angstreaktion von den Gedanken an die Angst zu lösen. Gerade wenn wir ziemlich gestresst sind, fangen unsere Gedanken an zu rasen und überschütten uns mit Angstfantasien, die aber nicht sehr viel mit dem Hier und Jetzt zu tun haben. Die Realität ist nämlich, dass Sie jetzt sicher genug sind, um in diesem Moment diese Übung auszuprobieren, zu spüren, wie Sie sitzen und wie Ihre Füße den Boden berühren.

Nehmen Sie sich ein wenig Zeit dafür.

Dann rufen Sie sich ein Angstthema in Erinnerung, das Sie zwar beschäftigt, aber Sie nicht überwältigt. Sie können sich jetzt entscheiden, die aktuellen Gedanken an diese psychologische Angstgeschichte freundlich und sanft loszulassen … indem Sie die Aufmerksamkeit aus dem Spinnennetz der Angstgedanken lösen und sie stattdessen zum körperlichen Erleben bringen. Wo spüren Sie die Angst im Körper? Wie fühlt sie sich an?

Spüren Sie der Angst nicht allzu intensiv nach. Schenken Sie der Empfindung nicht zu viel Aufmerksamkeit, um sie nicht unnötig zu verstärken, aber nehmen Sie sie gleichzeitig so an, wie sie ist.

Welche Empfindungen würden einen Gegenpol zur Angst darstellen? Was lässt Sie sich sicher fühlen? Wo fühlen Sie sich sicher? Welche Ressource wäre jetzt hilfreich, welche Ressource wäre ausreichend intensiv, um Sie jetzt in diesem Sicherheitserleben zu halten, um genug Sicherheit zu vermitteln und um die Angst zu lindern? Woran merken Sie, dass sich in Ihrem Körper ein sicheres Gefühl ausbreitet, wenn Sie an das sichere Erleben denken? Vielleicht wird irgendwo ein Körperteil ganz langsam etwas wärmer? Oder ruhiger? Geben Ihre Muskeln vielleicht etwas von der früheren Anspannung ab, wird der Körper etwas schwerer und Sie können die Sitzfläche des Stuhls wieder intensiver wahrnehmen? Sitzen Sie wieder fester und präsenter? Was verändert sich an der Atmung? An der Körperhaltung?

Bleiben Sie dran. Beobachten Sie die körperlichen Signale des Umschaltens in den Sicherheitsmodus. Geben Sie sich Zeit. Sie können sich noch mal erden, so wie am Anfang der Übung: die Schwerkraft spüren, Ihre Füße auf dem Boden, die Stuhllehne im Rücken, die Sitzfläche unter dem Gesäß. Sie können auch die Schultern abklopfen oder sich selbst umarmen und halten.

Fokussieren Sie sich auch auf das Hier und Jetzt, wie Sie jetzt gerade in Ruhe sitzen und in diesem Moment sicher sind. Was vermittelt Ihnen hier das Gefühl? Woran merken Sie, dass jetzt keine Gefahr präsent ist? Schauen Sie sich wieder im Raum um. Erden Sie sich. Beobachten Sie die körperlichen Signale des Umschaltens in den Sicherheitsmodus. Geben Sie sich Zeit.

Das Hier und Jetzt ist die einzige Realität, die wirklich wahr ist. Alles andere, auch das, was Angst macht, sind unsere Angstfantasien. Spüren Sie, wie fest und sicher sich die Realität anfühlt – greifen Sie etwas mit Ihren Händen, was sich fest anfühlt: die Armlehne, die Sitzfläche. Sie trägt Sie und sie hält Sie.

Und dann beenden Sie die Übung wieder. Atmen Sie zum Schluss langsam durch, lenken Sie jetzt die Aufmerksamkeit zu den Wellen der Atembewegung und machen Sie einen bewussten Atemzug ... oder zwei ... Spüren Sie, wie sich der Brustkorb oder der Bauch im Atemfluss bewegt, spüren Sie den Boden unter den Füßen ... Bemerken Sie, was sich alles verändert hat in Bezug auf das Angstthema ... Recken und strecken Sie sich, bewegen Sie den Körper und richten Sie die Aufmerksamkeit wieder ganz nach außen.

Mit Drachenkraft gegen die Angst

Die meisten unserer Ängste können wir in kraftvollere Gefühle umwandeln. Vergegenwärtigen Sie sich einmal eine Situation oder einen Umstand, der Ihnen besonders viel Angst bereitet, und fragen Sie sich, was Sie an der Situation wirklich richtig (Pardon!) scheiße finden. Versuchen Sie, den Ärger über das, was Ihnen Angst macht, zu finden.

Stellen Sie sich vor, wie all die kraftvolle Wutenergie in Ihrem Körper zu einem inneren Feuer wird, welches Sie für die wirklich wichtigen Werte in Ihrem Leben verwenden können. Die folgende Imaginationsreise kann Ihnen dabei helfen, auf „fantastische“ Art einen Zugang zu der ungeheuren Kraft der Urenergie der Wut zu finden. Sie können die Anleitung auch als Audiodatei anhören, in der Sie durch diese Imaginationsübung geleitet werden.

ÜBUNG 6.11

Setzen Sie sich aufrecht und bequem hin, stellen Sie Ihre Füße etwa hüftbreit auf den Boden und spüren Sie bewusst den Boden unter Ihren Füßen. Machen Sie sich die Stabilität der Füße und Beine bewusst, ohne dabei die Muskeln anzuspannen. Spüren Sie die Aufrichtung Ihres Körpers und lassen Sie gleichzeitig Spannung aus dem Körper fließen. Atmen Sie einige Male tief durch die Nase ein und beobachten Sie, wie sich dabei der Brustkorb und die Bauchdecke bewegen ... und lassen Sie bei der Ausatmung durch den Mund alles los, was Sie jetzt nicht mehr benötigen ... Lassen Sie Ihre Schultern sich von allein entspannen ... die Muskeln Ihrer Stirn ... die Muskeln um die Augen herum ... Ihr Gesicht kann früher oder später weich und gelöst werden ... Der Körper kann sein gesamtes Gewicht an die Sitzfläche und den Boden abgeben ... Die Aufrichtung bleibt dabei erhalten ... Die Atmung kann immer sanfter und sanfter durch die Nase ein- und ausfließen ... Dabei darf sich der Brustkorb immer weiter entspannen ... bis sich die Brust und die Schultern bei der Ein- und Ausatmung kaum noch bewegen ... Die Atmung in Ihrem Bauchbereich fokussieren ... fließen lassen ...

Lassen Sie die Geräusche in Ihrer Umgebung in Ihrer Aufmerksamkeit präsenter werden ... Beobachten Sie, was Sie außerhalb des Körpers wahrnehmen können, ohne es zu bewerten ... Wie wirkt der Raum um Sie herum ...? Welche Gefühle erleben Sie dabei ...? Wie fühlt sich die Temperatur um Sie herum an ...? Wie fühlt sich die Temperatur Ihres Körpers an ...? Die Beziehung zwischen Ihnen und dem Raum um Sie herum spüren ... Ihre Position im Raum wahrnehmen ... sich selbst von außen beobachten ... wie Sie in diesem Raum sitzen ... die aufrechte Körperhaltung sehen ... Ihr entspanntes Gesicht ... die Würde dieser Haltung ... und dann mit der Aufmerksamkeit zu Ihrer Atmung zurückkehren ... die fließende Atmung wieder im Bauchbereich fokussieren ... und der Körper fühlt sich dabei wie eine Einheit an ... und den Mittelpunkt Ihres Körpers finden ... Ihr Zentrum ... der Ort, an dem sich all Ihre Lebenskraft sammelt ... die Position Ihres eigenen Lebensfeuers ...

Spüren Sie, wie warm es in Ihrem Zentrum wird, wenn der Atem weiter ein- und ausströmt ... die innere Wärme zu einer Flamme entfachen lassen ... Welche Farbe hat diese Flamme? ... Die Flamme größer werden lassen ... Sie entflammt in Ihren Adern ... und züngelt sich den Weg durch Ihren gesamten Körper ... Ihr gesamter Blutkreislauf steht in Flammen, die Sie von innen heraus glühen lassen ... Man könnte sich fast vorstellen, zu einem Feuerdrachen zu werden ... Ihre Augen glühen von innen heraus in der Farbe Ihrer Flammen ... und das Feuer in all Ihren Zellen spüren ... Feuer ... Wärme ... mit nur einer einzigen Intention wären Sie in der Lage, alle Hindernisse um Sie herum niederzubrennen, alles, was Sie hemmt und blockiert, zu zerstören ... Ihr Mund könnte mit einer Ausatmung alles besiegen ... Ihre Hände könnten mit einer Bewegung Feuerbälle abwerfen ... diese geballte Kraft spüren ... die Kraft ... und die Stärke ... mit der Stärke die Hände zu Fäusten ballen ... diese Stärke und diese Kraft spüren ... in den Händen ... Fingern ... Armen ... unaufhaltsam ... Wie fühlt es sich an, unbesiegbar zu sein ...? Die Kraft des Feuers in sich zu spüren ... zu wissen, dass es nur eine einzige Entscheidung braucht, um alle Hindernisse aus dem Weg zu räumen ...

Und nun lassen Sie die Flammen sich wieder aus Ihrem Körper zurückziehen ... in das Zentrum Ihrer selbst, in Ihre Körpermitte ... weil Sie es so bestimmt haben ... mit einer klaren Entscheidung ... Und die Flamme wird kleiner ... sie glüht aus ... und zurück bleibt ein kleines Licht in der Farbe Ihrer Flammen ... und mit jeder Einatmung strahlt das Licht heller ... mit jeder Ausatmung strahlt das Licht weiter in alle Richtungen aus ... bis Sie vollständig eingehüllt sind in eine Kugel aus Licht ... und die Hülle der Lichtkugel ist wie eine Membran ... eine Lichtmembran ... die nur das hereinlässt, was Ihren ganz eigenen Wünschen entspricht ... Nur Sie entscheiden, wer oder was durch diese Membran zu Ihnen vordringt ... Spüren Sie die Ruhe in dieser Lichtkugel ... die Kraft der Stille ... die Geborgenheit, zu wissen, dass Sie hier sicher sind ... die Kraft der Sicherheit ... die Freiheit ... die Selbstbestimmung ... sich frei bewegen können ... wie fühlt es sich an, ganz allein entscheiden zu können, was die Lichtkugel berühren darf ... wer sich nähern darf ...? Genießen Sie eine Weile das Gefühl der völligen Freiheit ... Selbstbestimmung ... die innere Stärke ... die innere Kraft ...

Und sich dann langsam wieder von allen inneren Bildern lösen ... und in dem Gefühl der Sicherheit und inneren Stärke verbleiben, wenn ich jetzt von 3 bis 0 zurückzähle und Sie sich allmählich wieder im Hier und Jetzt zurückfinden ...

3 – Sie nehmen die Geräusche und die Temperatur der Umgebung wahr.
2 – Sie spüren Ihren Körper als Ganzes, wie er hier in diesem Raum sitzt.
1 – Sie spüren Ihre Atmung und atmen tief ein und aus.
0 – Sie sind wach und präsent und öffnen Ihre Augen.

Schneller als die Angst werden

Die bereitgestellte Bewegungs- und Fluchtenergie der Emotion Angst bewirkt in unserem Körper eine deutliche Aktivierung des Herzschlags und der Bewegungsmuskulatur im unteren Rücken, in der Hüfte und in den Beinen. Damit wir möglichst schnell wegrennen können, ist die Muskulatur in Bereitschaft und unter Dauerspannung. Wir spüren einen Bewegungsimpuls und manchmal auch ein Zittern in den Beinen oder im ganzen Körper, um die Dauerspannung aushalten zu können und letztlich auch wieder freizulassen.

Bewegung hat nachweislich einen angst- und stresslösenden Effekt, da sie hilft, Stresshormone abzubauen. Diese Tatsache kann sowohl für eine längerfristige Verringerung des Angsterlebens genutzt werden als auch, wie im Folgenden, für akute Angstzustände. Insbesondere schnelle Bewegungen, die dem Körper „Fortbewegung" vermitteln, helfen dabei, Spannung abzubauen. Die Aktivierung des Herz-Kreislauf-Systems und die tiefe Atmung bauen zusätzlich psychophysiologische Spannungszustände ab, wodurch wir in der Erholungsphase nach einer Bewegungseinheit wieder deutlich besser zur Ruhe kommen können. Der Angststress hat sich „freigelaufen". Diese Übung kann auch bei der Entstehung und Unterbrechung von Panikattacken hilfreich sein.

Sie finden unter dem QR-Code auch eine Videoanleitung für diese Übung.

ÜBUNG 6.12

Spüren Sie einmal genau in Ihren Körper hinein, was Sie bei Angstgefühlen erleben. Sammeln Sie alle Anzeichen der angstinduzierten Energiebereitstellungsreaktion (Atmung, Herzschlag, Schweiß, Muskelspannung in den Beinen und Armen, Zittern, Tunnelblick etc.).

Experimentieren Sie dann mit langsamen und schnellen Bewegungen auf der Stelle, auf einem Trampolin oder Stepper, auf einer Treppe, in einer natürlichen Umgebung draußen, im Gehen, Hüpfen, Sprinten, Stampfen.

- Niedrige Angst: spazieren gehen oder auf dem Stuhl sitzen und die Beine abwechselnd anheben, der Oberkörper darf ganz natürlich mit der Bewegung mitschwanken, gezielt mit den Füßen wippen.

- Mittlere bis hohe Angst: auf der Stelle sprinten, springen, hüpfen und anschließend den gesamten Körper kräftig ausschütteln, bis sich eine angenehme Erschöpfung einstellt. Dabei die ganze Zeit tief durch die Nase ein- und durch den Mund ausatmen. Sie können sich dabei auch vorstellen, dass Sie Ihrem physiologischen Impuls folgen und vor dem, was Ihnen Angst macht, tatsächlich wegrennen (– und zwar mit Erfolg! D. h., Sie stellen sich vor, schneller als Ihr Angstauslöser zu sein).

Lassen Sie nach ein paar Minuten „Angstlauf" wieder Zeit für die Beruhigung der Atmung.

Zum Schluss können Sie Ihren Körper von oben bis unten sanft ausstreichen oder abklopfen, ehe Sie wieder ganz ruhig stehen oder sitzen und Sie die Übung mit einem beruhigten Herzschlag wieder abschließen.

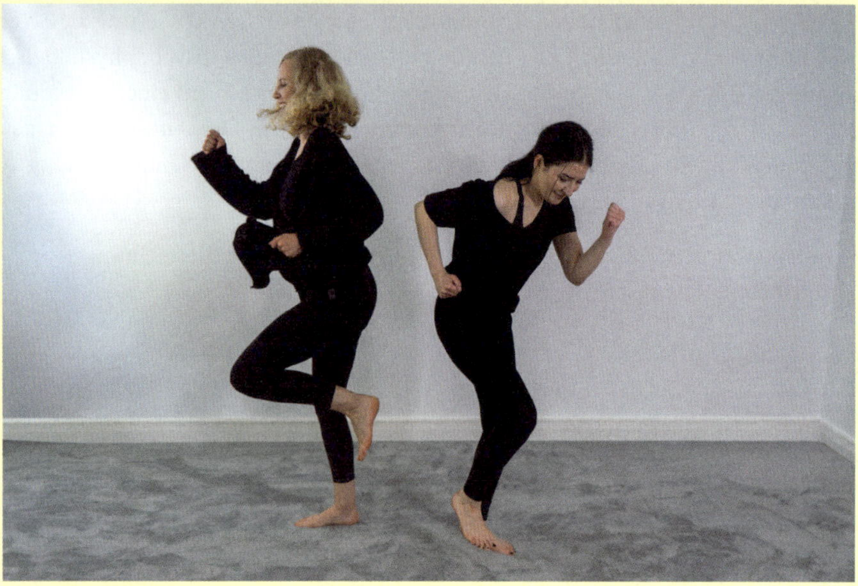

Nähe und Distanz erkunden: eigene Grenzen verteidigen

Um neue Verhaltensmuster einzunehmen, hilft es uns, Rollenspiele als „Trockenübung" zu nutzen und das Neue spielerisch auszuprobieren. Wenn die neuen Verhaltensweisen bereits wiederholt und als Erinnerung abgespeichert wurden, existieren im Gehirn entsprechende neuronale Verbindungen, auf die im „Ernstfall" zurückgegriffen werden kann.

Am besten ist es, wenn wir das Probehandeln so erlebnisnah wie möglich gestalten: nicht *nur* gedanklich vorstellen, sondern auch ausagieren, nicht *nur* denken, sondern auch laut aussprechen etc. Das körperliche Erspüren macht einen immensen Unterschied. Im Rahmen der folgenden Übung haben Sie die Möglichkeit, eine erfolgreiche Abgrenzung im sicheren Kontext zu erleben: eine sehr stärkende Erfahrung, die uns häufig in der Biografie fehlt und dadurch mit einer sehr hohen Hemmschwelle verbunden ist. Die Scham lassen wir durch das wiederholte Üben Schritt für Schritt los, damit wir das Kontroll- und Sicherheitsgefühl durch selbstwirksame Abgrenzung langfristig und nachhaltig stärken können.

ÜBUNG 6.13

Verbinden Sie sich mit Ihrem Körper und Ihrer persönlichen Schutzsphäre um Sie herum. Mithilfe eines Seils oder eines Bands können Sie auf dem Boden die Grenzen Ihres Schutzraumes visualisieren. Oder Sie stellen sich die Grenzen nur vor Ihrem inneren Auge vor. Stellen Sie sich in die Mitte. Spüren Sie, wo Ihre persönliche Wohlfühlsphäre verläuft, nehmen Sie die Grenzen bewusst wahr. Stellen Sie sich vor, wie Sie Ihre Grenzen schützen, bevor sie überschritten werden: Sie machen einen Schritt Richtung Grenzübergang, strecken die Hand aus und sagen laut und deutlich „Stopp!" oder „Nein!". Üben Sie, auch nonverbal, mit der Körperhaltung, Gestik und Mimik, zu signalisieren, dass Sie es ernst meinen, was Sie sagen, und dass Sie bereit sind, Ihre Grenzen aktiv zu verteidigen.

Explorieren Sie, was dabei im körperlichen und emotionalen Erleben auftaucht. Beenden Sie die Übung mit einer kraftvollen Körperhaltung.

Gegendrücken

Für viele Menschen ist es eine wichtige Erfahrung, die eigene Stärke in aktiver, körperlich erlebter Abgrenzung zu finden, um sich auch auf der verbalen Ebene mehr zutrauen zu können und somit mehr Sicherheit und Kontrolle zu erleben. So wird die ängstliche Erstarrung mit kraftvoller Bewegung durchbrochen, damit Sie die eigene Stärke in aktiver Abgrenzung finden können.

ÜBUNG 6.14

Verbinden Sie sich mit Ihrem Körper, spüren Sie in Ihren Körper hinein und in Ihre persönliche Schutzsphäre um Sie herum. Strecken Sie die Arme kraftvoll aus und machen Sie wegschiebende Bewegungen oder üben Sie den Druck auf eine Wand aus. Sagen Sie laut „Nein!" oder „Das erlaube ich nicht!" und beobachten Sie, wie sich diese Bewegung anfühlt. Sie können sich zusätzlich vorstellen, dass Sie alles in dieser Bewegung verkörpern, von dem Sie sich abgrenzen möchten, aber es bis jetzt noch nicht geschafft haben. Trauen Sie sich, es laut auszusprechen, was Sie in der Vorstellung von sich wegdrücken, z. B. grenzverletzendes Verhalten der Mutter, unberechtigte Kritik vom Chef, Ohnmachtsgefühle, Antriebslosigkeit usw. Fokussieren Sie auch immer wieder die Stärke der angespannten Muskulatur in den Armen und Schultern.

Zum Abschluss der Übung können Sie Ihren Körper ausschütteln und abklopfen und noch mal genau wahrnehmen, was sich verändert hat.

Woran merken Sie die Veränderungen? Welche Bewegungs- oder Handlungsimpulse können Sie jetzt wahrnehmen?

6.2.3 Übungen für einen konstruktiven Umgang mit Wut

Playfight

Frustration und Ärger lösen in unserem Körper für gewöhnlich eine deutlich aktivierende Kampfreaktion aus. Unser Puls wird beschleunigt, die Körpertemperatur steigt, die Rumpf-, Arm- und Handmuskulatur spannen sich an und unsere Mimik wird bedrohlich, um grenzüberschreitendes oder angreifendes Verhalten abzuwehren.

Eine wunderbare interaktive Übung zum Abbau aggressiver Kampfimpulse und somit auch zur Lösung von Wutgefühlen ist der sogenannte Playfight, eine spielerische und bewusst humorvolle körperbetonte „Kabbel-Übung". Idealerweise legen Sie eine gepolsterte Matte auf den Boden und räumen Mobiliar beiseite. Hilfreich sind zudem Schaumstoffwaffen. Sie können die Übung nur zu zweit durchführen und bestenfalls mit einer Person, die in etwa Ihrer Statur entspricht. Setzen Sie dabei beide Ihren vollen Körpereinsatz ein, um sich gegenseitig spielerisch herauszufordern. Vorab sollte geklärt werden, dass jedes Unwohlsein oder gar jeder Schmerz sofort zum Abbrechen der Übung führt. Verstehen Sie die Übung als gesunde körperbetonte Abgrenzung und als eine Umwandlung aggressiver Impulse in humorvolle.

ÜBUNG 6.15

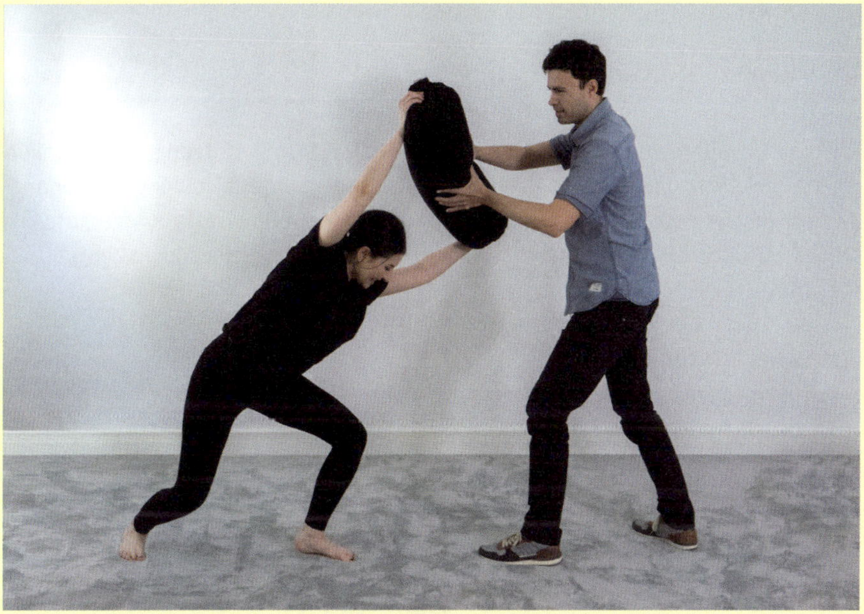

Ermutigen Sie sich gegenseitig, sich mit vollem Körpereinsatz – aber ohne sich zu verletzen – gegenseitig zu „bekämpfen". Dabei soll das Ringen spielerisch und wohlwollend sein. Testen Sie es miteinander mit kleinen Stupsern aus, variieren Sie jeweils im Kraftaufwand, wenn Sie den ganzen Körper einsetzen, und achten Sie darauf, immer mal wieder den Körperabstand zu vergrößern, ehe Sie erneut „ansetzen".

Die Playfight-Übung folgt keiner festen Reihenfolge. Es darf geübt, getestet und gelacht werden. Erst wenn Sie das Gefühl haben, dass die Spannung in Ihrem Körper nachhaltig abgebaut ist und stattdessen vielleicht sogar ein wenig Freude auftaucht, sollte die Übung beendet werden.

Krieger des Lichts

Im Yoga ist die Verkörperung mentaler Zustände (Embodiment) seit jeher ein zentraler Bestandteil der körperorientierten Praxis. In den Grundstellungen bzw. Asanas des Hatha-Yoga stehen viele Positionen für archetypische Gestalten, wie etwa der Krieger, der sich in verschiedenen Variationen zum Kampf und zur Verteidigung aufrichtet. Der yogische Krieger fokussiert seine Kraft in sein Inneres, positioniert sich stark in seinem Lebensraum und verwandelt die Kraft der Wut in Energie für seine inneren Werte.

Durch das Hineinspüren in kraftvolle körperliche Posen kommen wir besser in Kontakt mit der Emotion Wut und trainieren dabei unser Abgrenzungserleben.

ÜBUNG 6.16

Für Yoga-Ungeübte empfiehlt es sich in jedem Fall, die Unterstützung eines fachkundigen Yogalehrers oder einer Yogalehrerin aufzusuchen, um Fehlstellungen zu vermeiden und die korrekte Ausrichtung einzunehmen. Für Geübtere ist die Kriegerpose eine schnell verfügbare Krafthaltung, in der Frustrationsgefühle in eine innere Zentriertheit transformiert werden können.

Erste Kriegerstellung

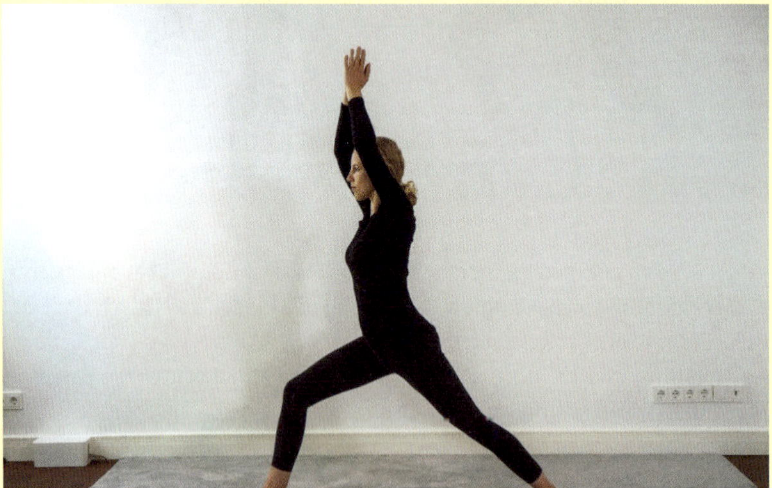

Krieger 1 (Virabhadrasana I)

Die vordere Fußspitze ist zum Anfang der Matte gerichtet, die hintere Fußspitze zur Seite der Matte, beide Fersen sind auf einer Linie. Gehen Sie so tief in die Kniebeugung, dass eine deutliche Anspannung im Oberschenkel spürbar wird. Die Hüfte und der Kopf sind nach vorne gerichtet, das Steißbein wird nach unten gezogen und das Becken nach vorne gekippt, der Bauch ist fest. Die Arme sind gestreckt über dem Kopf, nah an den Ohren, die Schultern ziehen nach unten. Die Hände können aneinandergelegt werden oder sich verschränken und dabei werden die Zeigefinger ausgestreckt.

Atmen Sie tief ein und aus und halten Sie die Position ungefähr zehn Atemzüge lang.

Innere Konzentration auf Stärke und Fokussierung.

Zweite Kriegerstellung

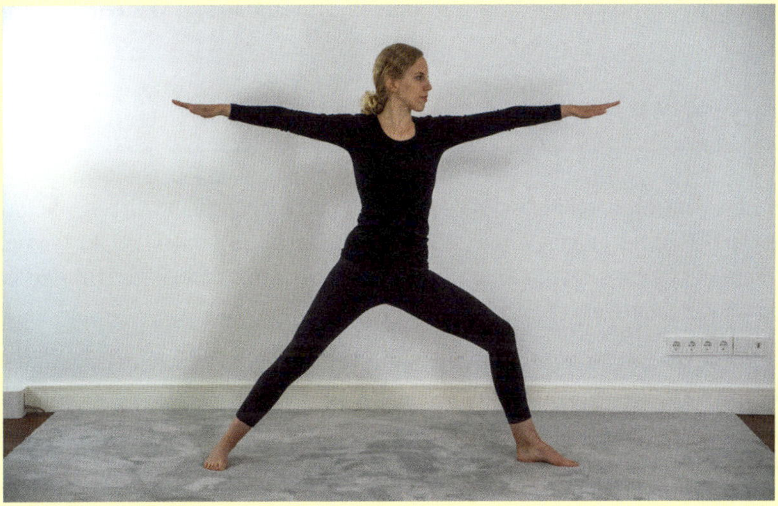

Krieger 2 (Virabhadrasana II)

Die vordere Fußspitze ist zum Anfang der Matte gerichtet, die hintere Fußspitze zur Seite der Matte, beide Fersen sind auf einer Linie. Gehen Sie so tief in die Kniebeugung, dass eine deutliche Anspannung im Oberschenkel spürbar wird. Die Hüfte und der Kopf sind seitlich gerichtet, das Steißbein zieht nach unten und das Becken ist nach vorne gekippt, der Bauch ist fest. Die Arme sind ausgestreckt auf Schulterhöhe, die Schultern ziehen nach unten. Die Handflächen zeigen nach unten.

Atmen Sie tief ein und aus und halten Sie die Position ungefähr zehn Atemzüge lang.

Innere Konzentration auf Stärke und Abgrenzung.

Trommeln

Musik und Rhythmus sprechen unseren ersten Fernsinn an, über den wir schon eine Repräsentation der Welt ausbilden, bevor wir die Welt überhaupt sehen können. Schon im Mutterleib sind das rhythmische Schlagen des Herzens der Mutter, das Rauschen ihres Blutes und die gluckernden Bauchgeräusche Taktgeber für das Leben, die wir unmittelbar mit der Sicherheit und Wärme des Mutterleibes in Verbindung bringen. Darum lassen sich viele Säuglinge auch von Haartrockner- und Staubsaugergeräuschen beruhigen.

Trommeln wurden schon seit jeher für kämpferische, aber auch spirituelle Rituale zur Heilung oder zur Initiierung von Trancezuständen eingesetzt. Der Rhythmus und die Klangqualität des Trommelns vermögen unseren Herzschlag und unser Erregungsniveau zu beeinflussen. Sie können dabei auf beliebigen Gegenständen trommeln und das Trommeln sowohl zur Beruhigung als auch zum Abbau von Wutenergie einsetzen.

ÜBUNG 6.17

Wenn Sie es möchten, schließen Sie Ihre Augen und fangen Sie im Sitzen oder Stehen an, spielerisch zu trommeln. Variieren Sie jeweils in der Lautstärke und im Tempo. Das Trommeln folgt keiner festen Anleitung. Es darf auch mit den Füßen auf den Boden gestampft werden für ein „Ganzkörpertrommeln".

Sie können über den Trommelrhythmus intuitiv die verschiedenen Stressgefühle ausdrücken, etwa aufgeregte Angst mit schnellen, unregelmäßigen Rhythmen, oder sogar eine „Flucht" akkustisch umsetzen, etwa über traurige und schleppende tiefe Trommelschläge oder kraftvolle Wutschläge in Kampfeslust.

Reduzieren Sie nach einige Zeit langsam das Tempo und die Lautstärke und trommeln Sie in einem Tempo, welches einem deutlich ruhigeren Herzschlag entsprechen würden. Halten Sie am Ende dann noch einmal inne.

Körpergrenzen spürbar machen

Wut hat das Ziel, unsere Kraft zu aktivieren, um uns gegen eine Verletzung der eigenen Grenzen oder Bedürfnisse zu wehren oder uns gegen andere Gefahrenquellen zu verteidigen. Die folgende Übung greift diese direkte Funktion der Wut auf, nämlich den Kampf gegen die wahrgenommene Grenzverletzung, und erfüllt das Bedürfnis nach einer klaren körperlichen Abgrenzung. Auf diese Art können der daraus resultierende Kampfbereitschaftsimpuls und die vegetative Übererregung abgebaut werden, da das Bedürfnis wahrgenommen und befriedigt wird, was die Abwehrreaktion überflüssig macht. Es kann befreiend und kraftspendend sein, sich selbst die Frage zu stellen, welches frustrierte Bedürfnis hinter einer intensiven Emotion steckt, und sich dieses Bedürfnis dann selbst (sofern machbar) zu erfüllen.

ÜBUNG 6.18

Nehmen Sie Ihre innere Anspannung durch den Ärger wahr und lenken Sie den Fokus auf das körperliche Erleben der Kampfbereitschaft. Was können Sie auf der körperlichen Ebene beobachten? Wie äußert sich der Ärger?

Was steckt dahinter? Warum ist der Ärger da? Welches Bedürfnis wurde verletzt? Wurden Ihre Grenzen verletzt und soll Ihnen der Ärger genug Kraft und Stärke geben, damit Sie für die Verteidigung Ihrer Grenzen sorgen?

Greifen Sie diese Botschaft der Emotion auf und sorgen Sie für ein klares Gefühl der körperlichen Abgrenzung. Machen Sie Ihre Körpergrenzen auf der somatischen Ebene wieder spürbar und helfen Sie Ihrem Nervensystem gleichzeitig, die sympathisch aktivierte Energie wieder zu entladen, indem Sie Ihren ganzen Körper abklopfen (siehe auch „Bilaterales Klopfen", Übung 6.6, Seite 166).

Sie können sitzen bleiben oder sich hinstellen. Spüren Sie Ihre innere Körpermitte und fangen Sie an, Ihre Arme nacheinander energisch mit der Handfläche abzuklopfen: zuerst der linke, dann der rechte Arm, von oben bis unten. Fokussieren Sie sich auf die sensorischen Empfindungen des Drucks und der Berührung auf der Haut und machen Sie sich bewusst, dass Sie gerade Ihre greifbare, physische Grenze zwischen dem eigenen Ich und der Umwelt erspüren und aktivieren. Probieren Sie auch gerne andere sensorische Empfindungen aus: Sie können Ihren Körper auch massieren, sanft drücken, pressen oder streicheln, und schauen Sie, welche Empfindung am besten die Wahrnehmung Ihrer persönlichen Grenzen wiederherstellt.

Fahren Sie fort mit den Beinen, dann mit den Seiten des Rumpfes, so lange, wie Sie es brauchen. Beenden Sie die Übung mit sanftem Klopfen mit den Fingerkuppen in der Herz- und Brustgegend und im Gesicht.

Visualisieren Sie gleichzeitig die Wiederherstellung der verletzten Grenze. Imaginieren Sie die Haut als eine natürliche Schutzmauer oder Schutzhülle, die Ihr inneres Ich immer von der Außenwelt abschirmt. Beenden Sie die Übung mit tiefer, langsamer Bauchatmung und fokussieren Sie für einen Moment den gesamten Körper als ein beschütztes Ganzes.

Mut zur Wut

Wut ist eine schwierige Emotion, mit der viele Menschen nicht konstruktiv umgehen können. Häufig zeigt sich die Tendenz, Wut zu verdrängen oder zu leugnen, sowohl aufgrund kultureller als auch biografischer Prägungen, beispielsweise wenn man als Kind bestraft wurde, wenn man verärgert war, oder wenn man wiederholt die Erfahrung gemacht hat, dass verärgerte Frauen abwertend als *zickig* oder *überemotional* beschrieben wurden.

Wir können die Wut aber nicht aus unserem Emotionsspektrum verbannen, da sie genauso wie die anderen Grundemotionen angeboren ist. Das Verdrängen des gespürten Ärgers führt zu einem hohen inneren Stresserleben, da die vegetative Übererregung gar nicht verarbeitet und nicht zum Abschluss gebracht wird. Dabei sind Ärger und Wut völlig normale, natürliche und gesunde Gefühle, die wir unbedingt in unserem Emotionsrepertoire benötigen! Selbstverständlich bedeutet es nicht, die Emotion ungefiltert auszuagieren, so wie es kleine Kinder tun. Wir brauchen reife und erwachsene Verhaltenskonzepte, wie wir unseren Ärger auf eine sozialkompetente Art, ohne unsere zwischenmenschlichen Beziehungen zu zerstören, ausdrücken können. Die folgende Übung kann Ihnen dabei helfen, Kontakt zu verdrängtem Ärger aufzunehmen und ein konstruktives, somatisches Ausleben der Emotion, losgelöst von der Ursache, zu trainieren. Bei fehlender Validierung des Ärgers – wenn wir also seine Gültigkeit nicht anerkennen – wird die für die Kampf- oder Verteidigungsreaktion bereitgestellte Energie nicht abgebaut und kann häufig zu fehlendem Sicherheitserleben und somit zur Steigerung des inneren Stresslevels beitragen – das möchten wir unbedingt vermeiden!

ÜBUNG 6.19

Verbinden Sie sich gedanklich mit Ihrem frustrierten Bedürfnis, beispielsweise mit einer missachteten Grenze. Spüren Sie in Ihren Körper hinein und beobachten Sie, wo Sie Ärger wahrnehmen, auch wenn es nur in Ansätzen gelingt. Häufig werden wir etwa taub für somatische Signale, wenn wir über eine längere Zeit hinweg das Gefühl unterdrückt haben. Fokussieren Sie trotzdem die körperlichen Empfindungen des Ärgers so gut wie möglich und beobachten Sie die Emotionen und Bilder, die bei der Beobachtung auftauchen.

Stellen Sie sich vor, dass Ihr Ärger in der Vorstellung in Ihre Arme und in Ihre Hände fließt. Spüren Sie, wie es sich anfühlt.

Nehmen Sie anschließend ein Kissen, eine zusammengerollte Decke oder ein Kuscheltier in die Hände und lassen Sie Ihren Frust und Ihren Ärger über Ihre Bedürfnis- und Grenzverletzung langsam über Ihre Arme und Hände in das Kissen fließen. Drücken Sie, ziehen Sie, drehen Sie am Kissen. Konzentrieren Sie sich darauf, dass Sie Ihren Ärger körperlich ausleben.

Bleiben Sie bei den Bewegungen, bis Sie eine Veränderung im vegetativen Erleben merken. Denken Sie zwischendurch daran, dass Ärger eine normale und gesunde Emotion ist und häufig auch ein konstruktives und gesundes Loslassen durch körperliche Aktivierung benötigt. Sie machen es richtig! Das Kissen ist geduldig.

Alternativ können Sie auch das Kissen auf Ihre Knie oder auf die Couch legen und mit offenen Handflächen draufschlagen. Die Armbewegung richten Sie nach unten Richtung Boden.

Beenden Sie die Übung mit tiefer Bauchatmung und dem Spüren der kraftvollen Präsenz der Wut.

Wutenergie im Körper verdünnen

Häufig fehlen uns positive Erfahrungen im Umgang mit Ärger und Wut. Wir kennen uns vor allem mit dem Unterdrücken der Emotion aus (siehe vorherige Übung), was sich nach einiger Zeit anfühlen kann, als würden wir implodieren. Oder es folgt eine unkontrollierte Wutexplosion, bei der wir nicht mehr in der Lage sind, uns so zu verhalten, wie wir es möchten. Dann verletzen wir nicht selten die Menschen in unserer Umgebung (vielleicht sogar körperlich).

Die Emotion Wut an sich ist gesund, nur unser Umgang mit ihr häufig nicht. Wut braucht unsere Aufmerksamkeit, damit wir lernen, konstruktiv mit ihr umzugehen, anstatt sie zu unterdrücken oder unkontrolliert auszuleben. Eine bewusste und leicht distanzierte Haltung zur Wut hilft, die vegetative Übererregung zu steuern. Dies wird möglich, indem Sie die Gedanken an den Auslöser der Wut für die Dauer der Übung loslassen und sich auf die rein körperliche Empfindung der Wutenergie konzentrieren. Dadurch kann die emotionale Energie verarbeitet und zum Abschluss gebracht werden, statt sich immer wieder aufs Neue mit weiteren Gedanken „aufzuheizen".

Es ist wichtig, die folgende Übung in wenig aktivierten Zuständen, in denen die Wut nicht überwältigend ist, einzuüben und die Technik zu trainieren. So wird sie auch bei akuter und stärkerer Übererregung leicht zugänglich. Achten Sie darauf, dass Sie

Ihre Gedanken an die „Wutgeschichte“ während des Übens immer wieder freundlich loslassen und den Fokus zurück zum Körper lenken. Beobachten Sie die körperliche Empfindung von Wut mit der Haltung einer offenen Neugier und konzentrieren Sie sich auf *nur eine* Eigenschaft der Emotion. Die meisten Leute spüren Wut als eine intensive energetische Aufladung im Oberkörper: Die Wutempfindung *schießt* nach oben, schnell und dynamisch, häufig heiß und vibrierend, hauptsächlich in die Arme, aber auch in die Schultern und den Kopf. Der Kiefer spannt sich an, die Mimik wird starr und bedrohlich, wir knirschen mit den Zähnen. Die körperlichen Prozesse resultieren aus der psychobiologischen Funktion der Wut, Energie für den potenziellen Kampf bereitzustellen.

ÜBUNG 6.20

Es gibt gerade ein Thema, das Sie ärgerlich oder wütend macht? Lösen Sie die Wutreaktion von den Gedanken an das, was Sie wütend gemacht hat. Die gedanklichen Wutgeschichten helfen Ihnen nicht, die emotionale Energie der Wut zu verarbeiten. Im Gegenteil – sie bringen Sie jedes Mal wieder neu in die Wutgeschichte hinein, als ob Sie immer wieder neues Holz in das Feuer der Wut geben würden, statt gelassen zu beobachten, wie das Feuer unter Ihrer Kontrolle ausbrennt.

Lösen Sie also die Aufmerksamkeit von den Gedanken an den Wutauslöser und bringen Sie sie stattdessen zum körperlichen Erleben. Beginnen Sie damit, Ihren Körper in diesem Moment wahrzunehmen. Nehmen Sie ein paar tiefe, langsame Atemzüge, wechseln Sie in die Beobachterposition:

Wo im Körper spüren Sie die Wut? Welche körperlichen Empfindungen nehmen Sie wahr? Wie würden Sie die Empfindung der Wut beschreiben? Ist sie eher heiß ... stark ... fest ... hart ... vibrierend ... kribbelnd? Ist sie auf eine konkrete Körperstelle konzentriert, eher dicht und „gebündelt“?

Spüren Sie, ob vielleicht ein Bewegungsimpuls da ist. Möchten sich vielleicht die Hände zu Fäusten ballen, um diese innere Stärke zu spüren? Vielleicht möchten Sie auch die Hände nach unten schwingen oder sie fallen lassen, ganz langsam, aber kraftvoll, und Sie werden immer langsamer ...

Fokussieren Sie sich nur auf eine Eigenschaft der Emotion, z. B. auf die Hitze oder das Vibrieren. Mit dem Ausatmen, lange und langsam, verteilen Sie in der Vorstellung diese Hitze oder dieses Vibrieren im ganzen Körper ... gleichmäßig ... langsam ... kontrolliert ... – bis Sie merken, dass die Intensität nachlässt ... und dass sich die Intensität der Emotion verdünnt ... Verteilen Sie sie bis in die Fingerspitzen, vielleicht über die Fingerspitzen hinaus ... bis in die Erde ... dann nach unten zu den Beinen ... über die Oberschenkel ... Unterschenkel ... zu den Füßen ... Bis in die Zehenspitzen darf sich diese kraftvolle Energie ausbreiten ... Spüren Sie, dass die Wutenergie im Kern einfach nur die innere Kraft ist, Ihre innere Stärke ... die kraftvolle Präsenz, die auf Ihre Grenzen aufpasst und das auf eine souveräne Art machen kann, ohne die selbstbestimmte Kontrolle über die Emotionen zu verlieren ... Spüren Sie die Energie der Emotion und verteilen Sie sie weiter im ganzen Körper, mit jedem langen, langsamen Ausatmen ...

Jedes Mal, wenn Sie merken, dass Sie in Gedanken wieder zu der „Wutgeschichte" zurückkehren, zu dem Auslöser ... bemerken Sie es einfach, registrieren Sie diese Tendenz und lassen Sie immer wieder ganz freundlich diesen Fokus los und lenken Sie die Aufmerksamkeit wieder zurück zum Körper.

Sie werden erspüren, wenn das Nervensystem wieder zurück in eine ruhigere, kraftvolle Präsenz umschaltet. Geben Ihre Muskeln vielleicht etwas von der früheren Anspannung ab, wird der Körper etwas schwerer ...? Können Sie die Sitzfläche des Stuhls wieder intensiver wahrnehmen? Sitzen Sie wieder fester und präsenter? Was verändert sich an der Atmung? An der Körperhaltung?

Fokussieren Sie gezielt und intensiv die Veränderungen im körperlichen Erleben, die auf ein Umschalten auf der vegetativen Ebene hindeuten. Was nehmen Sie alles wahr? Wärme, Ruhe, Weite, Loslassen muskulärer Anspannung, Schwere, einen verlängerten, ruhigeren Atem?

Bleiben Sie dran! Beobachten Sie diese körperlichen Signale des Umschaltens in den Modus der inneren Stärke und Kraft, ruhig und unaufgeregt. Geben Sie sich Zeit. Bleiben Sie dran, machen Sie weiter, bis Sie merken, dass diese Energie gleichmäßig Ihren ganzen Körper ausfüllt.

Zum Schluss atmen Sie langsam durch. Spüren Sie den Boden unter den Füßen ... Recken und strecken Sie sich, bewegen Sie den Körper und richten Sie die Aufmerksamkeit wieder ganz nach außen.

Wie denken Sie jetzt über die Situation, die die Wut ausgelöst hat, nachdem Sie die Emotion kontrolliert verdünnt haben? Was hat das in der Bewertung verändert, in Ihren Gedanken?

Wutfokus steuern: zwischen Innen und Außen pendeln

Wenn Sie merken, dass Sie Ihr Toleranzfenster verlassen und Ihre Reaktion auf die emotionale Belastung nicht mehr kontrollieren können, ist es sinnvoll, sich auf die gegenwärtigen Reize außerhalb des Körpers zu fokussieren. Dadurch können Sie die überfordernd intensive emotionale Empfindung kurz unterbrechen und besonders starke Wut abschwächen. Lässt die Intensität der Emotion nach und kommen Sie wieder in Ihr Toleranzfenster zurück, können Sie Ihren Fokus wieder auf das körperliche Erspüren der Wut richten. Wenn Sie diesen Vorgang (Wut fokussieren – Fokus nach außen verlagern und im Raum orientieren) mehrfach wiederholen, üben Sie, Ihre Emotion schrittweise abzuschwächen. Beobachten Sie auch, ob Sie den Wutauslöser immer noch als genauso aufwühlend bewerten, wenn Ihre Emotion nicht mehr so intensiv und Ihr Nervensystem nicht mehr so übererregt ist. Unsere Interpretation der Außenwelt und unsere Fähigkeit, klar zu denken, hängen von unserer vegetativen Erregung ab.

ÜBUNG 6.21

Beginnen Sie damit, Ihren Körper in einem Moment der Wut bewusst wahrzunehmen. Nehmen Sie ein paar tiefe und langsame Atemzüge, wechseln Sie innerlich in die Beobachterposition:

Wo im Körper spüren Sie die Wut? Welche körperlichen Empfindungen nehmen Sie wahr? Wie würden Sie die Empfindung der Wut beschreiben? Ist sie eher heiß ... stark ... fest ... hart ... vibrierend ... kribbelnd? Ist sie auf eine konkrete Körperstelle konzentriert, eher dicht und „gebündelt“? Wie intensiv erleben Sie die Empfindung von Wut?

Schätzen Sie zuerst ein, ob Sie die Intensität Ihrer Wut jetzt halten können oder ob die Wut droht, die Kontrolle über Ihr Verhalten zu übernehmen. Spüren Sie, ob Sie die Selbstkontrolle behalten und die Emotion durch ein wenig Distanz beobachten können, ohne von ihr überwältigt zu werden.

Wie viel Raum nimmt die intensive Wut im Erleben gerade ein? Wie viel von Ihrem inneren Erlebensraum nehmen Sie gerade selbst ein? Wann erreichen Sie Ihre Toleranzgrenze? Woran merken Sie das?

Wenn Sie merken sollten, dass die Wut zu intensiv wird, sie zu überwältigen droht, können Sie Ihre Aufmerksamkeit nach außen richten und benennen, was Sie alles sehen und hören können. Bringen Sie die Aufmerksamkeit vom Spüren weg. Was können Sie sehen, was rund ist? Was ist blau? Was ist weich? Benennen Sie fünf Sachen, die Sie jetzt gerade sehen können. Dann benennen Sie fünf Dinge, die Sie gerade hören können. Bleiben Sie mit dem Fokus im Außen, bis Sie merken, dass Sie sich wieder gesammelt haben und mehr Kontrolle über die Emotion haben. Erst dann können Sie zurück zum Körper kommen. Wenn Sie möchten, erden Sie sich wieder und spüren Sie die Schwerkraft. Sie werden es spüren, wenn das Nervensystem zurück in einen ruhigeren Modus umschaltet. Geben Ihre Muskeln vielleicht etwas von der früheren Anspannung ab? Wird der Körper etwas schwerer und Sie können die Sitzfläche des Stuhls wieder intensiver wahrnehmen? Sitzen Sie wieder fester und präsenter? Was verändert sich an der Atmung? An der Körperhaltung? Fokussieren Sie gezielt und intensiv die Veränderungen im körperlichen Erleben, die auf das Beruhigung auf der vegetativen Ebene hindeuten. Was nehmen Sie alles wahr? Wärme, Ruhe, Weite, Loslassen muskulärer Anspannung, Schwere, einen verlängerten, ruhigeren Atem?

Bleiben Sie dran! Beobachten Sie die körperlichen Signale. Geben Sie sich Zeit. Wenn Sie merken, dass die Wut Sie wieder zu überwältigen droht, bringen Sie den Fokus wieder nach außen, bis Sie sich gesammelt haben ... und dann zurück zum körperlichen Erleben.

Atmen Sie durch, langsam und ruhig ... Spüren Sie den Boden unter den Füßen ... Bemerken Sie, was sich alles verändert hat in Bezug auf den Wutauslöser ... Recken und strecken Sie sich, bewegen Sie den Körper und richten Sie die Aufmerksamkeit wieder ganz nach außen. Was denken Sie jetzt über die Situation, die die Wut ausgelöst hat? Was hat sich an der Bewertung, an Ihren Gedanken verändert?

Intensive Wutenergie zum Stillstand bringen

Wenn Sie besonders intensive Wut verspüren, ist es entlastend, sich zunächst in erster Linie um den Abbau dieser somatischen Übererregung zu kümmern, ohne auf die kognitive und emotionale Ebene einzugehen. Die bereits freigesetzten Stresshormone werden durch intensive Bewegungsabläufe ganz natürlich abgebaut. Wenn Sie wissen, dass Sie eine Tendenz dazu haben, schnell sehr wütend und vielleicht sogar aggressiv zu reagieren, sollte die Bewegungsrichtung vertikal, also nach unten auf den Boden ausgerichtet sein. Vermeiden Sie Bewegungsabläufe, die die Energie explosiv *nach vorne bringen*. Ein horizontal ausgerichteter Angriff, wie beispielsweise beim Boxen, wäre nicht geeignet. Sie können hingegen mit Ihren Armen und Fäusten nach unten „boxen". Eine anschließende Beruhigung erfolgt, indem Sie in der Bewegung immer langsamer werden.

Da die Wutenergie typischerweise den Oberkörper, die Arme und die Schultern intensiv aktiviert, da wir uns meistens mit unseren Armen und Händen verteidigen, empfinden viele Menschen einen starken Bewegungsdrang in diesen Körperregionen. Wenn die Emotion nicht ausreichend aufgelöst wird, folgen häufig auch Schulter- und Nackenverspannungen.

ÜBUNG 6.22

Lenken Sie zuerst Ihren Fokus auf das körperliche Erleben der Wut und lösen Sie sich gleichzeitig von Ihren Gedanken an den Wutauslöser. Jetzt geht es nur um das rein somatische Wahrnehmen der Emotion.

Wo im Körper spüren Sie die intensive Energie, die Ihr Nervensystem bereitstellt, um eine Kampfbereitschaft oder eine körperliche Verteidigungsreaktion zu starten?

Bleiben Sie mit der Aufmerksamkeit die ganze Zeit beim körperlichen Erleben der Wut und führen Sie eine Reihe intensiver Bewegungsübungen durch: Hampelmänner, Squat Jumps, Butt Kicks, Mountain Climbers, Crossover Knee to Elbow, Schwingen der Battle Ropes, Fäuste nach unten fallen lassen etc. Schauen Sie in der Videoanleitung, wie es aussehen könnte, und bleiben Sie selbst kreativ. Vielleicht passen andere Bewegungsabläufe für Sie noch besser, um die freigesetzte Energie abzuführen?

Beobachten Sie genau, wie sich die Intensität der Wutenergie verändert, und fahren Sie mit der Bewegung so lange fort, bis Sie merken, dass die emotionale und vegetative Intensität der Erregungsreaktion nachlässt. Lassen Sie dabei die Bewegung immer langsamer werden, bis Sie merken, dass Sie die überschüssige Energie abgebaut haben. Sie können sich danach noch abklopfen und von rechts nach links wippen und schaukeln, um schließlich die Übung mit tiefer, langsamer Bauchatmung und Erdung zu beenden.

Löwenatmung und Tigerbrüllen

Auch wenn es um den Abbau belastender Emotionen geht, muss es nicht immer bierernst zugehen. Gerade bei schwierigen Themen oder Emotionen hilft uns der Humor, mehr Distanz zu gewinnen. Durch eine spielerische Kontaktherstellung zum unterdrückten Wutausdruck kann man sich der Emotion langsam wieder annähern.

Die unten vorgestellte Übung nennt sich Löwenatmung („Simhasana“) und stammt aus dem Yoga. Sollten Sie merken, dass Sie Hemmungen haben, laut zu brüllen, können Sie die Übung auch erst einmal mit einem leiseren Ton („Ahhhh“) ausprobieren. Und stellen Sie sich auch die Frage: Warum ist die Hemmung da?

ÜBUNG 6.23

Begeben Sie sich in einen festen, stabilen Stand, strecken Sie die angewinkelten Arme seitlich zum Körper aus und spreizen Sie die Finger. Alternativ können Sie auch die Handflächen mit gespreizten Fingern in die Oberschenkel drücken, sich mit den Händen an den Oberschenkeln abstützen und sich dabei leicht nach vorne beugen, aber den Rücken dabei gerade lassen.

Atmen Sie durch die Nase ein, spüren Sie die Kraft und Stärke der Wut durch den gesamten Körper fließen. Strecken Sie den Rücken durch und machen Sie sich größer und breiter. Nehmen Sie mit Absicht mehr Platz und Raum ein. Öffnen Sie den Mund, strecken Sie die Zunge raus und brüllen Sie beim Ausatmen tief aus dem Bauch heraus: laut wie eine Löwin! Wenn Sie wollen, können Sie dabei auch die Arme mit Schwung nach unten fallen lassen.

Danach entspannen Sie Ihren Kiefer und Ihr ganzes Gesicht wieder. Spüren Sie mit geschlossenen Augen nach, was sich im körperlichen Erleben der Wut verändert. Löst sich etwas? Was passiert mit der Intensität der Emotion? Wie verändert sich die Verteilung der emotionalen Energie im Körper?

Wiederholen Sie den Vorgang mehrfach, schütteln Sie sich aus und beenden Sie die Übung mit tiefer Bauchatmung und Erdung.

Wut in Kraft verwandeln

Wut setzt Energie frei und treibt uns dazu an, Veränderungen zu initiieren, etwas Altes gehen zu lassen, Platz für Neues zu schaffen, Ja zu den eigenen Werten und Nein zu Grenzüberschreitungen zu sagen. Die Wut ist die einzige unangenehme Emotion, die uns vorübergehend mehr Kraft spenden kann, als sie uns nimmt. Diesen Antrieb können und sollten wir nutzen. Wutgefühle aktivieren das sogenannte Behavioral Activation System (BAS), ein Netzwerk in unserem Gehirn, das uns in Bewegung setzt. Manchmal ist es hilfreich, die innewohnende Kraft der Wut konstruktiv umzusetzen. In der Psychoanalyse nennt sich diese Bewältigungsstrategie auch „Sublimierung", das bedeutet, dass wir aus einem potenziell destruktiven Gefühl etwas Konstruktives entstehen lassen (zum Beispiel Wut oder Trauer nutzen, um Kunst zu gestalten oder sich politisch oder sozial zu engagieren).

ÜBUNG 6.24

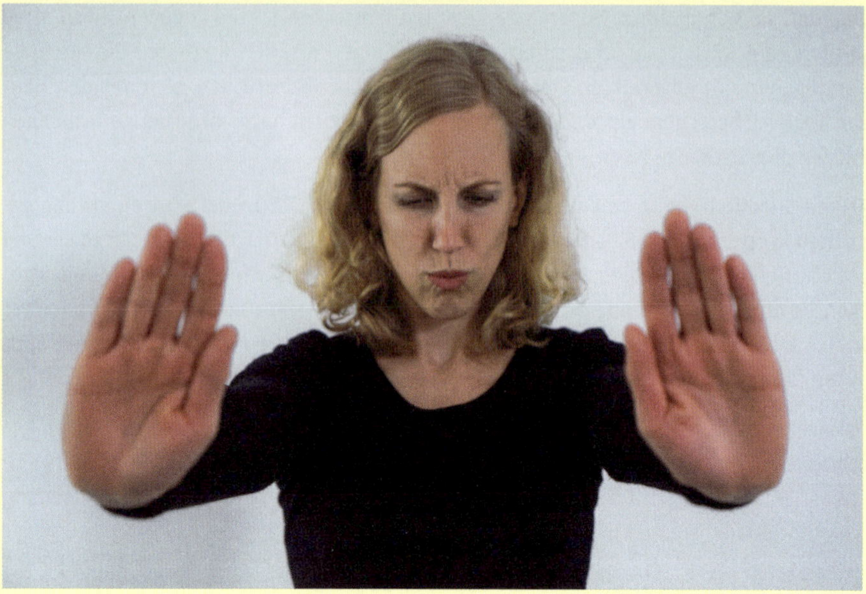

Erarbeiten Sie die letzte Situation, die Sie wütend gemacht hat. Idealerweise ist der Auslöser immer noch aktuell.

Beobachten und beschreiben Sie das Wutgefühl im Körper ganz genau und halten Sie dabei vor allem die „kraftvollen“ Empfindungen fest (z. B. die Spannung in der Muskulatur, ein Druckgefühl, Hitze etc.).

Schließen Sie dann die Augen und fokussieren Sie die Spannung und Hitze in Ihrer Körpermitte. Versuchen Sie dabei, den Rest des Körpers zu entspannen und die Atmung regelmäßig tief ein- und ausfließen zu lassen.

Fragen Sie sich dann, wofür Sie diese Kraft in sich gerne nutzen würden, um für sich und/oder für andere etwas Positives zu bewirken. Idealerweise sollte diese Intention inhaltlich in irgendeiner Form verbunden sein mit der wutauslösenden Situation. Es darf aber auch etwas völlig anderes sein.

Ermutigen Sie sich selbst, die kraftvolle Intention mit in den Tag zu nehmen und vielleicht sogar Ihr Leben mit neuen Impulsen auszurichten.

Konstruktive Kraft der Wut spüren

„Ich spüre keine Wut" oder „Ich werde nie wütend" sind Annahmen, die Sie stutzig machen sollten: Mit großer Wahrscheinlichkeit ist das bewusste Wuterleben nur gehemmt, was aber nicht bedeutet, dass die sympathische Aktivierung nicht trotzdem stattfindet, auch wenn wir sie nicht bewusst wahrnehmen. Wenn Sie den Eindruck haben, Sie spüren gar keinen oder kaum Ärger, obwohl es in der konkreten Situation vollkommen angemessen wäre, können Sie mit Neugier explorieren, wie Ihr bisheriges Erleben von Wut und Ärger aussah. Arbeiten Sie dann daran, eine adäquate und konstruktive sympathische Aktivierung bei gehemmtem Wuterleben zu fördern. Die Übung „Den Körper an die Stärke der Wut erinnern" (Seite 194) unterstützt Sie dabei.

ÜBUNG 6.25

Beobachten Sie, was Sie im Körper spüren, wenn Sie ärgerlich oder wütend werden. Wenn das Gefühl schwer zugänglich ist, erinnern Sie sich an die letzte Situation, in der Sie sich geärgert haben: Warum waren Sie verärgert? Ist ein Bedürfnis zu kurz gekommen und Sie brauchten Kraft, um es zu verteidigen? Wurden Ihre Grenzen missachtet? Wollten Sie etwas beschützen, was Ihnen wichtig war?

Denken Sie explizit an die positive Funktion der Wut: Sie dient der gesunden Abgrenzung und der Verteidigung eigener Bedürfnisse und Werte, wenn sie in einer angemessenen Intensität präsent ist. Es ist nicht förderlich, wenn sie zu intensiv ist, aber auch nicht, wenn sie zu leise ist.

Stellen Sie sich die letzte Wutsituation vor und bringen Sie Ihren Fokus zum Körper. Fokussieren Sie sich auf die Empfindungen der Stärke, der Kraft und der Energie, die mit dem Ärger im Körper auftauchen, und spüren Sie diese ganz bewusst. Beobachten Sie, wie Sie sich dabei automatisch aufrichten, wie Sie größer werden und präsenter, wie Ihr Oberkörper mehr Raum einnimmt und Ihre Beine einen festeren Halt finden. Die innere Stärke zu spüren, heißt auch, zu wissen, dass man sich und das, was einem wichtig ist, verteidigen kann, wenn es notwendig wäre.

Atmen Sie etwas intensiver und kraftvoller ein als sonst, spüren Sie die frische Luft in der Lunge, ballen Sie die Hände zu Fäusten und spüren Sie die Stärke. Stellen Sie sich vor, diese kraftvolle Energie wachsen zu lassen und sie mit dem regelmäßigen Atem im ganzen Körper zu verteilen bis in die Fingerspitzen und Zehen. Beobachten Sie weiter, wie sich die Körperhaltung verändert (oder passen Sie die Körperhaltung absichtlich an) und welche Bewegungsimpulse auftauchen, und leben Sie diese aus.

Körper an die Stärke der Wut erinnern

Wer in der Lage ist, Wut zu empfinden und diese konstruktiv auszuagieren, steht für sich selbst ein und zeigt Grenzen auf. Beim (bewussten oder unbewussten) Unterdrücken der Wut bleibt dieser positive Aspekt aus. Deshalb ist es so wichtig, eine gute Verbindung zum eigenen Wuterleben zu haben. Einen Zugang zu der Kraft und Stärke der Wut können wir über die körperlichen Muster der Wut finden:

ÜBUNG 6.26

Machen Sie sich die positive Funktion und Notwendigkeit der Wut bewusst: Es geht um gesunde Abgrenzung, konstruktive Abwehr und starke Präsenz. Überlegen Sie, wie sich Wut bei Menschen erkennbar macht, und rufen Sie sich in Erinnerung, wie wütende Menschen aussehen.

Wie atmet ein wütender Mensch?

Schnell, intensiv, mit großen Atemzügen, durch die Nase ein und aus, dabei weiten sich die Nasenlöcher energisch, die Betonung liegt auf der Einatmung, um den Sympathikus zu stimulieren. Die Lippen sind fest verschlossen und aufeinandergepresst.

Wie verändert sich die Mimik?

Die Augen sind gespannt und der Blick auf einen Punkt fixiert, die Mimik ist intensiv angespannt: Eine Zornesfalte bildet sich, die Stirn liegt in Falten, die Augenbrauen sind zusammengezogen.

Wie sieht die Körperhaltung aus?

Alle Muskeln sind angespannt, sehr viel Spannung im Oberkörper, in den Armen und Händen: Die Schultern werden hochgezogen, damit sie eine explosive, schnelle Stoßbewegung mit den Armen durchführen können, die Hände ballen sich zu Fäusten.

Welche Bewegungsabläufe sind typisch für die Wut?

Der Bewegungsfokus ist nach vorne gerichtet, ursprünglich um die eigenen Körpergrenzen zu verteidigen, indem der Angreifer weggestoßen wird und nicht so nah kommt. Die Bewegungen sind groß, expansiv, schnell, explosiv, stark und kraftvoll.

Wie verändert sich die Stimme?

Die Stimme wird laut, selbstsicher, fest, eindeutig und bestimmt.

Üben Sie die wuttypischen körperlichen Muster ein, bleiben Sie mindestens für zwei Minuten dabei. Beobachten Sie, welche Veränderungen dabei auftauchen.

7. Alarmstufe Rot: erstarrt, erschöpft, ausgebrannt oder untererregt

Haben Sie sich schon einmal gefragt, warum Werbeanzeigen und Werbesendungen uns zu jeder erdenklichen Möglichkeit Freude, Gesundheit, Erfolg, Beliebtheit und innere Ausgeglichenheit versprechen? Die Werbepsychologie macht sich stets das Mangelerleben der Menschen zunutze, um ein Bedürfnis aufzugreifen und dafür eine (vermeintliche) schnell verfügbare und käufliche Lösung anzubieten. Werbetrends bilden auch immer den jeweiligen Zeitgeist ab. Das Heute scheint geprägt zu sein von der Suche nach innerem Frieden, Lebenskraft und ganzheitlicher Gesundheit, eine für sich gesehen wunderbare Entwicklung. Gleichsam bedeutet diese Sehnsucht leider auch, dass wir diesen Zustand schmerzlich vermissen. Das lässt sich auch an der Zunahme psychischer Erkrankungen wie Depressionen oder Burn-out ablesen, die mehr und mehr Betroffene an ihre Belastungsgrenzen erinnern.

7.1 Der innere Shutdown als Selbstschutz

Befinden wir uns über lange Zeit hinweg in einer negativen Stressspirale oder geraten wir in eine extreme Übererregung, erstarrt der Organismus aus Selbstschutz. Die Situation wird als potenziell lebensbedrohlich wahrgenommen, bestimmte neuronale Schaltkreise, die für die Bewegungssteuerung zuständig sind, werden blockiert und Stresshormone werden ausgeschüttet. Entscheidungen zu treffen und Emotionen zu verarbeiten fällt uns zunehmend schwerer.

Energie wird „eingefroren", während gleichzeitig ein extrem hoher innerer Stresslevel zu verzeichnen ist. Wenn der Zustand der starken Stressbelastung bei gleichzeitigem Überforderungs- und Hilflosigkeitserleben längere Zeit anhält, kann es zu einem chronifizierten inneren Kollaps kommen. Dabei sind Muskelerschlaffung und Verlust des Muskeltonus, Kraftlosigkeit, Energieverlust, Schwächeempfinden, Resignation, Interessenverlust, Indifferenz, Verlust der Verbindung zu Körperempfinden und Emotionalität typisch.

Die körperliche und psychische Erschöpfung ist jedoch kein Neuzeitphänomen. Schon im bereits erwähnten Yogasutra, dem philosophischen Ursprungstext des Yoga von Patanjali, wird der geistige Ermüdungszustand mit Attributen wie dumpf, untätig, nicht teilnehmend, lethargisch, resignierend und träge als „mudha", dem untersten geistigen Zustand, beschrieben, der als Folge von einschneidenden leidvollen Erfahrungen, dem Verfehlen von Lebenszielen oder einem fortwährenden Gefühl des Kontrollverlustes auftreten kann.

Damit hat Patanjali schon vor langer Zeit als Ursache für den depressiven Zustand ein Erleben beschrieben, das die Klinische Psychologie heute vielleicht am ehesten als Erlernte Hilflosigkeit betitelt. Damit wird die Tendenz beschrieben, auf anhaltende oder gar traumatische Belastungen mit Resignation und Energierückzug zu reagieren. Wir gehen in einen Shutdown, um möglichst keinen Gefahren mehr zu begegnen und keine Energie mehr aufbringen zu müssen, die uns ohnehin gerade nicht zur Verfügung steht.

Ausgebrannt und erschöpft: Wenn der Stecker gezogen ist

Unsere Lebenskraft und Vitalität, mit der wir alltägliche Herausforderungen bewältigen, sind vergleichbar mit der Stromversorgung in einem Haushalt. Die Energie wird in der Regel stabil durch Stromleitungen im gesamten Haus verteilt. Manchmal wird die Energieversorgung jedoch aufgrund beschädigter Leitungen, als Folge von Kurzschlüssen oder anderen kurzfristigen Unterbrechungen blockiert.

Werden Starkstromgeräte an normale Leitungen angeschlossen (= treten also im Leben stark belastende Situationen ein) und / oder sind die Leitungen an sich instabil (= wenn wir über eine geringe Regulationsfähigkeit verfügen), dann fliegt die Hauptsicherung raus, um einen Brand zu verhindern. Alle Leitungen, auch die unbeschädigten (= unsere Ressourcen), sind dann in der Energieversorgung unterbrochen (= wir erleben eine Depression).

Um wieder eine stabile Energieversorgung gewährleisten zu können, müssen instabile Leitungen repariert werden (= persönliche Ressourcen gestärkt und ausgebaut werden), Starkstromgeräte ausgeschaltet werden (= externe Belastungsfaktoren nach Möglichkeit verändert werden) und Sie müssen den mühseligen Weg zum Stromkasten finden, um den Hauptschalter zu betätigen, damit alle Leitungen wieder Strom erhalten (= Depression bewältigen durch Reaktivierung des Sicherheitserlebens).

Dabei können eine Psychotherapie („Taschenlampe“) und medikamentöse Unterstützung („Notstromaggregat“) helfen.

ÜBUNG

Wenn Sie sich innerlich leer, ausgebrannt und erschöpft fühlen, Ihnen Alltägliches schwerer zu bewältigen erscheint als sonst und Sie insgesamt an Lebenskraft verlieren, ist eine fachärztliche Beratung in jedem Fall sinnvoll.

Zur Vorbereitung und Selbstreflexion können Sie sich folgende Fragen stellen:

- An welchen Stromleitungen bzw. persönlichen Widerstandskräften kann ich arbeiten? Kann ich beispielsweise lernen, bessere Prioritäten zu setzen, mir mehr Pausen gönnen oder mein Leben aktiver gestalten?
- Welche Geräte bzw. äußeren Situationen und Stressauslöser kann ich reduzieren, verändern oder sogar eliminieren? Welche „Geräte" verursachen immer wieder einen Kurzschluss?
- Ist mein Stromanbieter zuverlässig: Beziehe ich meine Kraftquellen aus einer gesunden Lebensweise mit sinnvollen Kontakten und Tätigkeiten oder fülle ich mein Leben mit Ablenkung, Konsum, Abhängigkeiten oder sogar Suchtverhalten?

Versuchen Sie dabei auch zu differenzieren, ob Sie mehr Ruhe und weniger Anregung im Leben benötigen oder ob Sie im Gegenteil vielleicht stärker (und mutiger) aktiv am Leben teilnehmen sollten, um Ihre Energieressourcen wieder aufzufüllen.

Damit die Energie aus der Erstarrung wieder ins Fließen kommt, braucht es Bewegung hin zu Lebendigkeit und innerer Kraft in Verbindung mit somatischem Sicherheitserleben. Wir müssen erkennen, dass wir in Wahrheit nicht so hilflos und überfordert sind, wie wir vielleicht denken: Vielleicht haben wir unsere inneren Kräfte verkannt oder haben keinen guten Zugang zu unseren Ressourcen oder vielleicht brauchen wir wirklich noch neue Fertigkeiten, die uns helfen, mit Herausforderungen konstruktiv umzugehen. Wir erlernen neue Kompetenzen, entwickeln neue Handlungsoptionen, erschaffen eine gute und stabile Struktur für uns selbst, gehen wieder in Kontakt mit anderen Menschen und merken, dass wir gar nicht allein und auf uns selbst gestellt sind. Und wenn unsere soziale Verbundenheit tatsächlich in der Vergangenheit sehr gelitten hat, dann lernen wir, daran zu arbeiten, dass wir selbst eine eigene wohlgesonnene Gemeinschaft erschaffen können. Wir bringen unserem Nervensystem bei, dass wir den äußeren Umständen nicht hilflos ausgeliefert sind, indem wir unsere Emotionen besser wahrnehmen, verstehen und regulieren, sodass wir nicht vollkommen überfordert werden können.

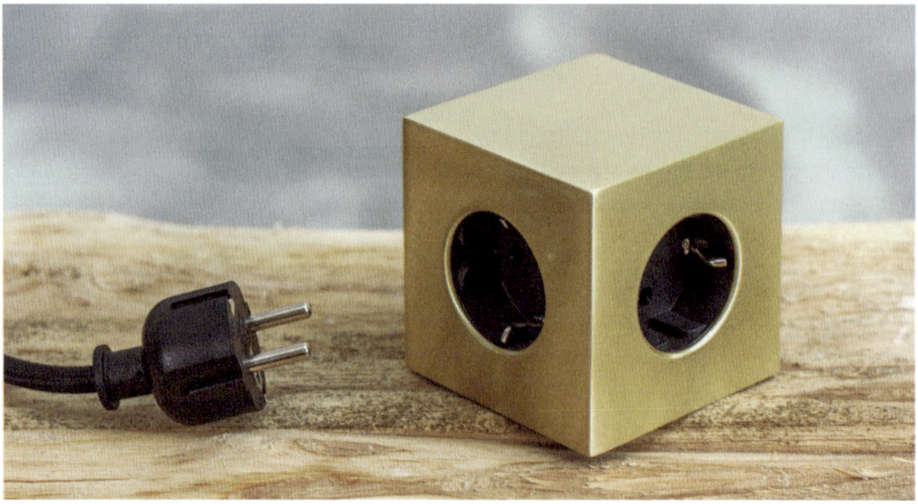

7.2 Übungen für neue Lebensenergie

	Titel der Übung	Inhalt	Wann geeignet?
7.1	Aus der Starre zurück in die Lebendigkeit kommen	Aufmerksamkeit auf (kleinste) Veränderungen im inneren Erleben	Um über eine freundliche Beobachterposition einen neuen Zugang zu den inneren Ressourcen zu bekommen
7.2	Der Schattenseite mit Zugehörigkeitsgefühl begegnen	Emotionaler Gegenpol zu gefühltem Schmerz	Um wieder mehr (Selbst-) Akzeptanz, Selbstmitgefühl und Verbundenheit mit dem Leben schaffen
7.3	Pulsieren	Wahrnehmung der inneren Lebendigkeit	Um einen Gegenpol zum inneren Kollaps zu schaffen
7.4	Ego-Riser	Verkörperte Erfahrung verschiedener Emotionsmuster	Um sich wieder stark und präsent zu fühlen
	Nähe und Distanz erkunden		
	Gegendrücken		

	Titel der Übung	Inhalt	Wann geeignet?
7.5	Lebendig werden	Beweglichkeit in die Hüftregion bringen	Für ein freies inneres Lebensgefühl
7.6	Freudig wie ein Kind	Körperliche Lachmuster nachahmen	Um Zugang zum spontanen und expressiven Freude-erleben aufzubauen
7.7	Der Ja-Sager	Annäherungs- und Vermeidungsziele	Um Blockaden zu lösen
7.8	Superhelden	Angstexposition	Um Vermeidungsverhalten zu reduzieren und gezielt abzubauen
7.9	Frischekick am Morgen	Überangebot an Cortisol abbauen	Um die Lebensenergie sanft zu aktivieren
7.10	Alles steht kopf *(vorherige ärztliche Absprache empfehlenswert)*	Umkehrhaltungen	Um Hirndurchblutung zu verbessern und Konzentration und Denkfähigkeit zu steigern
7.11	Sicherer Raum für Trauer und Traurigkeit	Emotionalen Schmerz in inneren Frieden überführen	Um Trauer loszulassen und neue Leichtigkeit zu erlangen
7.12	Positive Absichten umsetzen	Aufschiebeverhalten	Für eine sanfte Aktivierung
7.13	Die Zwei-Minuten-Regel	Den stressbedingt bewegungsarmen Zustand lösen	Um wieder ins Tun zu kommen
7.14	Eigene Kraftwurzeln vorstellen	Imaginationsübung	Für neue Kraft und Zuversicht
7.15	Inspiration: Lebensgeister wecken *(vorherige ärztliche Absprache empfehlenswert)*	Atemübung für mehr Energie	Für eine bessere Sauerstoffversorgung und neue Lebenskraft

Tabelle 7.1: Schnellübersicht aller Übungen in Kapitel 7

Aus der Starre zurück in die Lebendigkeit kommen

Erstarrung ist eine mögliche Folge einer anhaltenden Stresssituation, die so intensiv erscheint, dass sie die Bewältigungsmechanismen der Betroffenen überfordert. Die zusammengesackte, energielose Körperhaltung und das Körpergefühl der Starre und Taubheit drücken das psychische Erleben der Ohnmacht, Überforderung, Hilflosigkeit und Resignation aus. Bandbreite und Intensität des emotionalen Ausdrucks sind herabgesetzt, was die fehlende körperliche Bewegung und den Rückzug immer weiter verstärkt. In der folgenden Übung bringen wir das körperliche Gegenerleben zur Erstarrung in den Fokus, damit wieder mehr Lebendigkeit im Körper gespürt werden kann. Lenken Sie Ihre Aufmerksamkeit auf die Veränderungen im inneren Erleben, selbst wenn sie sehr klein sein sollten. Bei einer chronifizierten Erstarrung befinden sich der Körper und das Nervensystem schon so lange in dem inneren Kollaps, dass ein kleinschrittiges und geduldiges Vorgehen wichtig ist. Versuchen Sie, eine freundliche Beobachterhaltung zu entwickeln, und denken Sie daran, dass in diesem erstarrten Zustand das rationale Denken ebenfalls wie „eingefroren“ wirkt und es uns schwerfällt, uns gedanklich mit Themen zu beschäftigen. Deswegen konzentrieren wir uns hier nur auf das körperliche Gegenerleben zur Erstarrung, Ohnmachtsgedanken etc. erhalten keine Aufmerksamkeit.

ÜBUNG 7.1

Beobachten Sie, wie Sie den Zustand der Erstarrung auf der körperlichen Ebene erleben. Wie sieht Ihre Körperhaltung aus, wenn Sie sich so ohnmächtig und resigniert fühlen: zusammengesunken, energielos, ohne Spannung, unbeweglich, starr, wie kollabiert? Wie ist die Atmung: stockend, kaum wahrnehmbar, sehr flach? Welche Körperempfindungen überwiegen: Enge, Starre, Verspannung, fehlende Beweglichkeit, Schwäche, Kraftlosigkeit?

Fragen Sie sich, wie das Gegenerleben zu dem, was Sie im Zustand der Erstarrung erfahren, aussehen würde, und probieren Sie alle körperlichen Veränderungen aus.

Würden Sie sich vielleicht langsam im Stuhl etwas aufrichten, mehr Spannung in die Muskulatur bringen, Schultern von der Rückenlehne lösen und den Rücken gerade halten, mehr Raum einnehmen, sich präsenter und etwas größer machen?

Wie würde eine lebendigere, energiegeladene Atmung fließen?

Sie könnten bewusst lange und langsam ein- und ausatmen, aus voller Brust, wirklich darauf achten, dass sich die Lungen beim Einatmen mit belebendem Sauerstoff füllen und beim Ausatmen alles, was verbraucht wurde, was seinen Zweck schon erfüllt hat und nicht mehr gebraucht wird, mit dem CO_2 abgegeben wird. Sie können auch beobachten, wie sich die Atemphasen fließend abwechseln oder für einen schnellen „Atemespresso", der direkt den Sympathikus aktiviert, länger einatmen (am besten durch die Nase), als Sie ausatmen.

Welche Körperempfindungen würden auf Lebendigkeit hindeuten?

Wäre es etwas Richtung Beweglichkeit, Weite, Offenheit? Sie könnten sich recken und strecken, dehnen, gemeinsam mit dem Atemfluss bewegen, Fäuste an- und entspannen, und alles andere ausprobieren, was Ihnen nur einfällt!

Der Schattenseite mit Zugehörigkeitsgefühl begegnen

Auch die Schattenseiten gehören zum menschlichen Leben dazu. Vor allem angesichts schmerzlicher Erfahrungen, die unangenehme und belastende Gefühle mit sich bringen, fühlen wir uns oft einsam. Wir verurteilen uns für Fehler, für Entscheidungen, die sich im Nachhinein als falsch erwiesen haben, oder hadern mit Schicksalsschlägen, mit Kontrollverlust, Frustration und Enttäuschung. Das ist menschlich, belastet uns aber unnötig stark, wenn wir auf der Schattenseite des Lebens verharren. Der Weg aus dem Leid führt über die innere Beweglichkeit, die den emotionalen Raum erzeugt für das Erleben von Hoffnung und Zuversicht. Die folgende Übung kann Sie dabei unterstützen, Raum für mehr (Selbst-)Akzeptanz, Selbstmitgefühl und Verbundenheit mit dem Leben zu schaffen: mit Zugehörigkeit als einem emotionalen Gegenpol zu dem gefühlten Schmerz.

ÜBUNG 7.2

Suchen Sie sich einen Platz in dem Raum aus, in dem Sie sich gerade befinden und die Übung durchführen, der die aktuelle Schattenseite Ihres Lebens darstellen soll. Wechseln Sie zu der symbolischen Schattenseite des Raumes, machen Sie sich bewusst, was sich hier befindet, benennen Sie klar, was zu der Schattenseite gehört: Was belastet Sie? Was läuft in Ihrem Leben gerade nicht rund? Was beschäftigt Sie? Beobachten Sie, was auftaucht, wenn Sie auf der Schattenseite bewusst und absichtlich Zeit verbringen. Es erfordert Mut und innere Stärke, sich den aktuellen Themen zu stellen. Tauchen Sie nicht zu tief ein in das belastende Erleben, bringen Sie einfach nur ein wenig Ordnung in das Chaos und erlauben Sie sich, Ihre Gefühle kurz wahrzunehmen und zu benennen. Sie können Ihre Gefühle und die Themen laut aussprechen: „Ich spüre Traurigkeit, weil ..." / „Ich fühle mich missachtet wegen ..." / „Es ist Ärger da, den ich nicht ausspreche, weil ..." / „Ich fühle mich unsicher wegen ..."

Dann nehmen Sie bewusst Abstand von der Schattenseite und bewegen Sie sich wieder im Raum. Suchen Sie jetzt einen Platz aus, der zur Darstellung der Sonnenseite passt, stellen oder setzen Sie sich dahin und fokussieren Sie sich dort auf das Gefühl der Verbundenheit und Zugehörigkeit: Mit wem oder mit was haben Sie sich im Laufe des Lebens schon mal verbunden gefühlt? Welchen Menschen sind Sie dankbar? Bei wem möchten Sie sich bedanken? Wann haben Sie sich zugehörig gefühlt oder tun es noch? Waren oder sind Sie Mitglied in einem Verein oder Teil einer Gruppe, z. B. einer Fangemeinde, Familie, Stadt, Partei, Organisation?

Malen Sie sich diese inneren Bilder sehr konkret und plastisch aus und machen Sie sie körperlich erfahrbar. Bleiben Sie auf der Sonnenseite des Raumes stets in Bewegung: Sie können von links nach rechts schaukeln, wippen, Ihre Hände oder Füße bewegen, das Becken kreisen lassen, alles, was Ihnen einfällt! Beleben Sie Ihren Körper und erinnern Sie ihn an das warme, stärkende Gefühl der Zugehörigkeit und Verbundenheit.

Dann schauen Sie aus der Sicherheit der Sonnenseite auf die Schattenseite des Raumes mit Selbstmitgefühl. Sie können sich dabei auch selbst umarmen oder tröstend und mitfühlend eine Hand aufs Herz legen und laut aussprechen: „Schattenmomente erleben alle Menschen. Es verbindet uns tief, dass wir alle Momente des Leidens erfahren haben."

Wenn Sie möchten, können Sie sich auch vorstellen, dass Sie innerlich den Halt der Sonnenseite mitnehmen, und sich dabei tatsächlich wieder auf die Schattenseite des Raumes begeben. Was ist anders? Fühlt sich die innere Belastung anders an, nachdem Sie beim Verbundenheitsgefühl Kraft tanken konnten?

Pulsieren

Unser Körper befindet sich in einem beständigen Wechsel zwischen Kontraktion und Expansion, Zusammenziehen und Ausdehnen, Anspannung und Entspannung. Allein beim Atmen wird ununterbrochen ein dynamisches vegetatives Gleichgewicht hergestellt: Beim Einatmen wird der aktivierende Sympathikus angeregt, beim Ausatmen der beruhigende Parasympathikus. Auch die konstante Bewegung von Herz und Lunge verdeutlichen dieses Prinzip eindrücklich. Unser Lebensrhythmus ist ein Pulsieren.

In der folgenden Übung werden wir die Wahrnehmung der inneren Lebendigkeit als Gegenpol zum inneren Kollaps stärken. Sie können auch alternativ den Atem als Ausgangspunkt einsetzen: den Atemfluss als eine Abfolge von Kontraktion (Ausatmen) und Expansion (Einatmen) des Brustkorbs wahrnehmen, vielleicht sogar die Bewegung größer werden lassen und sie mit dem ganzen Oberkörper und mit den Armen unterstreichen.

Eine weitere Alternative wäre der Herzschlag als Ausgangspunkt: Hier können Sie sich auf die Visualisierung der Pumpbewegung des Herzmuskels fokussieren, der sich zusammenzieht und wieder öffnet, damit das Blut durch den Körper strömen und ihn beleben kann.

ÜBUNG 7.3

Spüren Sie in Ihren Körper hinein, lenken Sie Ihre Aufmerksamkeit auf Ihre aktuelle Körperhaltung: Wie sitzen Sie gerade? Beobachten Sie Ihre Position und, unabhängig davon, in welcher Position Sie sich gerade befinden, wandern Sie mit Ihrer Aufmerksamkeit neugierig durch den Körper. Finden Sie die Körperstelle, wo Sie am einfachsten den ununterbrochenen Fluss der Lebensbewegung, der andauernd Ihren Körper durchströmt, spüren können.

Vielleicht können das Ihre Finger sein, Ihre Hände ... Bringen Sie die Aufmerksamkeit dorthin ... Vielleicht spüren Sie sogar schon ein leichtes Kribbeln in den Fingerkuppen ...

Manchmal verlieren wir die Bewegung eine Zeit lang aus den Augen, manchmal ist der Fluss etwas stiller, gehemmter ... wirkt wie eingefroren ... aber so, wie unter der eingefrorenen Oberfläche eines Flusses im Winter das Wasser in der Tiefe weiter fließt, so ist in uns die Lebensenergie immer in Bewegung ... Das Herz pumpt frisches Blut durch den Körper, das Blut fließt und versorgt alle Körperstellen mit Nährstoffen, die Lungen nehmen mit jeder Atembewegung Sauerstoff auf und lassen die alte Luft gehen ...

Sie können die Übung auch beim Atem beginnen. Bringen Sie Ihre Aufmerksamkeit zum Brustkorb und zu der Atembewegung. Beobachten Sie den Atemfluss als eine Abfolge von Kontraktion (Ausatmen) und Expansion (Einatmen) des Brustkorbs ... Nehmen Sie wahr, wie es sich anfühlt, wenn mit dem Einatmen der Brustkorb sich ausdehnt ... und mit dem Ausatmen wieder zusammenzieht ... Sie können die Bewegung immer größer werden lassen und mit dem ganzen Oberkörper und mit den Armen unterstreichen.

Lenken Sie den Fokus der Aufmerksamkeit zum Herzen und zum Herzschlag ... Stellen Sie sich die Pumpbewegung des Herzmuskels vor, tief in Ihrem Brustkorb ... Spüren Sie, wie sich der Herzmuskel zusammenzieht und wieder öffnet, stetig, im eigenen Rhythmus, pulsiert ununterbrochen, damit das Blut durch den Körper strömen und ihn beleben kann ... Bleiben Sie im Rhythmus dieser Bewegung ... die Kontraktion und Expansion des eigenen Herzmuskels, die Herzklappen und die Herzkammern, die sich unermüdlich zusammenziehen ... schließen und wieder öffnen und durch diese stetige Bewegung für Lebendigkeit sorgen ... Wenn Sie möchten, probieren Sie aus, wie es sich anfühlt, diesen pulsierenden Rhythmus des Herzens, der fließenden Lebensenergie, durch Bewegung der Finger ... der Hände ... der Arme ... des Oberkörpers ... des gesamten Körpers aufzugreifen ...

Spüren Sie weiter das angenehme, lebendige Kribbeln, jede winzige Bewegung der Lebensenergie ... den stetigen Energiefluss, der immer pulsiert, sich zusammenzieht und kleiner wird, Energie sammelt, konzentriert, kontrahiert ... um anschließend größer zu werden, weiter, breiter, offener ... und wieder zusammenziehen ... und ausbreiten ... auch wenn diese natürliche Bewegung manchmal kaum wahrnehmbar ist ... wenn wir abgelenkt sind oder das Nervensystem in den vegetativen Winterschlaf verfällt ... Jederzeit können wir diese pulsierende Lebensbewegung auf der körperlichen Ebene verstärken ... bewusst, mit Absicht genau diese Bewegung aufgreifen, die immer da ist ... und die Bewegung sich von den Fingerkuppen ausbreiten lassen ... zuerst die Finger mitbewegen lassen ... zusammenziehen und expandieren, kleiner und dann größer werden ... sich zusammenziehen und ausbreiten ... pulsieren ... mitfließen mit dem Fluss des Lebens ... die Bewegung größer werden lassen ...

Beobachten Sie den Bewegungswechsel ... mit der Aufmerksamkeit im Körper bleiben, die Bewegungsqualität spüren ... um zum Schluss anzuhalten ... innezuhalten ... diesen Bewegungsfluss noch mal spüren ... und auch wenn die äußere Bewegung jetzt langsam wieder verblasst, immer noch merken, wie das Gefühl der Kontraktion und Expansion ... das Pulsieren der Bewegung, das Pulsieren der Energie im Körper spürbar bleibt ... und mit diesem lebendigen Gefühl in der inneren Realität des Körpers den Weg zurück in die äußere Realität finden. Recken und strecken, tief durchatmen, ganz langsam und zum Abschluss der Übung noch mal genau wahrnehmen. Was hat sich verändert? Woran merke ich das? Wo im Körper kann ich die innere Bewegung spüren?

Ego-Riser: kraftvolles Powerposing

Die „verkörperte“ Erfahrung verschiedener Emotionsmuster kann helfen, bisher verdrängte oder vermiedene emotionale Aspekte präsenter werden zu lassen. Im Folgenden werden Sie üben, sich wieder stark und präsent zu fühlen und mehr Raum einzunehmen, sodass Sie wieder Kontakt zur Empfindung der inneren Stärke aufnehmen können.

ÜBUNG 7.4

Verbinden Sie sich mit Ihrem Körper und Ihrer persönlichen Schutzsphäre um sich herum. Bereiten Sie sich darauf vor, dass Sie gleich eine Körperposition einnehmen werden, die das Gefühl von Stärke, Kraft und Macht fördern kann und gleichzeitig die tiefe Verbindung zu sich selbst intensiviert.

Die Pose wird damit aufgebaut, dass Sie sich aufrecht hinstellen, die Füße mindestens hüftbreit oder etwas breiter aufstellen, die Knie bleiben locker, sodass Sie einen festen, stabilen Bodenkontakt verspüren. Verändern Sie Ihre Position so lange, bis Sie eine wirklich stabile Bodenhaftung haben.

Stemmen Sie die Hände in die Hüfte, drücken Sie stolz die Brust raus, heben Sie das Kinn leicht an, als ob Sie auf dem Kopf eine goldene Krone tragen würden. Stellen Sie sich gerade hin und strecken Sie den Rücken, als ob an Ihrem Scheitel eine goldene Schnur befestigt wäre, die Sie Richtung Himmel zieht. Lächeln Sie sanft, der Blick geht dabei weit in die Ferne, am besten durchs Fenster mit einem peripheren visuellen Fokus (siehe Kasten Seite 165).

Sie können auch testen, welche Armhaltung Ihnen das intensivste Gefühl der inneren Stärke vermittelt: Vielleicht sind es gar nicht die Hände in der Hüfte, sondern seitlich oder nach oben ausgestreckte Arme mit gespreizten Fingern wie eine Siegerpose oder Fäuste in der Luft?

Was verändert sich durch diese Körperhaltung in Ihrem körperlichen Erleben? Wie verändert sich das Atemmuster? Was passiert mit dem inneren Gefühl?

Testen Sie noch eine Variation aus: Suchen Sie sich eine Erhöhung, z. B. eine Stufe, einen Hocker oder einen Stuhl, und stützen Sie zuerst ein Bein auf die Erhöhung, dann stellen Sie sich mit beiden Beinen darauf. Verbleiben Sie auch in dieser Position eine Weile und beobachten Sie, was sich dabei im körperlichen und emotionalen Erleben verändert.

Lebendig werden: Beckenkreisen und Beckenkippen

Bestimmte Körperregionen sind auf der inneren Körperkarte (Homunkulus) kaum repräsentiert, was bedeutet, dass wir in diesen Körperbereichen wenig differenziert spüren können. Sehr häufig sind von dieser Wahrnehmungsdissoziation die Hüften und das Becken betroffen. Diese Regionen hängen zudem oft mit dem Erleben von Scham zusammen, da die Beckenregion häufig tabuisiert und sexualisiert wird. Greifen Sie bei der folgenden Übung, in der wir Beweglichkeit in die Hüftregion bringen werden, alle auftauchenden Emotionen auf und beobachten Sie sie. Bleiben Sie dran. Für ein freies inneres Lebensgefühl bringen wir absichtlich mehr Bewegung in diesen Körperbereich, damit wir die erspürte Lebendigkeit steigern und den gesamten Körper annehmen können.

ÜBUNG 7.5

Nehmen Sie einen sicheren, hüftbreiten Stand ein und erden Sie sich durch Verbindung mit Ihrer inneren Mitte. Bingen Sie den Fokus zur Körpermitte und zum Beckenbereich. Sie können die Augen geöffnet lassen oder schließen, wie es sich besser anfühlt. Entspannen Sie bewusst Ihren Kiefer, das wird helfen, auch etwas Anspannung aus dem Beckenboden loszulassen, und beginnen Sie, Ihr Becken im Uhrzeigersinn kreisen zu lassen: erst in sehr kleinen Bewegungen, im Laufe der Übung werden die Bewegungen immer größer.

Wechseln Sie in der Bewegung nach einer Zeit die Richtung: Zuerst bleibt die Bewegung groß, um im Laufe der Übung immer kleiner zu werden und zum Stillstand zu kommen. Sie können auch selbstverständlich eigenständig mit dem Richtungswechsel spielen. Sie können auch mit dem Becken eine liegende Acht auf dem Boden oder an der Wand malen. Wenn Sie möchten und wenn es heute passt, können Sie die Bewegung auch mit energischem Stampfen mit den Füßen in den Boden verbinden.

Anschließend bewegen Sie Ihre Wirbelsäule in einer fließenden Bewegung in alle Richtungen und fokussieren Sie sich erneut auf Ihr Becken. Diesmal werden Kippbewegungen ausprobiert, das Becken wird vor- und zurückgeschoben. Gehen Sie ins leichte Hohlkreuz und kippen Sie das Becken wieder, die Bewegungen starten klein, werden im Laufe der Übung größer und kommen wieder langsam zum Stillstand.

Der Fokus wird immer wieder zur Körpermitte gelenkt, dort, wo Sie Ihren Körperschwerpunkt wahrnehmen. Meistens ist das der Bereich leicht unterhalb des Bauchnabels. Sie können sich dort zum Abschluss der Übung zentrieren, einige Male langsam und tief ein- und ausatmen und die Energie der Bewegung sammeln.

Freudig wie ein Kind

Lachen ist gesund! Es stärkt unser Immunsystem und fördert unsere optimistische Seite. Möchten wir uns also etwas Gutes tun, sollten wir dafür sorgen, dass es genug zu lachen gibt in unserem Alltag. Wir können lustige Bücher lesen, Komödien anschauen und Zeit mit Menschen verbringen, die uns zum Lachen bringen. Zusätzlich können wir uns auch auf die körperlichen Lachmuster konzentrieren und diese „nachahmen". Gezielte Lachübungen wie die folgende werden im sogenannten Lachyoga eingesetzt mit dem Ziel, den Zugang zum spontanen und expressiven Freudeerleben aufzubauen. Dabei wird Lachen zunächst imitiert, bis durch den Rückkopplungsprozess zwischen dem Körper und dem Gehirn ein authentisches Lachen einsetzt. Ein herzliches, lautes Lachen hat eine stimulierende Wirkung auf den Vagusnerv und sorgt dafür, dass durch die sogenannte Vagusbremse das Stresserleben ausgebremst wird. Die Vagusbremse beschreibt die Fähigkeit des Vagusnervs, unsere Herzfrequenz zu beeinflussen. Ohne diesen regulierenden Effekt auf den internen Schrittmacher des Herzens (Sinusknoten) wäre die Herzfrequenz eines gesunden Erwachsenen im Ruhemodus um etwa 20 bis 40 Schläge höher.

ÜBUNG 7.6

Lesen Sie sich zunächst die folgende Anleitung durch und führen Sie sie anschließend aus:

- Laute, intensive, energische und abrupte Einatmung durch die Nase
- Explosionsartige Ausatmung durch den Mund, dabei wird der Mund weit „gestreckt", als ob er den Buchstaben „E" aussprechen möchte: Die Mundwinkel werden weit nach außen und oben gezogen.
- Augen zusammengekniffen
- Den Körper unregelmäßig mal nach rechts, mal nach links drehen, Oberkörper zurücklehnen
- Sie können dabei auch im Raum umhergehen und sogar hüpfen, freudig und ungehemmt wie ein Kind.

Haben Sie erkannt, was wir nachgestellt haben? Genau, wir lachen! Wir werden das Lachen so lange künstlich vortäuschen, bis sich Ihr Körper an das natürliche Lachen erinnert.

Führen Sie die beschriebenen Bewegungen einige Zeit lang durch und fragen Sie sich, was Sie im Körper verspüren und welche Emotionen Sie vordergründig wahrnehmen. Bleiben Sie so lange dran, bis Sie merken, dass sich wirklich etwas im körperlichen Erleben verändert.

Dann machen Sie weiter, indem Sie zusätzlich noch klatschen. Wiederholen Sie laut die Silben „Ho-ho-ho“ und „Ha-ha-ha“, während Sie energisch ein- und ausatmen, am besten so lange, bis Sie wirklich anfangen zu lachen.

Sie können die Übung auch noch erweitern, indem Sie zwischendurch die Arme in die Luft schwingen und sie wieder fallen lassen. Möglich wäre auch, spontan zu kichern.

Für eine sehr sanfte und immer und überall einsetzbare Variante: sich selbst wohlwollend anlächeln, indem Sie Ihren Mund zu einem sanften Lächeln formen, die Mundwinkeln leicht nach oben ziehen und die Augenmuskulatur entspannen. Manchmal reicht es sogar schon aus, sich das warme und belebende Gefühl des Lachens und Lächelns vorzustellen, vor allem, wenn Sie die Übung regelmäßig ausführen und die Erinnerung an das Lachen und Lächeln noch frisch ist.

Schließen Sie die Übung mit einigen tiefen Atemzügen ab. Stellen Sie sich vor, wie Sie dabei Ihre Lungen im Sauerstoff – mit viel Freude und vibrierender Lebendigkeit – baden und die innere Trägheit wie schwarzen Rauch ausatmen.

Der Ja-Sager

Ob wir uns motiviert fühlen, eine Handlung zu initiieren oder zu vermeiden, hängt maßgeblich von unserem Lusterleben ab, welches sich neurochemisch durch den „Lust-Neurotransmitter“ Dopamin aktivieren lässt. Das Erleben von Lust ist ebenso wie das Vermeiden von Unlust ein psychisches Grundbedürfnis, welches unser bewusstes und unbewusstes Verhalten steuert. Das Gehirn und der Körper aktivieren bei positiv bewerteten Ereignissen das Behavioral Activation System (BAS) und initiieren somit Annäherungsverhalten, also den Impuls, eine Handlung auszuführen. Bei (erwartet) unangenehmen Erlebnissen aktiviert das Behavioral Inhibition System (BIS) im gesamten Organismus Vermeidungsverhalten. Manchmal hemmen sich Annäherungsziele und Vermeidungsziele gegenseitig. Auch das kann zu einer Erstarrung und Inaktivität führen. Mit der folgenden Übung hilft Ihnen der Körper, diese Blockade zu lösen.

ÜBUNG 7.7

Bestehen bei Ihnen widerstreitende motivationale Ziele, bei denen es keine klare Entscheidung dafür oder dagegen gibt (z. B. Genuss während des Rauchens versus Dringlichkeit, mit dem Rauchen aufzuhören, um gesund zu bleiben)? Dann listen Sie die wichtigsten Annäherungs- und Vermeidungsziele auf (z. B. „Gesünder sein" – Annäherung versus „Stress reduzieren" – Vermeidung).

Wenn beide Ziele aktiviert sind, fördern Sie Ihre Annäherungsziele durch konsistente physiologische Verhaltensausrichtung, die das Lustgefühl im Körper aktivieren kann:

- Positive Selbstverbalisation der Annäherungsziele (z. B. „Ja, ich möchte gesünder leben"). Auch Vermeidungsziele sollten positiv umformuliert werden (z. B. „Ich möchte keine Angst haben" zu „Ich werde mutig").
- Aktivierung der Wangenmuskulatur und Entspannung der Augenbrauenmuskulatur (Aktivierung von Freude und Reduktion negativer Affekte vs. Anspannung der Augenbrauenmuskulatur).
- Arme beugen (Bewegung zu sich hin vs. Armstrecken)
- Aufrechte zugewandte Körperhaltung (vs. eingesunken, weggedreht)
- Offener Blick (vs. nach unten sehen)
- Kopfnicken (vs. Kopfschütteln)
- Weitere Dopamin- / Lustbooster sind: Musik, Sport, Sex, Essen, positive soziale Beziehungen und Erfolgserlebnisse (Sie können zum Beispiel mit Bewegung, Musik oder anregenden Gesprächen dafür sorgen, dass Sie mehr Lust und Motivation verspüren, Ihren Annäherungszielen tatsächlich nachzukommen. Das ist wohl auch der Grund, warum Jogger:innen gern zu zweit oder mit Musik im Ohr loslaufen.).

Superhelden

Nichts aktiviert unser Dopaminsystem mehr als Erfolgserlebnisse, bei denen wir unsere Ängste überwinden und uns selbst in unseren Erwartungen übertrumpfen. Leichte bis mittlere Angstgefühle wirken dabei wie ein Katalysator, der unsere Lebenskraft anstößt und „die Maschine zum Laufen bringt". Wenn wir auf überstandene Herausforderungen zurückblicken, durchfluten uns Erleichterung, Freude und Stolz.

Aus Angst vermeiden manche Menschen jahrelang bestimmte Situationen oder mögliche Risiken und verzichten dabei auf die heilsame Erfahrung der Auflösung dieser Ängste, die eintreten kann, sobald wir uns ihnen bewusst (und manchmal wiederholt) stellen.

ÜBUNG 7.8

Bei vorhandener Angst vor spezifischen Situationen (Phobien) wie etwa Höhenangst:

Die Erstarrung vor/während der Konfrontation lösen:

- Tiefe, ruhige und langsame Atmung mit dem Fokus auf eine gedehnte Ausatmung (nicht viel oder oft einatmen)
- Den Kopf drehen, den Blick durch den Raum wandern lassen
- Hände und Füße, Arme und Beine bewegen
- Gedanken wie „Es geht nicht! Ich kann nicht!" als Ausdruck des Erstarrungsmodus verstehen.
- Gewöhnung an das Angstgefühl vor/während der Konfrontation unterstützen durch Abbau der Energiebereitstellungsreaktion: tiefe Atmung, Bewegungseinheiten, Extremitäten ausschütteln.

Ohne Phobien: Suchen Sie sich eine bisher vermiedene Herausforderung. Führen Sie sie zuerst mental durch. Beschreiben Sie laut oder in Gedanken und mit geschlossenen Augen, um ganz bei sich zu sein, wie es sich anfühlt, die Aktivität auszuführen. Verabreden Sie sich dann mit sich selbst (oder mit einer Vertrauensperson) zu der tatsächlichen Ausführung. Schließen Sie die Challenge mit der Betonung des Erfolgserlebens ab und belohnen Sie sich mit etwas Schönem.

Achten Sie immer darauf, dass Sie sich in keine Gefahrensituationen begeben (weder für Sie selbst noch für andere). Im Zweifelsfall suchen Sie sich bitte professionelle Hilfe bei der Umsetzung.

Frischekick am Morgen

Wenn wir uns ausgelaugt und erschöpft oder gar depressiv verstimmt fühlen, fällt es uns manchmal besonders schwer, am Morgen aus dem Bett und in die Gänge zu kommen. Das liegt unter anderem daran, dass das Stress- und Aufwachhormon Cortisol am Morgen besonders hoch konzentriert ist und bei dauergestressten Menschen dann ein Überangebot an Cortisol die Vitalität blockiert.

Die sanfte Aktivierung der Lebensenergie durch aufrechte Körperhaltung, sanfte Bewegung, tiefe Atmung und mehr Sauerstoff kann den Körper wieder in Schwung bringen. Auch angenehme Reize wie Musik, Licht und Wärme aktivieren unsere Lebensgeister, um munter in den Tag zu starten. Die folgende Übung kann morgens und zu jeder anderen Tageszeit durchgeführt werden.

ÜBUNG 7.9

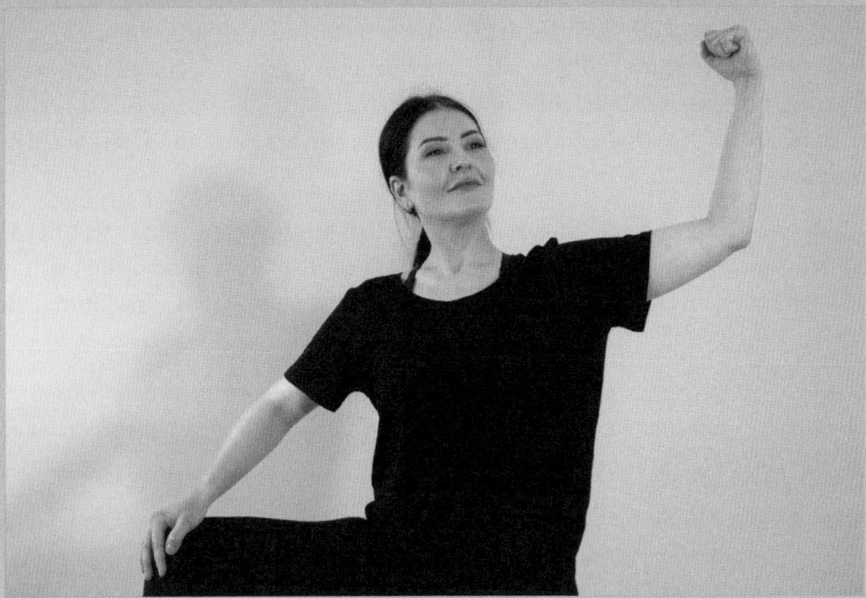

Stellen Sie sich für diese Übung vor ein geöffnetes Fenster, eine Balkon-/Gartentüre oder im Freien aufrecht hin und öffnen Sie weit die Augen.

Nehmen Sie einige tiefe Atemzüge durch die Nase bis in den unteren Bauch und atmen Sie durch den Mund hörbar seufzend aus. Oberkörper und Bauch sollten sich mit der Einatmung weiten und mit der Ausatmung entspannen.

Drehen Sie den Kopf einige Male mit geöffneten Augen nach rechts und nach links und nehmen Sie dabei den Raum um sich herum bewusst wahr. Lenken Sie die Aufmerksamkeit, wenn möglich, nach draußen aus dem Fenster in die freie Natur oder in den Himmel.

Öffnen Sie dann bei jeder Einatmung die Arme weit zur Seite, um sich und der Atmung Raum zu geben. Sie können Ihre Arme und Hände auch kreisen lassen, wenn Sie sie ausgebreitet haben. Bei der Ausatmung schlingen Sie die Arme um den Körper, als würden Sie sich selbst umarmen.

Zum Schluss werden die Beine aktiviert, indem Sie einige Male mit den Hüften im Atemrhythmus kreisen und die Beine danach ausschütteln.

Beendet wird die Übung durch eine bewusste Wahrnehmung des gesamten Körpers im Stehen ohne Bewegung. Die Atmung fließt nur noch durch die Nase ein und aus.

Alles steht kopf

Das Herz-Kreislauf-System muss den ganzen Tag Blut durch den Körper pumpen. Insbesondere in depressiven energiearmen Zuständen wird die obere Körperhälfte teilweise weniger gut durchblutet, das Gehirn arbeitet reduziert und dadurch werden unsere Gedanken schwerfälliger, die Konzentration lässt nach, die Vergesslichkeit nimmt zu. Eine kurzfristige Hilfe für die schlechter durchblutete obere Körperhälfte sind sogenannte Umkehrhaltungen aus dem Yoga wie der Kopfstand und der Schulterstand.

Mithilfe dieser Umkehrstellungen kann die Hirndurchblutung verbessert werden, wodurch Konzentration und Denkfähigkeit steigen. Die Yogis versprechen sich von Umkehrhaltungen zudem eine wirkungsvolle Verjüngung und eine Stimulation mentaler Fähigkeiten.

Für Yoga-Ungeübte ist die Anwendung eines Kopfstandhockers für den Kopfstand und/oder die professionelle Anleitung durch einen fachkundigen Yogalehrer oder eine Yogalehrerin dringend empfehlenswert.

Zudem sollte vorab ärztlich geklärt werden, ob es Gegenanzeigen für diese Übungen gibt, wie etwa Bluthochdruck, Aneurysma, Schwangerschaft, Schilddrüsenfehlfunktionen oder Weiteres.

ÜBUNG 7.10

Stellen Sie sich hüftbreit hin und lassen Sie nach einer tiefen Einatmung den Oberkörper, den Kopf und die Arme nach unten fallen und lassen Sie sich für einige Atemzüge ganz entspannt „baumeln". Nehmen Sie die Welt aus dieser neuen Perspektive bewusst wahr.

Für den Kopfstand ist ein Kopfstandhocker sehr empfehlenswert, um die Übung leichter und sicherer durchzuführen. Der Kopfstand fördert die Durchblutung im Kopf und in den Lungen intensiv und entlastet die Durchblutung in den unteren Extremitäten. Die Stellung sollte nicht länger als 30 Sekunden oder fünf Atemzüge gehalten werden.

Der Schulterstand fördert vor allem die Durchblutung in der Schilddrüse, welche bei energiearmen Zuständen auch oft unteraktiviert oder schlecht durchblutet ist. Die Stellung kann so lange gehalten werden, wie es angenehm ist.

Beenden Sie beide Übungen im Liegen mit einer Entspannung. Diese sollte mindestens drei Minuten lang sein.

Sicherer Raum für Trauer und Traurigkeit

Manchmal kann uns Traurigkeit regelrecht lähmen. Sie bringt uns dazu, uns zu sammeln und nach einem erlittenen Verlust eine Re-Orientierung im Leben zu finden. Trauer kann dabei (abwechselnd) als emotionale Übererregung zum Ausdruck kommen oder als ein Gefühl der völligen Resignation und inneren Leere.

Die folgende Imaginationsübung kann die Traurigkeit noch einmal verstärken, möchte den Schmerz dann aber in einen akzeptierenden Raum des inneren Friedens überführen. Sie können sie auch über den QR-Code als Audiodatei anhören.

Wenn das Bild der Erde in der Imagination unangenehme Empfindungen hervorruft (weil es ggf. an ein Begräbnis erinnert), kann z. B. auch eine schöne Wiese oder ein warmer Sandstrand, die / der die Tränen aufnimmt, vorgestellt werden.

ÜBUNG 7.11

Bereiten Sie für die Imagination eine gepolsterte Matte, ein Kopfkissen und eine Decke oder ggf. eine schwere Decke (Wärme, Schwere vermitteln Geborgenheit) vor.

Imagination „Tränentropfen“

Setzen Sie sich aufrecht und bequem hin, stellen Sie Ihre Füße etwa hüftbreit auf den Boden und spüren Sie bewusst den Boden unter Ihren Füßen. Machen Sie sich die Stabilität der Füße und Beine bewusst ... Spüren Sie die Aufrichtung Ihres Körpers und lassen Sie gleichzeitig Spannung aus dem Körper fließen. Atmen Sie einige Male tief durch die Nase ein und beobachten Sie, wie sich dabei der Brustkorb und die Bauchdecke bewegen ... und lassen Sie bei der Ausatmung durch den Mund alles los, was Sie jetzt nicht mehr benötigen ... Und lassen Sie Ihre Schultern sich von allein entspannen ... die Muskeln Ihrer Stirn ... die Muskeln um die Augen herum ... Ihr Gesicht kann früher oder später weich und gelöst werden ... Der Körper kann sein gesamtes Gewicht an die Sitzfläche und den Boden abgeben ... Die Atmung kann immer sanfter und sanfter durch die Nase ein- und ausfließen ... Dabei darf sich der Brustkorb immer weiter entspannen ... Die Atmung in Ihrem Bauchbereich fokussieren ... fließen lassen ...

Lassen Sie die Geräusche in Ihrer Umgebung in Ihrer Aufmerksamkeit präsenter werden ... Beobachten Sie, was Sie außerhalb Ihres Körpers wahrnehmen können ... Wie wirkt der Raum um Sie herum? ... Welche Gefühle erleben Sie dabei? ... Wie fühlt sich die Temperatur um Sie herum an? ... Wie fühlt sich die Temperatur Ihres Körpers an? ... die Beziehung zwischen Ihnen und dem Raum um Sie herum spüren ... Ihre Position im Raum wahrnehmen ... sich selbst von außen beobachten ... wie Sie in diesem Raum sitzen ... die aufrechte Körperhaltung sehen ... Ihr entspanntes Gesicht ... die Würde dieser Haltung ... und dann mit der Aufmerksamkeit zu Ihrer Atmung zurückkehren ... die fließende Atmung wieder im Bauchbereich fokussieren ... und der Körper fühlt sich dabei wie eine Einheit an ... und den Mittelpunkt Ihres Körpers finden ... Ihr Zentrum ... der Ort, an dem sich all Ihre Lebenskraft sammelt ... Lassen Sie sich begleiten ... auf einer Reise in neue Erfahrungen ...

Stellen Sie sich vor, Sie würden auf einem warmen, weichen Erdboden liegen ... Mit jeder Ausatmung kann Ihr Körper ein wenig mehr in die Erde hineinsinken, bis Sie wohlig bedeckt sind von warmer, weicher Erde ... Freundliches Sonnenlicht strahlt auf Ihren Oberkörper und die Luft ist angenehm und frisch ... Für diesen Augenblick können Sie sich vielleicht einfach fallen lassen, sodass die Erde unter Ihnen Sie halten kann ... einhüllen kann ...

Und dann spüren Sie einmal in Ihren Körper ... Lassen den inneren Blick einfach wandern durch den ganzen Körper ... und das kann von ganz allein geschehen ... der innere Blick auf der Reise ... so, als würde Ihr Unbewusstes alles auf einmal in Ihrem Körper wahrnehmen ... in Ihrem Geist, in Ihrem Selbst, in Ihrer Seele ... Lassen Sie den sanften inneren Blick einmal durch sich hindurchfließen ... Und Ihr Unbewusstes sucht sich den Schmerz ... die Traurigkeit ... die womöglich noch in Ihrem Körper steckt ... noch Ihre Seele beschwert ... noch Ihr Herz beengt ... Und ganz ohne es selbst zu entscheiden ... sammelt sich der ganze Schmerz aus Ihrem Körper ... aus Ihren Beinen ... und Armen ... aus Ihrem Bauch und aus Ihrer Brust ... in Ihren Tränendrüsen ... und der ganze Schmerz sammelt sich in Ihren Tränen ... Die ganze Traurigkeit kann durch Ihren Körper in die Tränen wandern ... und all der Schmerz wird in den Tränen gesammelt ... und wenn Sie sich innerlich bereit fühlen, den ganzen Schmerz loszulassen ... wenn die innere Bereitschaft da ist ... dann können alle Tränen an Ihnen herunter in die Erde fließen ... und die Erde lässt alle Tränen versinken ... nimmt alle Tränen in sich auf ... unendlich geduldig und liebevoll ... Der gesamte Schmerz fließt in die Erde und verteilt sich ... so, als würden Ihre Tränen auf die Erde regnen ... Tropfen für Tropfen ... Trauer um Trauer ... in aller Zeit der Welt ... sich selbst und den Schmerz an die Erde unter Ihnen abgeben ... und einfach loslassen.

Und erst, wenn für diesen Moment alle Tränen vergossen sind ... erst, wenn sich all die Last erleichtert ... erst dann lösen Sie sich aus der warmen Erddecke ... schütteln die schützende Schicht von sich ab ... und spüren die Leichtigkeit des warmen Sonnentages ...

Dann atmen Sie noch einmal tief durch ... und wenn ich dann von 3 bis 0 zurückzähle, finden Sie sich wieder ganz hier im Raum ...

3 – Sie nehmen den Raum um sich herum wahr.

2 – Sie spüren das Gewicht und die Begrenzung Ihres Körpers.

1 – Sie bewegen Ihre Hände und Füße.

0 – Sie öffnen die Augen und sind hell und klar.

Positive Absichten umsetzen

Jede:r von uns kennt es: zu wissen, was gut für uns wäre, und es doch nicht so recht umzusetzen. Wir sprechen dann gemeinhin vom „inneren Schweinehund". Das Aufschiebeverhalten oder das Prokrastinieren beziehungsweise das Vermeiden äußert sich auch körperlich durch eine gewisse Schwere und Trägheit oder ein Gefühl der Erschöpfung. Übungen, die den Körper in Bewegung bringen, mobilisieren auch auf emotionaler und kognitiver Ebene dazu, ins Handeln zu kommen. Insbesondere, wenn wir unseren Körper in die „Lage" versetzen, sich einer Sache zuzuwenden.

Es eignen sich alle Übungen, die den Körper in einen Bewegungsfluss bringen, die die Wahrnehmung der Empfindungen und der Position des Körpers (die sogenannte „Propriozeption") fördern und dabei gleichzeitig ein Gefühl von Sicherheit und Selbstwirksamkeit vermitteln.

ÜBUNG 7.12

Erarbeiten Sie Problembereiche, in denen es Ihnen schwerfällt, ins Handeln zu kommen.

Spüren Sie nach, was körperlich, gedanklich und emotional passiert, wenn der Vermeidungsimpuls auftaucht, und wie der Organismus darauf reagiert.

Sammeln Sie dann Ideen, wie blockierende Empfindungen, Gedanken und Gefühle reguliert werden können, damit der Organismus in ein Annäherungsverhalten und eine Handlungsorientierung kommt und gleichzeitig aktivierte Annäherungs- und Vermeidungsziele ausdifferenziert werden können.

Beispiele für eine sanfte Aktivierung:

- Hinstellen, aufrecht sitzen oder auf dem Boden liegen und tief atmen.
- Das Gewicht von rechts nach links verlagern, mit dem Körper pendeln.
- Hände und Füße kreisen, die Hände zu Fäusten ballen und wieder entspannen.
- Den Kopf von rechts nach links drehen, dabei den Blick folgen lassen.
- Sich auf einen Gegenstand in der Ferne fokussieren.
- Alle Körperparteien nacheinander anspannen und wieder entspannen.
- Kognitiv: Gewichtete Pro-und-Kontra-Listen für Annäherungs- und Vermeidungsziele; konkrete Imagination der Ausführung beider Ziele („Wie fühlt es sich an, liegen zu bleiben oder aufzustehen?").

Die Zwei-Minuten-Regel

Oft erleben dauergestresste Menschen nach einer längeren Zeit der Überlastung einen bewegungsarmen Zustand, in dem Lust und Energie für vieles zu fehlen scheinen. Die Passivität führt leider selten zu einem nachhaltigen Erholungserfolg, sondern lässt das Leben leer und fad erscheinen, weil die tatsächlichen Kraftquellen nicht angezapft werden können (wie zum Beispiel ein erholsamer Spaziergang).

Ein „Neuro-Hack" für das Überwinden des inneren Schweinehundes ist die sogenannte Zwei-Minuten-Regel. Dabei nehmen wir uns vor, eine angestrebte Tätigkeit für einen sehr kurzen Zeitraum durchzuführen, also eigentlich nur anzutesten, um den „Appetit auf mehr" möglicherweise zu steigern.

ÜBUNG 7.13

Erarbeiten Sie zunächst, welche Aktivität attraktiv für Sie ist, und dann, ob die Aktivität angesichts der alltäglichen Gesamtbelastung eine sinnvolle und kraftspendende Ressource sein kann oder ob zunächst andere Belastungen reduziert werden müssen, um Überforderung zu vermeiden.

Motivieren Sie sich dann entweder im Liegen oder, wenn möglich, im Sitzen oder Stehen dazu, tief durch die Nase ein- und auszuatmen und die Extremitäten sanft zu bewegen. Die Übung lautet dann: die gewünschte Verhaltensweise (z. B. Spazierengehen) für genau zwei Minuten durchführen und dabei bewusst wahrnehmen, ob der Impuls auftritt, fortzufahren oder wieder in eine passive Haltung zurückzukehren. Sollte der Impuls kommen, mit der Tätigkeit fortzufahren, kann es einen erneuten Zwei-Minuten-Takt geben, so lange, bis der Körper sich wieder vitalisiert anfühlt. Auch dem Impuls, sich wieder auszuruhen, sollte Folge geleistet werden.

Je nach Aktivität zählen vorbereitende Maßnahmen (wie Anziehen) nicht zu den zwei Minuten. Gezählt wird ab Beginn der eigentlichen Tätigkeit. Bei extremer Hemmung eignet sich auch die mentale Durchführung der Aktivität als Vorbereitung auf die tatsächliche Aktivierung.

Eigene Kraftwurzeln vorstellen

Diese Imaginationsübung kann hilfreich sein, um belastende Erfahrungen loszulassen und neue Kraft und Zuversicht zu tanken, körperliche Verbundenheit zu erleben und in ein Gefühl der inneren Ruhe einzutauchen. Sollten Sie Schwierigkeiten damit haben, die Bilder lebhaft zu imaginieren, können Sie versuchen, sich an ein besonders angenehmes Klima (im Urlaub) oder besonders angenehme Landschaften zu erinnern, die Sie in eine kraftvollere Stimmung versetzen.

Die folgende Übung können Sie auch als Audiodatei anhören.

ÜBUNG 7.14

Legen Sie sich auf einen gepolsterten Untergrund, die Arme und Beine liegen seitwärts etwas abgespreizt vom Körper, Handflächen nach unten. Atmen Sie ruhig und langsam tief in den Bauch und lassen Sie alle Spannung aus dem Körper fließen.

Atmen Sie einige Male vollständig ein und aus. Nun lassen Sie mit jeder Ausatmung das gesamte Körpergewicht nach unten sinken. Geben Sie es einfach an den Boden unter Ihnen ab ... Mit jeder Ausatmung lassen Sie sich mehr und mehr nach unten sinken ... so, als würde der Erdboden unter Ihnen weich werden und Sie einsinken lassen ... in den warmen Schoß der Mutter Erde ... denn wenn man hinfällt, dann bedeutet das nichts weiter, als dass Mutter Erde uns für eine Weile trägt ... wir für eine Weile gehalten sein dürfen ...

Und nun darf die Atmung ganz sanft werden ... ganz von allein fließen ... Und jede zarte Ausatmung lässt den Körper noch ein wenig mehr in den warmen, weichen Boden sinken ... Es darf einfach alles losgelassen werden ... und dann können vor Ihrem inneren Auge Lichtwurzeln aus Ihren Händen, Füßen und aus Ihrem Rücken tief in den Boden hineinwachsen ... Der Boden verwurzelt sich mit Ihnen ... Es sieht fast so aus wie die feinen Verästelungen der Abermillionen Nervenverbindungen in Ihrem Körper ... so, als würden sich die Nerven mit der Erde verbinden ... über unendlich verzweigte Lichtbahnen, die sich bis in das Erdinnere verwurzeln ...

Und so erreichen Ihre Lichtwurzeln sogar den glühend heißen Erdkern im Mittelpunkt der Erde ... als wäre nun der Erdkern eines Ihrer eigenen Organe ... Im Austausch über diese vielen Verbindungen ... so werden Informationen zum Erdkern ausgeatmet und neue Energie wieder eingeatmet ... Und so wie der Körper Verbrauchtes nach außen abgibt, so dürfen alle schmerzvollen Erfahrungen durch Ihre Lichtwurzeln in den Erdkern fließen ... und der Erdkern verbrennt alles in seiner heißen Glut ... und schickt Ihnen mit

Kraft und Ruhe angereicherte Energie zurück ... in einem ewigen Kreislauf ... unermüdlich ... nimmt die Erde all den Schmerz auf ... und gibt Kraft und Ruhe zurück ... und die Erquickung erfüllt Ihren ganzen Körper ... jede einzelne Zelle ... von oben bis unten ... mit jeder Einatmung ... bis Sie vollständig erfüllt sind von neuer Zuversicht ... Wie fühlt es sich an, wenn das Alte gegangen ist und Platz ist für Neues ...?

Und dann lösen sich die Wurzeln eine nach der anderen sachte wieder auf und ziehen sich in Ihren Körper zurück ... und Sie spüren die Grenzen Ihres Körpers ... Wenn Sie dann noch einige Male tief ein- und ausgeatmet haben, finden Sie sich zurück hier in diesem Raum und öffnen langsam Ihre Augen.

Hilfreiche zusätzliche Anregungen:

- „Wie würden sich Ihre Gefühle verändern, wenn Sie wüssten, dass Sie sie abgeben könnten?"
- „Wie bewältigen Sie Ihren Alltag, wenn Sie Mut und Kraft aus Ihrer Umgebung auftanken könnten?"
- „Wie fühlt es sich an, Teil eines gesamten Planeten zu sein und sich darauf verlassen zu können?"

Inspiration: Lebensgeister wecken

Der Begriff Inspiration bedeutet sowohl Be*geisterung* als auch Einatmung. Im Gegensatz zur Aktivierung des Parasympathikus beziehungsweise zu einer Entspannungsreaktion durch eine gedehnte Ausatmung (Fokus auf die Expiration) liegt der Fokus bei dieser Übung auf einer tiefen und gedehnten Einatmung, um durch sympathische Aktivierung mehr Energie zu erzeugen.

Der Körper erfährt durch eine kräftige Einatmung also eine Begeisterung, eine Inspiration, die neue Lebensgeister wecken kann.

In der transzendentalen Meditation wird die Hyperventilation, also ein Überangebot an Sauerstoff im Blut und damit ein Anstieg des pH-Wertes, als Technik benutzt, um tranceähnliche oder ekstatische Zustände zu evozieren. In dieser Übung möchten wir Sie nur zu einer sanften Intensivierung Ihrer Einatmung anhalten, um in einen ausgelaugten Körper wieder frische Lebenskraft zu bringen.

Bitte lassen Sie sich vor der Durchführung der Atemübung ärztlich beraten, ob Ihr Gesundheitszustand für eine kurzfristig verstärkte Sauerstoffversorgung geeignet ist.

Bei dieser Übung bietet sich Frischluftzufuhr besonders an. Öffnen Sie gern Fenster oder Türen oder führen Sie die Übung draußen durch.

Ergänzend kann auch sanfte Bewegung in den Körper gebracht werden (Kreisen von Händen und Füßen, Bewegen der Wirbelsäule und des Oberkörpers).

ÜBUNG 7.15

Atmen Sie über einen Zeitraum von fünf Minuten tief durch die Nase in den Bauch ein und aus, so tief wie möglich und ohne Atempausen. Sie atmen also verbunden ein und wieder aus, ein und wieder aus. Der Atem sollte gut hörbar sein. Nehmen Sie mögliche Veränderungen im Körper wahr (z. B. Schwindel) als Zeichen der verstärkten Sauerstoffversorgung und Energiebereitstellung. Bemerken Sie die Einatmung als Aktivierung der Lebensgeister, als Begeisterung des Körpers durch den Lebensatem.

Der Abschluss der Übung besteht in einer deutlichen Verlangsamung der Atmung und einer Verringerung der Atemintensität, bis sich der Herzschlag spürbar beruhigt. Sie entscheiden selbst, wann der Ruhepunkt wieder erreicht ist.

Schlusswort

Wir hoffen aufrichtig, dass wir Ihnen mit diesem Buch die faszinierende wechselseitige Verbindung zwischen Ihrem Geist und Ihrem Körper vermitteln konnten. Wir haben uns ausführlich mit dem autonomen Nervensystem und mit dem Einfluss von psychosozialem Stress auf unser psychisches und körperliches Wohlbefinden beschäftigt und dabei versucht, Ihnen ein Verständnis für die komplexen psychosomatischen Zusammenhänge zu vermitteln. Mit diesem Buch haben wir das Ziel verfolgt, Ihr Repertoire an Techniken der Selbstregulation zu erweitern, damit Sie den Stürmen des Lebens gut gewappnet die Stirn bieten können.

Ihr autonomes Nervensystem als Verbindung zwischen dem somatischen und psychischen Erleben zu verstehen, kann Ihnen ganz neue Interventionsmöglichkeiten eröffnen. Wenn Sie Schritt für Schritt lernen, die Sprache Ihres Körpers zu verstehen und Ihr autonomes Nervensystem durch die verschiedenen „Ampelphasen" souverän und achtsam zu navigieren, dann werden Sie sich in den meisten herausfordernden Umständen deutlich mehr auf Ihre innere Stärke und selbstwirksame Selbstregulationskompetenz verlassen können. Sie gewinnen an Resilienz. Das bedeutet natürlich nicht, dass Sie bis zum Ende Ihrer Tage immerzu wunschlos glücklich sein werden, denn das Durchleben von Krisen und Schmerz gehört zum menschlichen Dasein dazu und trägt fundamental zur Bildung Ihrer inneren Stärke bei. Sie werden nach wie vor Trauer erleben, Sie werden verletzt oder wütend sein, Sie werden Angst verspüren und sich auch mal überfordert fühlen, vielleicht sogar verzweifelt. Das ist zwar unangenehm, aber paradoxerweise richtig so. Wir brauchen alle unsere Gefühle, auch die ganz unangenehmen. Ohne diesen emotionalen Kompass wäre ein authentisches Leben unmöglich. Wenn Sie lernen, sich selbst zu regulieren, werden Sie aber eins nicht mehr sein: ausgeliefert und hilflos. Denn wichtiger als das, was im Außen passiert, ist, wie Sie innerlich darauf reagieren: was Sie denken, wie Sie die Situation bewerten, aber vor allem, wie intensiv Sie Ihren inneren Stress erleben und ob Sie in der Lage sind, Ihre vegetative Reaktion eigenständig auf die parasympathische Seite zu bringen. Wir bewegen uns mit unserem somatischen und vegetativen Fokus gezielt weg von der *erlernten Hilflosigkeit* hin zu der *selbstwirksamen Selbstregulation*. Es ist schließlich Ihr eigenes Nervensystem, Ihr Schiff, auf dem Sie durch die Lebensgewässer segeln, und Sie halten das Steuerrad in der Hand.

Verantwortung für das eigene Handeln und das eigene Reaktionsspektrum zu übernehmen ist ein Prozess der inneren Reifung, den wir bei all unseren Klient:innen, die sich in unserer psychotherapeutischen Behandlung befinden, intensiv zu stärken versuchen. Unsere *inneren Kinder* haben manchmal zweifellos viele schlechte Erfahrungen machen müssen – und brauchen deswegen eine:n starke:n und wohlwollende:n *vernünftige:n Erwachsene:n,* der oder die sie an die Hand nimmt und den Alltag regelt. Es wird niemand kommen, der das für Sie erledigt. Es ist Ihre Zeit der aktiven Veränderung. Seien Sie sich gewiss, dass die Eingebundenheit in ein stützendes, warmes Miteinander auf diesem Planeten nur entstehen kann, wenn wir uns *einander stützen.* Dazu braucht es von jedem und jeder von uns eine starke innere Haltung und die Absicht, Gefühlen Raum zu geben und ihnen Ausdruck zu verleihen. Wenn jede:r Einzelne von uns beginnt, das Menschsein bewusst zu leben und sich im Chaos der Gefühle sicherer zu fühlen, kann ein starker ehrlicher Zusammenhalt entstehen.

Dies zu erreichen hat uns motiviert, das Buch zu verfassen, das Sie in den Händen halten. Sie sind die einzige Person auf der ganzen Welt, die Sie wirklich *heilen* kann. Das Wort *Heilung* benutzen wir mit einem großen Augenzwinkern, denn wir sind aufrichtig davon überzeugt, dass Sie höchstwahrscheinlich gar nicht *krank* sind. Die vielen psychosomatischen und psychischen Symptome, die Ihnen häufig das Leben schwer machen, sind der Versuch Ihres Körpers, eine neue Balance zu erreichen.

Wir hoffen von ganzem Herzen, dass wir Sie mit unserer Bewunderung für die stärkende Kraft der vegetativen Selbstregulation inspirieren konnten. Krempeln Sie Ihren Alltag ein wenig um, auch wenn es nur bedeuten mag, dass Sie sich täglich ein paar Minuten Zeit nehmen, um den Boden unter Ihren Füßen zu spüren.

Trauen Sie sich, körperorientiert kreativ zu werden und Ihre Emotionen besser zu lesen: Wenn der Körper schreit, dass er rennen will, dann fragen Sie, wie und wann Sie es möglich machen können. Sie werden sich wundern, wie einfach es ist, den akuten Adrenalinschub vor einer Kundenpräsentation mit Hampelmännern auf der Firmentoilette abzubauen. Wenn Sie dann noch die Kolleg:innen dazu bewegen können, bei der körperorientierten Stressregulation mitzumachen, werden Sie erstaunt sein, wie viel weniger Streitereien Sie am Arbeitsplatz erleben. Es wirkt nur so lange eigenartig, bis sich eine:r traut anzufangen.

Ein entspanntes Nervensystem erzeugt eine positive Kettenreaktion: Je regulierter Sie werden, desto regulierter wird auch Ihr Umfeld. Wenn wir unser Leben überwiegend aus dem „grünen", autonomen Bereich heraus führen, erschaffen wir eine nachhaltige Ebene der Verbindung. Verbindung mit uns selbst, mit unseren Werten und mit der Gemeinschaft. Geben Sie es weiter!

Danksagung

Ich bedanke mich von Herzen bei meiner Familie, dass sie mir von klein auf ein Gespür für den Zusammenhang von Körper und Seele vermittelt hat. So sind meine Eltern Joachim und Sabine und meine Schwester Lena und ich allesamt im Gesundheitswesen und im Leben für immer vereint. Ich bedanke mich auch bei meinen wunderbaren Söhnen Julius, der mich mit seiner ungestümen Art immer wieder daran erinnert, wie wichtig unser Körper für unsere Beziehungen ist, und Noah, der, während ich dieses Buch verfasst habe, in meinem Körper zum Leben erwacht ist und mich an das faszinierende Wunder des Lebens noch einmal ganz nah heranführt.

Ein besonderer Dank gebührt auch David Petri, der mit mir zweimal das Wunder des Lebens in diese Welt berufen hat und der als wundervoller Vater dafür sorgt, dass eine neue Generation mit großartigen emotionalen Kompetenzen heranwachsen darf.

Zuletzt gilt meine tiefe Verbundenheit Karolina Friese, die sich mit mir wie selbstverständlich seelenverwandt durch das Abenteuer „Körper und Geist“ bewegt. Unsere Reise ist noch nicht zu Ende.

(Daniela Botz)

An allererster Stelle bedanke ich mich aus tiefstem Herzen bei meinem Ehemann Dennis, der alle meine manchmal sehr zeitintensiven Träume mit unfassbarer Geduld und Liebe begleitet und dabei selbst zurücksteckt. Ich danke dir sehr dafür und liebe dich über alles.

Ich bedanke mich bei meinen Eltern Kasia und Grześ, meiner Schwester Doda und meinen allerliebsten Großeltern Helenka, Antoś und Jadzia, die mir in anderen Welten immer den Rücken stärken, für die Ansteckung mit der Liebe zum Wissen. Dziękuję Wam za wszystko i tęsknię za Wami!

Ganz großer Dank gebührt auch meinen „Psychologieeltern“ Petra und Prof. Dr. Günter Heisterkamp, die mir zusammen mit der vierbeinigen Meisterin der Selbstregulation Aruna den herzlichsten und liebevollsten Einstieg in den psychotherapeutischen Berufsalltag ermöglicht haben, den ich mir nur vorstellen kann.

Und natürlich, *last but definitely not least,* bedanke ich mich ganz besonders intensiv bei meiner Mitautorin und Seelenverwandten Daniela Botz, die mein Leben unglaublich bereichert. Ich freue mich schon auf die Umsetzung aller unserer kommenden Pläne.

(Karolina Friese)

Gemeinsam bedanken wir uns sehr herzlich bei allen Menschen, ohne die das Projekt niemals zustande gekommen wäre: Unserer Lektorin Katharina Arnold danken wir für ihre großartige Arbeit und ihren unermüdlichen Einsatz und natürlich dem kompletten Team des Junfermann Verlags für das besondere Geschenk, die Leidenschaft, die uns beide beruflich antreibt, zu verschriftlichen und in die Welt bringen zu dürfen. Sehr herzlich bedanken wir uns auch bei unseren Models Florian Mosk und Gabriele Höner, unserem Fotografen Sven Meurer und dem Design-Team sowie unserer Koordinatorin Saskia Thiele für die gemeinsame Arbeit an der visuellen Seite des Buchs.

Abschließend gebührt noch ein ganz besonderer Dank all unseren Inspirationsquellen: dem unglaublichen Reichtum an geistiger und klinischer Arbeit unserer Kolleg:innen, die unermüdlich die menschliche Psyche-Soma-Verbindung erforscht haben, sowie unseren Klient:innen, die uns mit ihrem Erleben täglich praktische Einblicke in ihre inneren Welten ermöglichen.

> „Wir seien gleichsam Zwerge, die auf den Schultern von Riesen sitzen, um mehr und Entfernteres als diese sehen zu können – freilich nicht dank eigener scharfer Sehkraft oder Körpergröße, sondern weil die Größe der Riesen uns emporhebt.“
>
> Johannes von Salisbury, *Metalogicon*

Literaturverzeichnis

Alman, B. M. (2014): *Finde Deine innere Stimme. Negative Selbstgespräche überwinden und die innere Weisheit entdecken*. Heidelberg: Carl Auer.

Antonelli, M., Barbieri, G. & Donelli, D. (2019): Effects of forest bathing (shinrin-yoku) on levels of cortisol as a stress biomarker: a systematic review and meta-analysis. *International journal of biometeorology*, *63*(8), 1117–1134.

Atkinson, W. W. (2014): *Kybalion 4 – Das Vermächtnis des Meisters*. Hamburg: Aurinia Verlag.

Aumüller, G., Aust, G., Doll, A., Engele, J. & Kirsch, J. (2010): *Duale Reihe – Anatomie* (2. Auflage). Stuttgart: Georg Thieme.

Badenoch, B. (2010): *Gehirn und Psyche. Interpersonelle Neurobiologie als Grundlage einer erfolgreichen therapeutischen Praxis*. Freiamt im Schwarzwald: Arbor.

Benaguid, G. & Schramm, S. (2016): *Hypnotherapie*. Paderborn: Junfermann.

Blanchard, D. C., Griebel, G., Pobbe, R. & Blanchard, R. J. (2011): Risk assessment as an evolved threat detection and analysis process. *Neuroscience & Biobehavioral Reviews 35*(4), 991–998.

Braver, T. S. & Cohen, J. D. (2000). On the control of control: The role of dopamine in regulating prefrontal function and working memory. *Attention and Performance*, *18*, 712–737.

Brewer, J. A., Worhunsky, P. D., Gray, J. R., Tang, Y. Y., Weber, J. & Kober, H. (2011): Meditation experience is associated with differences in default mode network activity and connectivity. *Proceedings of the National Academy of Sciences of the United States of America*, *108*(50), 20254–20259.

Brighenti, F., Castellani, G., Benini, L., Casiraghi, M. C., Leopardi, E., Crovetti, R. & Testolin, G. (1995): Effect of neutralized and native vinegar on blood glucose and acetate responses to a mixed meal in healthy subjects. *European journal of clinical nutrition*, *49*(4), 242–247.

Buschman, T. J. & Miller, E. K. (2007): Top-down versus bottom-up control of attention in the prefrontal and posterior parietal cortices. *Science (New York, N. Y.)*, *315*(5820), 1860–1862.

Bush, G., Luu, P. & Posner, M. I. (2000): Cognitive and emotional influences in anterior cingulate cortex. *Trends in Cognitive Sciences*, *4*(6), 215–222.

Carabotti, M., Scirocco, A., Maselli, M. A. & Severi, C. (2015): The gut-brain axis: interactions between enteric microbiota, central and enteric nervous systems. *Annals of Gastroenterology 28*(2), 203–209.

Chandler-Laney, P. C., Morrison, S. A., Goree, L. L., Ellis, A. C., Casazza, K., Desmond, R. & Gower, B. A. (2014): Return of hunger following a relatively high carbohydrate breakfast is associated with earlier recorded glucose peak and nadir. *Appetite*, *80*, 236–241.

Connolly, F. F. & Sevä, I. J. (2021): Agreeableness, extraversion and life satisfaction: Investigating the mediating roles of social inclusion and status. *Scandinavian Journal of Psychology 62*(5), 752–762.

Coppin, G., Parma, V. & Pause, B. M. (2016): Editorial: Affective Sciences through the Chemical Senses. *Frontiers in psychology*, *7*, 1590.

Creswell, J. D., Taren, A. A., Lindsay, E. K., Greco, C. M., Gianaros, P. J., Fairgrieve, A., Marsland, A. L., Brown, K. W., Way, B. M., Rosen, R. K. & Ferris, J. L. (2016): Alterations in Resting-State Functional Connectivity Link Mindfulness Meditation With Reduced Interleukin-6: A Randomized Controlled Trial. *Biological psychiatry*, *80*(1), 53–61.

Crockford, C., Wittig, R. M., Langergraber, K., Ziegler, T. E., Zuberbühler, K. & Deschner, T. (2013): Urinary oxytocin and social bonding in related and unrelated wild chimpanzees. *Proceedings. Biological sciences, 280*(1755), 20122765.

Damasio, A. R. (2021): *Wie wir denken, wie wir fühlen: Die Ursprünge unseres Bewusstseins.* München: Carl Hanser.

Damasio, A. R. (2000): *Ich fühle, also bin ich. Die Entschlüsselung des Bewusststeins.* München: List.

Dana, D. (2018): *Die Polyvagal-Theorie in der Therapie: Den Rhythmus der Regulation nutzen.* Lichtenau: Probst.

Dana, D. (2020): *Arbeiten mit der Polyvagal-Theorie: Übungen zur Förderung der Sicherheit und Verbundenheit.* Lichtenau: Probst.

Dana, D. (2022): *Der Vagus-Nerv als innerer Anker. Angst und Panik überwinden, Ruhe und Stärke finden.* München: Kösel.

Dehaene, S., Sergent, C. & Changeux, J. P. (2003): A neuronal network model linking subjective reports and objective physiological data during conscious perception. *Proceedings of the National Academy of Sciences of the United States of America, 100*(14), 8520–8525.

Djuricic, I. & Calder, P. C. (2021): Beneficial Outcomes of Omega-6 and Omega-3 Polyunsaturated Fatty Acids on Human Health: An Update for 2021. *Nutrients 13*(7), 2421.

Ecker, S. (2023): *Zuhause im eigenen Körper. Strategien für eine lebendige Körperwahrnehmung.* Weinheim: Beltz.

Fogel, A. (Hrsg.) (2018): *Selbstwahrnehmung und Embodiment in der Körperpsychotherapie: Vom Körpergefühl zur Kognition.* Stuttgart: Schattauer.

Freedman, A. & Nicolle, J. (2020): Social isolation and loneliness: the new geriatric giants: Approach for primary care. *Canadian Family Physician 66*(3), 176–182.

Freeman, C. R., Zehra, A., Ramirez, V., Wiers, C. E., Volkow, N. D. & Wang, G. J. (2018): Impact of sugar on the body, brain, and behavior. *Frontiers in bioscience 1:23*(12), 2255–2266.

Gendlin, E. T. & Wiltschko, J. (2007): *Focusing in der Praxis. Eine schulenübergreifende Methode für Psychotherapie und Alltag.* Stuttgart: Klett-Cotta.

Gendlin, E. T. (1998): *Focusing. Selbsthilfe bei Lösungen persönlicher Probleme* (9. Auflage). Hamburg: Rowohlt.

Gendlin, E. T. (2018): *Focusing-orientierte Psychotherapie. Ein Handbuch der erlebensorientierten Methode* (4. Auflage). Stuttgart: Klett-Cotta.

Gerhardt, S. (2006): *Die Kraft der Elternliebe – Wie Zuwendung das kindliche Gehirn prägt.* Ostfildern: Patmos.

Gill, J. M., Herd, S. L. & Hardman, A. E. (2002): Moderate exercise and post-prandial metabolism: issues of dose-response. *Journal of sports sciences, 20*(12), 961–967.

Grawe, K. (2004): *Neuropsychotherapie.* Göttingen: Hogrefe.

Grossman, P., Niemann, L., Schmidt, S. & Walach, H. (2004): Mindfulness-Based Stress Reduction and Health Benefits. A Meta-Analysis. *Journal of Psychosomatic Research, 57*(1), 35–43.

Gruber, I. (2021): *Was der Körper zu sagen hat. Ganzheitlich gesund durch achtsames Spüren* Murnau am Staffelsee: Mankau.

Gündel, H., O'Connor, M. F., Littrell, L., Fort, C. & Lane, R. D. (2003): Functional neuroanatomy of grief: an FMRI study. *American Journal of Psychiatry 160*(11), 1946–53.

Haeckel, E. (1866): *Generelle Morphologie der Organismen*. Berlin: Georg Reimer.

Hanson, R. (2010): *Das Gehirn eines Buddha. Die angewandte Neurowissenschaft von Glück, Liebe und Weisheit.* Freiamt im Schwarzwald: Arbor.

Hardman, A.E. & Aldred, H.E. (1995): Walking during the postprandial period decreases alimentary lipaemia. *Journal of cardiovascular risk 2*(1), 71–78.

Hasenkamp, W. & Barsalou, L.W. (2012): Effects of meditation experience on functional connectivity of distributed brain networks. *Frontiers in human neuroscience 6*, 38.

Hölzel, B.K., Carmody, J., Vangel, M., Congleton, C., Yerramsetti, S.M., Gard, T. & Lazar, S.W. (2011): Mindfulness practice leads to increases in regional brain gray matter density. *Psychiatry Research 191*(1), 36–43.

Hüther, G. (2018): *Biologie der Angst. Wie aus Stress Gefühle werden.* Göttingen: Vandenhoeck & Ruprecht.

Inchauspé, J. (2022): *Der Glukose-Trick. Schluss mit Heißhunger, schlechter Haut und Stimmungstiefs. Wie mann der Achterbahn des Blutzuckerspiegels entkommt.* Wilhelm Heyne: München.

Innes, J.K. & Calder, P.C. (2020): Marine Omega-3 (N-3) Fatty Acids for Cardiovascular Health: An Update for 2020. *International journal of molecular sciences 21*(4), 1362.

Jandhyala, S.M., Talukdar, R., Subramanyam, C., Vuyyuru, H., Sasikala, M. & Nageshwar Reddy, D. (2015): Role of the normal gut microbiota. *World journal of gastroenterology 21*(29), 8787–8803.

Johnson, D.H. (Hrsg.) (2022): *Klassiker der Körperwahrnehmung: Erfahrungen und Methoden des Embodiment.* Deutschsprachige Ausgabe von Thea Rytz. Göttingen: Hogrefe.

Kabat-Zinn, J. (1990): *Full Catastrophe Living.* New York: Delta Publishing.

Kabat-Zinn, J. (2011): *Gesund durch Meditation. Das vollständige Grundlagenwerk zu MBSR.* München: O.W. Barth.

Kahle, K., Frotscher, M. & Schmitz, F. (2018): *Taschenatlas Anatomie*, Band 3: Nervensystem und Sinnesorgane. Stuttgart: Thieme.

Kataria, M. (2018): *Laughter Yoga. Daily Laughter Practices for Health and Happiness.* London: Ebury Press.

Kelly, P., Williamson, C., Niven, A.G., Hunter, R., Mutrie, N. & Richards, J. (2018): Walking on sunshine: scoping review of the evidence for walking and mental health. *British journal of sports medicine, 52*(12), 800–806.

Kersting, A., Ohrmann, P., Pedersen, A., Kroker, K., Samberg, D., Bauer, J., Kugel, H., Koelkebeck, K., Steinhard, J., Heindel, W., Arolt, V. & Suslow, T. (2009): Neural activation underlying acute grief in women after the loss of an unborn child. *American Journal of Psychiatry,* 166(12):1402–1410.

Kolb, B. & Whishaw, I. (1996): *Neuropsychologie.* Heidelberg: Spektrum.

Koopman, N., Katsavelis, D., Hove, A.S. T., Brul, S., Jonge, W.J. & Seppen, J. (2021): The Multifaceted Role of Serotonin in Intestinal Homeostasis. *International journal of molecular sciences, 22*(17), 9487.

Kullmann, S., Blum, D., Jaghutriz, B.A., Gassenmaier, C., Bender, B., Häring, H.U., Reischl, G., Preissl, H., la Fougère, C., Fritsche, A., Reimold, M. & Heni, M. (2021): Central Insulin Modulates Dopamine Signaling in the Human Striatum. *The Journal of clinical endocrinology and metabolism, 106*(10), 2949–2961.

Kurtz, R. (2021): *Hakomi. Eine körperorientierte Psychotherapie.* Lichtenau: G.P. Probst.

Lazar, S.W., Kerr, C.E., Wasserman, R.H., Gray, J.R., Greve, D.N., Treadway, M.T., McGarvey, M., Quinn, B.T., Dusek, J.A., Benson, H., Rauch, S.L., Moore, C.I. & Fischl, B. (2005). Meditation experience is associated with increased cortical thickness. *Neuroreport, 16*(17), 1893–1897.

LeDoux, J. (1999): *Anxious: Using the Brain to Understand and Treat Fear and Anxiety.* New York: Penguin Random House.

LeDoux, J. (1999): *The Emotional Brain: The Mysterious Underpinnings of Emotional Life.* New York: Phoenix.

Lembke, A. (2022): *Die Dopamin-Nation: Balance finden im Zeitalter des Vergnügens.* Kandern: Unimedica.

Levine, P. A. (1999): *Trauma-Heilung: Das Erwachen des Tigers. Unsere Fähigkeit, traumatische Erfahrung zu transformieren* (2. Auflage). Essen: Synthesis.

Levine, P. A. (2011): *Sprache ohne Worte. Wie unser Körper Trauma verarbeitet und uns in die innere Balance zurückführt.* München: Kösel.

Levine, P. A. (2015): *Vom Trauma befreien. Wie Sie seelische und körperliche Blockaden lösen* (10., übers. Auflage). München: Kösel.

Levine, P. A. (2016): *Trauma und Gedächtnis* (4. Auflage). München: Kösel.

Lilly, J. (2006). *The Deep Self: Consciousness Exploration in the Isolation Tank.* Nevada City: Gateways Books and Tapes.

Linden, D. J. (2007). *The Accidental Mind: How Brain Evolution Has Given Us Love, Memory, Dreams and God.* Belknap Press of Harvard University Press: Cambridge, MA.

Lutz, A., Slagter, H. A., Rawlings, N. B., Francis, A. D., Greischar, L. L. & Davidson, R. J. (2009): Mental training enhances attentional stability: neural and behavioral evidence. *The Journal of Neuroscience: The Official Journal of the Society for Neuroscience, 29*(42), 13418–13427.

Maki, K. C., Phillips-Eakley, A. K. & Smith, K. N. (2016): The Effects of Breakfast Consumption and Composition on Metabolic Wellness with a Focus on Carbohydrate Metabolism. *Advances in nutrition (Bethesda, Md.), 7*(3), 613S–21S.

Murray, R. K., Granner, D. K., Mayes, P. A. & Rodwell, V. W. (2000): *Harper's Biochemistry.* New York: NcGraw-Hill.

Niedenthal, P. M. (2007): Embodying emotion. *Science 18;* 316(5827), 1002–1005.

Niedenthal, P. M., Barsalou, L. W., Winkielman, P., Krauth-Gruber, S. & Ric, F. (2005): Embodiment in attitudes, social perception, and emotion. *Personality and Social Psychology Review 9*(3), 184–211.

Niedenthal, P. M., Winkielman, P., Mondillon, L. & Vermeulen, N. (2009): Embodiment of emotion concepts. *Personality and Social Psychology Review 96*(6), 1120–1136.

Nishino, K., Sakurai, M., Takeshita, Y. & Takamura, T. (2018): Consuming Carbohydrates after Meat or Vegetables Lowers Postprandial Excursions of Glucose and Insulin in Nondiabetic Subjects. *Journal of nutritional science and vitaminology, 64*(5), 316–320.

Nummenmaa, L., Glerean, E., Hari, R. & Hietanen, J. K. (2014): Bodily maps of emotions. *Proceedings of the National Academy of Sciences of the United States of America, 111*(2), 646–651.

Oh, S., Tanaka, K., Warabi, E. & Shoda, J. (2013): Exercise reduces inflammation and oxidative stress in obesity-related liver diseases. *Medicine and science in sports and exercise, 45*(12), 2214–2222.

Ostman, E., Granfeldt, Y., Persson, L. & Björck, I. (2005): Vinegar supplementation lowers glucose and insulin responses and increases satiety after a bread meal in healthy subjects. *European journal of clinical nutrition, 59*(9), 983–988.

Ott, U. (2018): *Gesund durch Atmen. Ein Neurowissenschaftler erklärt die Heilkraft der bewussten Yoga-Atmung.* München: Barth.

Ott, U. (2019): *Meditation für Skeptiker. Ein Neurowissenschaftler erklärt den Weg zum Selbst.* München: Knaur.

Ott, U. (2020): *Yoga für Skeptiker: Ein Neurowissenschaftler erklärt die uralte Weisheitslehre.* München: Knaur.

Ott, U. (2021): *Spiritualität für Skeptiker: Wissenschaftlich fundierte Meditationen für mehr Bewusstheit im Alltag.* München: Barth.

Pelz, M. (2015): *The Reset Factor: 45 Days to Transforming Your Health by Repairing Your Gut.* Scotts Valley: CreateSpace Independent Publishing Platform.

Pelz, M. (2022): *Fast Like a Girl: A Woman's Guide to Using the Healing Power of Fasting to Burn Fat, Boost Energy, and Balance Hormones.* Carlsbad: Hay House Publishing.

Peyton, S. (2019): *Selbstresonanz – Im Einklang mit sich und seinem Leben. Erkenntnisse aus Neurobiologie, Gewaltfreier Kommunikation und Traumaforschung.* Paderborn: Junfermann.

Piaget, J. (1969): *Nachahmung, Spiel und Traum.* Stuttgart: Klett.

Porges, S. W. (2010): *Die Polyvagal-Theorie: Neurophysiologische Grundlagen der Therapie.* Paderborn: Junfermann.

Porges, S. W. (2017): *Die Polyvagal-Theorie und die Suche nach Sicherheit.* Lichtenau: Probst.

Rosenzweig, S. (1938): A general outline of frustration. *Journal of Personality, 7:* 151–160.

Potreck-Rose, F. & Jacob, G. (2007): *Selbstzuwendung, Selbstakzeptanz, Selbstvertrauen. Psychotherapeutische Interventionen zum Aufbau von Selbstwertgefühl* (4. Auflage). Stuttgart: Klett-Cotta.

Rüegg, J. C. (2018): *Gehirn, Psyche und Körper. Neurobiologie von Psychosomatik und Psychotherapie.* Stuttgart: Schattauer.

Santos, H. O., de Moraes, W. M. A. M., da Silva, G. A. R., Prestes, J. & Schoenfeld, B. J. (2019): Vinegar (acetic acid) intake on glucose metabolism: A narrative review. *Clinical nutrition ESPEN, 32,* 1–7.

Sapolsky, R. (1998): *Warum Zebras keine Migräne kriegen. Wie Stress den Menschen krank macht.* München: Pieper.

Sarasin, P. & Tanner, J. (Hg.) (1998): *Physiologie und industrielle Gesellschaft – Studien zur Verwissenschaftlichung des Körpers im 19. und 20. Jahrhundert.* Frankfurt am Main: Suhrkamp.

Saum-Aldehoff, T. (2015): *Big Five – Sich selbst und andere erkennen* (3. Auflage). Ostfildern: Patmos Verlag.

Schmidt, F. & Schaible, H.-G. (2006): *Neuro- und Sinnesphysiologie* (5. Auflage). Heidelberg: Springer.

Schmitt, T. (2021): *Das soziale Gehirn. Eine Einführung in die Neurobiologie für psychosoziale Berufe.* Weinheim: Beltz.

Selvam, R. (2023): *Verkörperte Gefühle: Guten Zugang zu seinen Gedanken, Emotionen und Verhaltensweisen finden. Ein Praxisbuch für Therapie und Alltag.* München: Kösel.

Shishehbor, F., Mansoori, A. & Shirani, F. (2017): Vinegar consumption can attenuate postprandial glucose and insulin responses; a systematic review and meta-analysis of clinical trials. *Diabetes research and clinical practice, 127,* 1–9.

Shukla, A. P., Dickison, M., Coughlin, N., Karan, A., Mauer, E., Truong, W., Casper, A., Emiliano, A. B., Kumar, R. B., Saunders, K. H., Igel, L. I. & Aronne, L. J. (2019): The impact of food order on postprandial glycaemic excursions in prediabetes. *Diabetes, obesity & metabolism, 21*(2), 377–381.

Siegel, D. J. (2007): *Das achtsame Gehirn.* Freiamt im Schwarzwald: Arbor.

Siegel, D. J. (2012): *Mindsight. Die neue Wissenschaft der persönlichen Transformation.* München: Goldmann.

Siegel, D. J. (2015): *Handbuch der Interpersonellen Neurobiologie. Ein umfassender Leitfaden zum Verständnis der Funktion von Gehirn und Geist.* Freiamt im Schwarzwald: Arbor.

Siegel, D. J. (2017): *Mind. Eine Reise ins Herz des Menschseins.* Freiamt im Schwarzwald: Arbor.

Singleton, O., Hölzel, B.K., Vangel, M., Brach, N., Carmody, J. & Lazar, S.W. (2014): Change in Brainstem Gray Matter Concentration Following a Mindfulness-Based Intervention is Correlated with Improvement in Psychological Well-Being. *Frontiers in Human Neuroscience, 8*, 33.

Skuban, R. (2022): *Atmen – heilt – entspannt – zentriert: Der Weg zur individuellen Atempraxis.* München: O.W. Barth.

Smillie, L.D., Wilt, J., Kabbani, R., Garratt, C. & Revelle, W. (2015): Quality of social experience explains the relation between extraversion and positive affect. *Emotion 15*(3), 339–349.

Soeters M.R. (2020): Food intake sequence modulates postprandial glycemia. *Clinical nutrition, 39*(8), 2335–2336.

Stocker, M., Loretto, M.C., Sterck, E.H. M., Bugnyar, T. & Massen, J.J. M. (2020): Cooperation with closely bonded individuals reduces cortisol levels in long-tailed macaques. *Royal Society open science, 7*(5), 191056.

Storch, M., Cantieni, B., Hüther, G. & Tschacher, W. (2007): *Embodiment. Die Wechselwirkung von Körper und Psyche verstehen und nutzen.* Bern: Huber.

Strack, F., Martin, L.L. & Stepper, S. (1988): Inhibiting and facilitating conditions of the human smile: A nonobtrusive test of the facial feedback hypothesis. *Journal of Personality and Social Psychology,* 54(5), 768–777.

Tan, C.S., Low, S.K. & Viapude, G.N. (2018): Extraversion and happiness: The mediating role of social support and hope. *PsyCh Journal 7*(3), 133–143.

Tang, Y.Y. (2017): *Brain-Based Learning and Education: Principles and Practice.* London: Elsevier.

Tang, Y.Y. (2019): *Die Wissenschaft der Achtsamkeit. Wie Meditation die Biologie von Körper und Geist verändert.* Paderborn: Junfermann.

Tang, Y.Y., Ma, Y., Wang, J., Fan, Y., Feng, S., Lu, Q., Yu, Q., Sui, D., Rothbart, M.K., Fan, M. & Posner, M.I. (2007): Short-term meditation training improves attention and self-regulation. *Proceedings of the National Academy of Sciences of the United States of America, 104*(43), 17152–17156.

Tanner, J. (1998): „Weisheit des Körpers“ und soziale Homöostase. Physiologie und das Konzept der Selbstregulation. In: Sarasin, P. & Tanner, J. (Hg.) (1998), *Physiologie und industrielle Gesellschaft – Studien zur Verwissenschaftlichung des Körpers im 19. und 20. Jahrhundert.* Frankfurt am Main: Suhrkamp.

Taren, A.A., Gianaros, P.J., Greco, C.M., Lindsay, E.K., Fairgrieve, A., Brown, K.W., Rosen, R.K., Ferris, J.L., Julson, E., Marsland, A.L., Bursley, J.K., Ramsburg, J. & Creswell, J.D. (2015): Mindfulness meditation training alters stress-related amygdala resting state functional connectivity: a randomized controlled trial. *Social cognitive and affective neuroscience, 10*(12), 1758–1768.

Teper, R., Segal, Z.V. & Inzlicht, M. (2013): Inside the mindful mind: How mindfulness enhances emotion regulation through improvements in executive control. *Current Directions in Psychological Science, 22*(6), 449–454.

Vivekananda, S. (2019): *Yogasutra.* Mit Sanskrit Text, Übersetzung und Kommentar. Karlsruhe: Edition Sawitri.

Volkow, N.D. & Morales, M. (2015): The Brain on Drugs: From Reward to Addiction. *Cell, 162*(4), 712–725.

Wan, M.L.Y., Co, V.A. & El-Nezami, H. (2021): Dietary polyphenol impact on gut health and microbiota. *Critical reviews in food science and nutrition, 61*(4), 690–711.

Wieërs, G., Belkhir, L., Enaud, R., Leclercq, S., Philippart de Foy, J. M., Dequenne, I., de Timary, P. & Cani, P. D. (2020): How Probiotics Affect the Microbiota. *Frontiers in cellular and infection microbiology, 9*, 454.

Wiltschko, J. (2010): *Hilflosigkeit in Stärke umwandeln. Focusing als Basis einer Metapsychotherapie.* Band I. Münster: Epubli.

Yamasaki, H., LaBar, K. S. & McCarthy, G. (2002): Dissociable prefrontal brain systems for attention and emotion. *Proceedings of the National Academy of Sciences of the United States of America, 99*(17), 11447–11451.

Yuan, H. & Silberstein, S. D. (2016): Vagus Nerve and Vagus Nerve Stimulation, a Comprehensive Review: Part I. *Headache, 56*(1), 71–78.

Yuan, H. & Silberstein, S. D. (2016): Vagus Nerve and Vagus Nerve Stimulation, a Comprehensive Review: Part II. *Headache, 56*(2), 259–266.

Yuan, H. & Silberstein, S. D. (2016): Vagus Nerve and Vagus Nerve Stimulation, a Comprehensive Review: Part III. *Headache, 56*(3), 479–490.

Zanotta, S. (2019): *Wieder ganz werden. Traumaheilung mit Ego-State-Therapie und Körperwissen.* Heidelberg: Carl Auer.

Zeidan, F., Grant, J. A., Brown, C. A., McHaffie, J. G. & Coghill, R. C. (2012): Mindfulness meditation-related pain relief: evidence for unique brain mechanisms in the regulation of pain. *Neuroscience Letters, 520*(2), 165–173.

Personen- und Stichwortverzeichnis

www.junfermann.de

Frei sein von aufdringlichen Gedanken

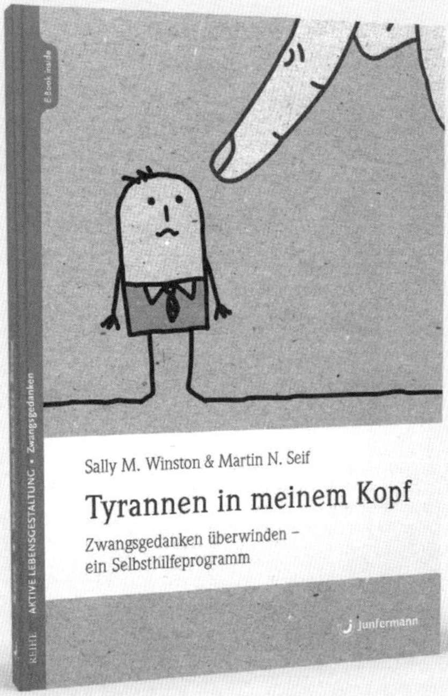

Sally M. Winston & Martin N. Seif

Tyrannen in meinem Kopf

Zwangsgedanken überwinden – ein Selbsthilfeprogramm

Beinahe jeder Mensch denkt unwillkürlich Dinge, die er gar nicht denken will. Doch einigen Menschen gehen diese Gedanken nicht wieder aus dem Kopf. An der Bahnsteigkante kommt ihnen in den Sinn: „Und wenn ich jetzt springe?" Sie springen nicht, grübeln aber fortan darüber nach, ob sie selbstmordgefährdet sind.

Unwillkürliche Gedanken sind keine bewussten Entscheidungen und ihr Inhalt lässt keine Rückschlüsse auf den Charakter eines Menschen zu. Die Autoren entlarven viele Annahmen über zwanghafte Gedanken und stellen in diesem Selbsthilfeprogramm wirkungsvolle Techniken vor, sie zu überwinden.

176 Seiten, kart. • € (D) 24,00 • ISBN 978-3-95571-720-9
Auch als E-Book erhältlich.

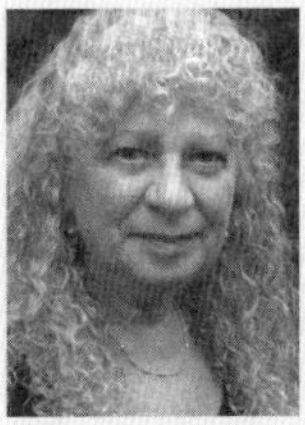

Sally M. Winston ist Gründerin des Anxiety and Stress Disorders Institute of Maryland mit langjähriger Erfahrung in der Weiterbildung von Therapeuten.

Martin N. Seif ist stellvertretender Direktor des Anxiety and Phobia Treatment Center in New York und arbeitet in eigener Praxis.

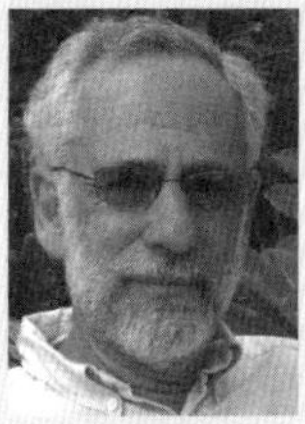

Weitere erfolgreiche Titel:

Negative Gedanken bewältigen
ISBN 978-3-7495-0316-2

Gedanken verändern Gefühle
ISBN 978-3-95571-614-1

Emotionale Erste Hilfe
ISBN 978-3-95571-485-7

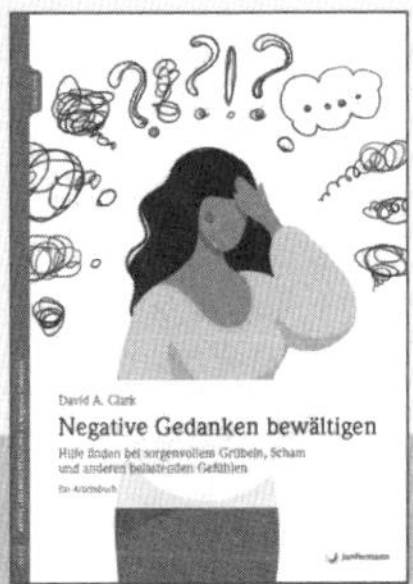

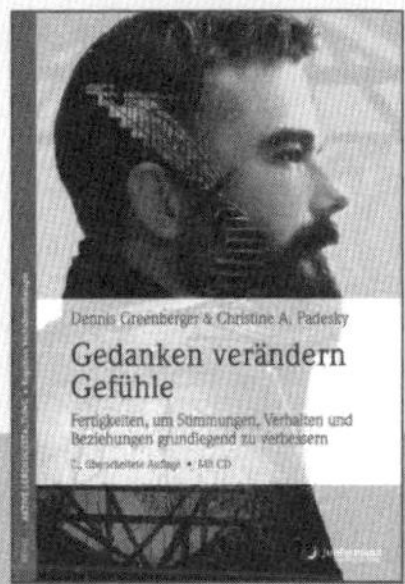

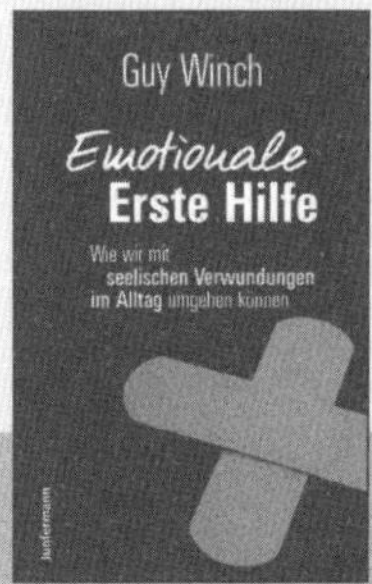

www.junfermann.de